珍版海外中醫古籍善本叢書

醫門秘旨

（校點本）

明·張四維　輯錄
鄭金生　校點

人民衛生出版社
·北京·

圖書在版編目（CIP）數據

醫門秘旨 ：校點本 /（明）張四維輯錄 ；鄭金生校點. -- 北京 ：人民衛生出版社，2025. 8. --（醫典重光 ：珍版海外中醫古籍善本叢書）. -- ISBN 978-7-117-38323-3

Ⅰ. R2-5

中國國家版本館 CIP 數據核字第 202542WD33 號

醫典重光——珍版海外中醫古籍善本叢書
醫門秘旨（校點本）

Yidian Chongguang——Zhenban Haiwai Zhongyi Guji Shanben Congshu
Yimen Mizhi (Jiaodianben)

輯　　錄：明•張四維
校　　點：鄭金生
出版發行：人民衛生出版社（中繼綫 010-59780011）
地　　址：北京市朝陽區潘家園南里 19 號
郵　　編：100021
E - mail：pmph @ pmph.com
購書熱綫：010-59787592　010-59787584　010-65264830
印　　刷：北京盛通印刷股份有限公司
經　　銷：新華書店
開　　本：889 × 1194　1/16　印張：20　插頁：1
字　　數：317 千字
版　　次：2025 年 8 月第 1 版
印　　次：2025 年 8 月第 1 次印刷
標準書號：ISBN 978-7-117-38323-3
定　　價：159.00 元

珍版海外中醫古籍善本叢書

叢書顧問

王永炎
真柳誠［日］
文樹德 (Paul Ulrich Unschuld)［德］

叢書總主編

鄭金生
張志斌

醫典重光

校點凡例

一、《醫門秘旨》爲明代張四維輯録于明萬曆四年(1576)。本次校點底本爲明萬曆壬午年(1582)同安張氏恆德堂刊本。原書藏日本宫内廳書陵部。對校本爲日本國立公文書館内閣文庫藏江户抄本(簡稱“抄本”)、明末金陵文樞堂更名翻刻本(簡稱“文樞堂本”)。

二、本書採用横排、繁體,現代標點。繁體字以2021年版《古籍印刷通用字規範字形表》爲準(該字表中如無此字,則按原書)。原書竪排時顯示文字位置的“右”“左”等字樣一律保持原字,不作改動。原底本中的雙行小字,今統一改爲單行小字。

三、底本原有總目及各卷分目録,但其目録自卷四以後,層次欠明,或不以獨立標題爲目,目録與正文相差甚大,若予統一則破壞原書面貌。今依據正文實際内容新編目録,置於書前,凡引用人名、方名等均不入目録。其中凡六角符號(“〔 〕”)中的標題爲新擬。原書總目及各卷分目録作爲資料篇保存于書中相應位置,以備參閲。

四、校點本對原書内容不删節、不改編,盡力保持原書面貌,因此原書可能存在的某些封建迷信内容,以及某些不合時宜(如天靈蓋、水銀等)、或來源于當今受保護動植物的藥物(如虎骨、犀角等)仍予保留,請讀者注意甄别,勿盲目襲用。每卷後重複出現的書名卷次等,徑删不出注。

五、本書校勘凡底本不誤而校本有誤者,不出注。底本引文雖有化裁,但文理通順,意義無實質性改變者,不改不注。惟引文改變原意時,方據情酌改,或仍存其舊,均加校記。

六、凡底本的異體字、俗寫字,或筆畫有差錯殘缺,或明顯筆誤,均徑改作正體字,一般不出注,或于首見處出注。某些古籍中常見的極易混淆的形似字（如已己巳、太大、苦若、芩苓、干于、末未等），徑改不注。而在某些人名、書名、方藥、病證名中，間有采用異體字者，則需酌情核定。該書誤名多見者（如“河間”誤作“河澗”），或處方劑量特殊寫法（如“錢”作“礻”），則全書統改。但涉及作者學術觀點（如作者謂“痓”爲“痙”之正字），則仍存其舊。以上文字或存或改，均在該字词首次出現時予以注明。

七、原書的古今字、通假字，一般不加改動，以存原貌。原書多出現代的簡體字，實與繁體爲不同的字，作爲藥名（如“薑”作“姜”等）或量詞（如“个”），現代仍沿用者一般不改。

八、凡屬難字、冷僻字、異讀字，以及少量疑難術語、藥物來源等，酌情加以注釋。原稿漫漶不清、脱漏之文字，若能通過考證得以解决，則加注説明。若難以考出，用方框“□”表示，首次出注，後同不另加注。若能揣測爲某字，然依據不足，則在該字外加方框。

九、不規範的醫藥術語名詞，凡屬誤名者均改爲正名，必要時在該名首次出現時加注説明。若屬異名，或名稱異寫、俗寫者，原則上均依底本，必要時予以改正，并在首次改正時加注説明。

十、原書某些大塊文字的篇節，不便閱讀理解，今酌情予以分段。某些特殊標記，亦酌情用現在更換成簡便易讀的方式予以替換。

目錄[1]

題鎬亭張先生《醫門秘旨》序 ……………… 001

《醫門秘旨》敘言 ……………… 003

［名醫[2]］……………… 005

各宦扁額 ……………… 006

各宦詩文 ……………… 007

自敘 ……………… 015

《醫門秘旨》總目 ……………… 017

卷之一 ……………… 021

〔目錄〕……………… 022

凡例 ……………… 022

卻疾養生論 ……………… 023

六失六不治說 ……………… 023

天干論 ……………… 024

地支論 ……………… 025

五行生死順逆論 ……………… 026

五運所化總論 ……………… 026

天之五運化圖 ……………… 027

運氣說 ……………… 028

五星五運五音相配之圖 ……………… 028

五行干支圖 ……………… 029

1 目錄：原書有總目與各卷分目錄，但其中不規範處甚多，故校點本依據原書實際内容新編目錄，原書總目與分目錄作爲資料保存于其相應的位置。

2 名醫：原作“醫門秘旨一卷”，實爲卷首附篇。此篇無名，今擬“名醫”爲目。

天干陰陽……029
地支陰陽……029
干支陰陽配論……029
五運化歌……030
太過有餘之歲……030
不及不足之紀……030
天符説……030
歲會説……030
同天符……030
同歲會……031
順化訣……031
天刑訣……031
小逆訣……031
不和訣……031
太乙天符……031
支德符……032
干德符……032
五臟相應歌……032
六氣主客論……032
　客氣之圖……032
　主氣之圖……033
五臟陰陽相配……034
五臟所屬歌……034
起掌訣歌……034
　排山掌法圖……034
　司天在泉圖……035
六氣加臨上下論……035
　六十年紀運之圖……036
太過之紀……036
不及之紀……037

平氣之紀……038

卷之二……039

目錄……040
醫論……040
亢則害承乃制……040
能合色脉可以萬全……041
診脉法……043
八脉八要訣……043
察脉之法……044
人身五運六氣主病歌注……045
六氣爲病……045
標本論……048
六氣治宜……048
十二經脉歌……049
周身經穴賦……053
十二經氣血多寡歌……056
血氣周流尺寸法……056

卷之三……059

目錄……060
藥性賦……060
藥性陰陽論……064
藥本五味……064
氣味生成流布論……065
氣味辨……065
藥味所忌……065
藥性升降浮沉補瀉法……065
藥分身稍……066
藥宜六陳歌……066

藥明十八反……066
藥明十九畏……066
引經報使……067
妊娠服禁……067
諸藥瀉諸經之火邪……067
用藥丸散有别……067
升合分兩有殊……068
七方……068
十二劑……069
古人服藥有法……069
南北地氣辨……069
發熱辨……070
聲色臭味……071
十二經見症法……071
十二經水火分治……073
虛實分治法……074
治病求源論……074

卷之四……077

目錄……078
風門……079
　中風……079
　破傷風……086
寒門……087
　内傷……088
暑門……090
濕門……092
　疸疾……093
　瘩疾……094
　腫脹……095

燥門……097
火門……099

卷之五……103

目錄……104
瘧門……104
痢門……107
瀉泄門……113

卷之六……119

目錄……120
血門……121
衄血……121
吐血……122
嘔血……124
便血……124
溺血……125
咳逆……126
咳嗽……127
痰門……128
喘……131
齁……132
驚悸……133
顛狂……134
痰飲……136
痓痙……136

卷之七……139

目錄……140
虛門……141

自汗……141
盜汗……142
諸虛……142
夢遺……145
肺癰……146
肺痿……146
惡心……147
嘔吐……147
霍亂……148
關格……149
小便不通……149
淋閉……150
閉結……150
氣門……151
鬱……151
呃……151
膈噎……152
翻胃……154
嘈雜……156
積塊……157

卷之八……159

目錄……160
諸頭疼……160
眼目……162
耳病……167
鼻病……167

卷之九……169

目錄……170
口症……171

牙齒……173
咽喉……175
肩背痛……180
胃脘痛 附心病……181
諸疼痛……183
腹痛……183
脅痛……184
腰痛……184
痿症門……185
脚氣門……186
疝症……189

卷之十……193

目錄……194
婦人科……194
產前……194
崩漏……196
催生……200
產後……201

卷之十一……205

目錄……206
小兒科……206
形氣論……206
察色歌……207
察色驗病法……210
察色驗生死……210
推拿掌法圖……211
六筋治病法……212
治症脚法……213

看病之法 213
痘疹科 214
論小兒瘡痘之由 214
論小兒斑疹之由 214
論瘡毒所忌 214
論瘡痘有輕重 214
瘡痘五不治 214
論小兒瘡痘之候 215
論瘡痘初起疑似未真不宜服藥 215
瘡痘有疏密煩躁 215
瘡痘看顏色 215
瘡痘分虛實 216
論痘不可汗下 216
論表里治法 217

卷之十二 225

目錄 226
外科 227
五善七惡辯 227
諸毒形症逆順 227
不治症 227
癰疽 230
腸乳二癰 233
痔漏 236
疥瘡 238
瘰癧 239

卷之十三 243

目錄 244
雜方 244

卷之十四……257

目錄……258

危病十方……258

〔雜方續〕……261

卷之十五……281

目錄……282

煅煉門……282

秋石賦……282

陽煉秋石……283

陰煉秋石……283

陽煉紫河車……283

陰煉紫河車……283

陽煉蜂蜜……283

陰煉蜂蜜……283

煉陽起石……284

青礞石……284

煉蘆甘石……284

煉鍾乳粉……284

煉玄明粉……284

製造門……285

製半夏法……285

製香附法……285

製當歸……285

藥性製中有制歌……286

造神麯法……286

造鹿角膠霜法……286

造紫霞杯法……286

造硃砂杯法……286

造玉露霜法……287
造百藥煎法……287
造聖蠟燭法……287
炮炙門……287
炮炙法……288
藥性拾遺……290

《醫門秘旨》後序……293

校後記……295

題筠亭張先生《醫門秘旨》序[1]

顔生曰：醫難言哉！技，末也；心，本也。往余甲戌歲就試春官，會有名。迨夏末，乃得職中秘。初余拜違二親時，親俱病床褥，坐是怏怏，思以成疾，甚劇。無何，招浙醫診之，浙駭然曰："此氣血兩病也，顧安所得此乎？"投以火藥，弗愈，再投以補藥，愈益大病。余心固弗信也，招吴醫視之。吴曰："病不甚害，兩尺静，右關重，按甚有力，止左寸稍稍濡弱耳。法當補其心。"藥更數十進而亦弗愈。再召侍醫通政公徐君計焉。徐君熟視余，笑曰："此在《内經》陽明之脉乍大乍小，君豈有思乎？此不藥可愈也。"縷縷數百言，皆醫外意吾家定性説也。余矍然起坐，曰："先生言是也。余所念在二人積[2]，不知以成病，向微先生言，余病未諒也。"因念惟疾其憂之論，竟不煩藥而安。夫余病鬱也，而浙醫迺云云，何哉？方技既非精良，又視余以爲奇貨，思欲居之，故病十不得一。吴醫技雖非精，然中他腸，故病十得二三。若徐君者，蓋國手哉！金玉其心，山嶽其術矣。余故曰：心，本也；技，末也，非難而然哉。

余郡筠亭張君，皖世醫也。父憨仙君，篤學好古，醫最有名，其治病據古方，出以己意，往往輒效，若有神助焉。又性淡泊無好，醫所得白鏹，輒以置之糞壤中，曰："吾以待夫貧病者。"筠亭君世其業，愈益精進，雖寓名仕籍中，雅非好也，以故有聲華、歙[3]間。間嘗輯其家世所以活人者爲一帙，用以視余，且曰："吾父子生平精力盡在是矣，先生其爲我敘之，俾永厥傳焉。"

余惟醫之難，自古歎之矣，故備述所以遇知徐君者如此。若張君者，吾姻且厚也，籍第令余甚稱其善，人弗信，無益。且吾不深知醫，即稱善，亦不能中其肯綮，矧具載是編者，辨若黑白，海内當自有隻眼也，故弗論，獨論其惓惓救濟之心，則余所深知也。客在傍曰："幽蘭不嗅而香，甘泉不口而洌，其本善也。先生知張君之心，張君其有本矣。他何言？"

時萬曆丁丑改元孟夏之吉

賜進士出身徵仕郎中書科中書懷寧與朴顔素謹序

---

1 序：此下原有"一卷"，與内容不合，删之。

2 積：不通，疑爲"疾"之音誤。

3 華、歙："歙"即歙縣，古爲徽州府治，休寧爲古徽州六縣之一。古"華州"在今陝西，離張氏醫學活動區域相距太遠，不明"華"字所指爲何地區。

《醫門秘旨》敘言

古之言曰：不得爲良相，則願爲良醫。夫醫，一方技耳，乃譚者謂其與相埒焉，何居哉？毋亦以其活人濟世，其心則同歟？余不知醫，第幼卽賦稟孱弱，尫羸多病，每歲未嘗釋藥餌。往往見俗醫輩視人有疾，則自爲奇貨，必索厚謝，始以藥投之。稍獲奇中，則又揚揚自得，以爲國手無兩。間掇拾一二良方，遂秘若仙旨玄解，不以授人。嗟嗟！此直市道者伍耳，何醫之足云？

吾皖以醫術世其家者，則張筠亭氏。其先憨仙公爲皖名家，人有求輒往，往則療治輒效，其報不報弗校也。至今皖人稱醫而仁者，必曰憨仙。至筠亭嗣其業，愈益精進，凡五色秘禁方書，靡不篤嗜而窮探之，以故聲名籍籍，起薦紳間。毋論吾邑羸疴疕瘍，求全活者，繼踵户外，卽鄰郡邑人有病，不遠數百里，馳輿馬、泛舟棹來逆之。君往則病者之家輒喜，謂可恃無恐。或遲數日返，則吾邑引領而待者數十人。君次第劑之，罔不應手而愈，至於報稱弗計。視之憨仙公，則後先同一心焉。

余與君有姻戚，且交善，嘗試其發藥，要在培益元和，濡潤性靈，不敢妄用金石之劑，以覬速效，蓋所謂純王而不雜以霸者。非其讀書明理，詎若是哉？余以先慈之變，茹哀抱痛，憂病相仍，常覓君視之。一日，君持家世所集醫書一帙，曰《醫門秘旨》，出以觀余。余披閱數過，大都譚脉説理，多宗古昔，未嘗雜以臆見。且奇方種種，又多其父子生平所嘗試者，君欲梓之以廣其傳。夫今之奇貨，人病丹視己方者衆矣。君能療人病，多弗校謝，更能以家世秘旨公之人人，此其活人濟世之心，視相天下者不大相埒也耶？則益信昔賢所譚非誣也。張君蚤艱於嗣，竊過慮之。余語之曰："君以醫起家，所全活者何啻千百人？冥漠中必有所以報君者，可亡慮也。"張君頷之，未幾，果得令子。語云：仁者必有後，非良然哉。余不能文，顧念張君仁術之心，亡所希覬，故表而出之，張君以爲余言有當乎否？

萬曆庚辰七月吉旦賜進士出身徵仕郎中書科中書郡人

養弘任可容頓首拜書

〔名醫[1]〕

古皖蒳亭張四維輯錄

伏羲

上古三皇中第一人也，後世所傳有《天元玉冊》

神農

上古三皇中第二人也，後世所傳有《本草》一書。

黃帝

上古三皇中第三人也，有熊國君，少典之子，姓公孫，都涿鹿之丘，以土德王天下，造指南之車，殄滅蚩[2]尤，號曰軒轅黃帝，與天師岐伯問答而作《內經·靈樞》《素問》二書。

扁鵲

盧國之醫，姓秦，名越人，號扁鵲，演《八十一難經》。

仲景

漢長沙太守，張機，字仲景，號曰長沙[3]公，有《傷寒論》。

守真

金河間[4]人氏，劉完素，字守真，號曰宗真子。章宗帝三聘不起，御賜"高上先生"，有《內經運氣要旨論》十萬餘言，《素問玄機原病式》一帙，《習醫要用直格書》三卷，《醫方精要宣[5]明論》二帙。

子和

金宛丘人氏，張戴人是也。有《儒門事親》書三十篇，《十形三療》一帙，《治病百法》《三復指迷》《治法心要》《三法六門》《世傳方》各一帙。

---

1 名醫：原作"醫門秘旨一卷"。此爲卷首，并非第一卷。下列9位古代名醫而無總標題，故擬此"名醫"之名。

2 蚩：原作古俗字"虽"，乃"蚩"之形誤，據文義改。

3 沙：原作"川"，無此地名，據上文"長沙太守"改。

4 間：原誤作"澗"，據文義改。下凡遇此誤徑改，不另出注。

5 宣：原作"這"，據《宣明論方》改。

東垣

元初人也，李杲，字明之，號曰東垣老人，乃易水張潔古老人之門生也。有《濟生拔萃》[1]《十書》。《醫學發明》《活法機要》。

丹溪

元婺義烏人也。師宋理宗，稱太無先生，羅諱之悌，字子敬[2]。先生諱震亨[3]，字彦修，號丹溪。兼四子之説，乃醫家之大成。有《宋論》一卷，《局方發揮》一卷，《傷寒論辯》一帙，《外科精要發揮》一帙，《本草衍[4]義補遺》一卷，《風[5]水問答》一卷。

各官扁額[6]

僉謂古皖張子，諱四維，字國本，别號筠亭，乃聽選官也，醫名於世。諸上司獎之以扁額，士大夫贈之以詩文，難以枚舉。恐昧所惠，姑記一二，以徵其實耳。

巡按直隸監察御史張　獎以“仁術通仙”扁。諱雲路。

巡按直隸監察御史唐　獎以“明醫”扁。諱德。

廣西提刑按察司副使曹　獎以“脉藥甚明”扁。諱天祐

辰州府同知李　獎以“一匕回春”扁。諱佐。

安慶府推官劉　獎以“拔萃良醫”扁。諱治。

懷寧縣知縣徐　獎以“杏橘名家”扁。諱□。

望江縣知縣蔡　獎以“皖醫無雙”扁。諱幾。

安慶府推官景　獎以“名醫”扁。諱□[7]。

安慶府江防廳同知夏　獎以“江表名醫”扁。諱子諒

1 《濟生拔萃》：此乃元代杜思敬之書，其中雖有東垣之書，不能視爲東垣之作。

2 師宋理宗……字子敬：此數句有脱字錯字，意晦難明。據〔元〕戴良《九靈山房集·丹溪翁傳》，云“羅名知悌，字子敬，世稱太無先生，宋理宗朝寺人，學精于醫”。

3 亨：原誤作“亭”，據朱丹溪諸書題名改。

4 衍：原誤作“演”，據《本草衍義補遺》改。

5 風：原誤作“山”，據《丹溪心法》後附《故丹溪先生朱公石表辭》改。

6 各官扁额：“扁”通“匾”，按例不改。本篇乃刊刻者所補，标題原在下兩段文之後，今移前。

7 □：原字不清，形似“迨”。

各宦詩文

賜進士出身資善大夫，奉敕鎮守松藩、巡撫四川成都等處、地坊都察院右都御史池陽獅山柯相贈詩：

曾向長生説息機，相逢恠不遇良醫。
冥通河間須心法，妙解丹溪即我師。
儒雅世間非浪迹，風流方外更遐思。
先天有秘君知否，《素問》原來亦蕪詞。

太湖縣知縣桂林真吾魏豫之贈云：

筠[1]亭張君，皖儒醫也。余知之素矣，第未識荊。適余染恙，延至公署。君診脉切問，活方用劑，其理明，其詞文，若心之純，行之端，則又覘[2]之作止語默間[3]也。僅包養餘疾，愈，君辭歸，留之再。明日乞余詩一章以記遇。顧余非所長者，爰君術精志雅，遂不忌鄙陋，廼爲之詩：

不赴功名訪赤松，《醫門秘旨》得玄宗。
良方每自心源運，奇效常收法外席[4]。
幸我有緣逢一匕，羡君無意叩千鍾。
子方本是天台客，肘後珍藏衍道蹤。

懷寧縣儒學教諭桃源竹墟唐詩贈詩：

賣藥仙翁海上來，懸壺皖水百花臺。
律調國脉蕭何術，醫壽民生扁鵲才。
千古青囊今復見，昔年紅杏又重栽。
新詩聊代春林意，無俟東風歲歲開。

懷寧縣儒學訓導景陵方所徐鰲贈詩：

---

1 筠：原誤作“鈞”，據本書作者題署改。
2 覘：原作“覘”，據字形及文義改。《説文解字·見部》：“覘，窺也。”
3 間：據文義，疑當作“聞”。
4 席：此字不合韻，義亦不通，疑作“功”。

傾蓋相逢皖水潯，知君身價等南金。
妙傳華扁當年術，默印岐黄上世心。
西楚東吳流惠遠，青囊丹篆奏功深。
衍看移取回生手，爲起斯民困瘵身。

欽差把總建陽指揮硂川張啓宸贈詩：
自醉筠亭一别觴，此君風韻肯相忘。
釣竿未掛扶桑樹，藥餌先傳海上方。
軍令八門能指教，天書六甲任行藏。
嗟哉天馬熱中亟，定與靈砂統寄將。

尚書令太學生桐邑畏齋錢可久贈詩：
世誼通家舊，論交志頗同。
病幾登鬼集，藥自普神功。
序敞湘筠綠，林深董杏紅。
報君兼長壽，夢好葉羆熊。

望江縣知縣浙桃義孫錡贈詩：
來今莫謂無醫聖，往古岐黄復出身。
重道不懷干祿志，存仁惟有活人心。
集方妙契儒生術，用藥能嘘大造春。
一見已知醫國手，殷勤傳與世間人。

□[1]江經衛少泉孫堎題詩：
青囊垂世遠，丹訣自心裁。
妙在胸中出，方從海上來。
欲圖安萬姓，勝似佐三台。
濟弱無虚術，奇功復許誰？

1　□：此字漫漶難辨。據題詞人有“望江縣”人，或爲“望”字之誤。

知太湖縣事桂林貞吾魏豫之贈：
業擅岐黃，闔郡咸稱醫國手；
醫宗《素》《難》，滿腔都是活人心。

安慶府郡丞蜀涪雲野夏子諫贈：
醉後倚欄看藥長，
靜中拂袖伴筠閑。

歲重光大荒落暢月貴池庠生光祿題引：

不佞在髫齔，即奇筠亭君舊矣。頃以抱疴，就而脉劑之，口讀岐、黃，心無曲理，殆業是者亡以加矣。因得譚聽，徐出《秘旨》一帙視余。余竊睹，大都寄善上德，海積玄硃，夫豈徒縟旨星稠，繁文綺合，磊丸結繩，敝跬無用，已手如是，百家衆技，堂卻步矣。皖城[1]諸君子固有顔任其首者，增焉僭也，削焉妄也。不佞卽吶吶容，不無頌羨之私。曩者識荆，問得覯公狀，乃心古而貌沖，磊磊落落，醫特其一班[2]云爾。夫既刻意於技，又陶情於文物，卽古之人難之。不佞無知，漫綴蘆蘆之語，以着具便概爾。

詩
獨擅軒岐術，芳聲到處尊。
久交知世業，多病識專門。
妙手能醫國，靈丹可返魂。
發揮天地藴，四海賴調元。

贈筠翁張老先生小詩并引：

筠亭張君，古皖國手也，交遊盡一時薦紳君子。如不佞，馳山斗之瞻久矣，幸識荆于通江，君坦懷相接，一見如故知晚然，出所撰《秘旨》，賜教移日。君誠仁人哉，雖秘旨弗自秘也。不佞感君嘉惠之意，口贈頌之，亦自忘其鄙陋云。

---

1 城：原作簡化“诚”字，據文意當作“城”，因改。
2 班：通“斑”。按例不改，下同不注。

家世垂仁澤,囊開起痼沉。
翠筠多受蔭,紅杏已成蔭。
展卷渾眷意,披圖識匠心。
流傳先仲景,籍籍兩江濱。

蓉城鶴屏山人春宇程守和拜書

筠亭社丈《秘旨》編成,將梓以博濟。余未諳其方,知仁哉丈之心,吳謹掇俚言以贈,俟異日食丈之報者,因味余言之不誣,而益勵厥修焉可也。

肘後青囊苦自擒,何如此帙惠民深。
群方傳得蓬瀛訣,一點由來天地心。
欲向董林分造化,迺於蘇井濡甘霖。
要知陰騭成功敏,徙倚三槐聽好音。

時萬曆壬午徂暑月大學生考音洪禎拜書于玩易堂

陝西都司都事懷雲蔣廷贈:
杏林春色誰能過?更見函軒竹數個。
秋深最喜長兒孫,醫門高樹清風播。

郡庠生宇陽蔣應泰贈:
漪漪煙雨報平安,能洗瘡痍世共看。
更愛風流醫我俗,常於亭畔對琅玕[1]。

郡庠生雲川尹識中贈:
累世相傳更覺精,炎黃《靈》《素》悉研評。
源頭先有活人意,藥餌方成濟世名。
指下考明能自得,心中無我欲鋟行。
選奇不負平生志,留與寰區拯病縈。

1 玕:原作“奇”,不押韻。與“琅”組詞且合本詩之韻者,唯有“玕”字,因改。

又詩

數十餘年診驗功，悉傳方術救疲癃。

乾坤無限回生意，盡屬靈臺一片中。

郡庠生懋齋陳汝功贈：

君是前身岐伯胎，青囊此日爲誰開？

陰陽理妙乾坤轉，龍虎丹成日月廻。

白鶴秋晴過砥柱，碧桃春暖出天台。

相逢莫道瘡痍衆，知有茱萸賦酒來[1]。

賜進士出身中憲大夫都察院右僉都御使[2] 敕整理薊鎮巡撫順天等處地方建德五台徐修補紬贈詩并聯：

詩

少年因病諳醫學，老大投閑悟性靈。

煉藥尚憐丹未轉，逢君真喜眼初青。

名家仲景傳心派，奇效江南滿耳聽。

早晚功成何所贈？袖中元自有黃廷。

對聯

庭前遍種宜男草，肘後仙傳不老方。

贊筠亭像[3]

偉然其貌，燁然其神。既質而文，亦肅而溫。岐黃事業，杏橘流馨。

壽民之命，膺國之榮。本來面目，歲月長春。以如是觀，我識其心。

---

1 賦酒來：此後原有“贊筠亭像”及圖，與後一葉同名圖贊重複，刪圖并贊。

2 都御使：此下缺人名。該行列于重出之“贊筠亭像”左，易被誤作圖贊作者。據後一完整像贊署名爲“楚桃源竹墟唐詩書”。此人卽該書“後序”作者“楚桃源竹墟山人唐詩書”。後序中提到“書就梓，委山人跋之”。既稱“山人”，當非“都御使”。又比對字體大小，可知此處錯簡。下當接“敕整理……徐紬贈詩并聯”。

3 贊筠亭像：此圖贊詩句完整，有署名。此前同名圖贊圖形狹窄，詩末缺三字，無署名，其餘皆同。據此，該圖贊當系重刻。

皖水明月，龍山瑞雲。

桐君藥圃移天柱，葛令仙方在瑞筠。

楚桃源竹墟唐詩書。

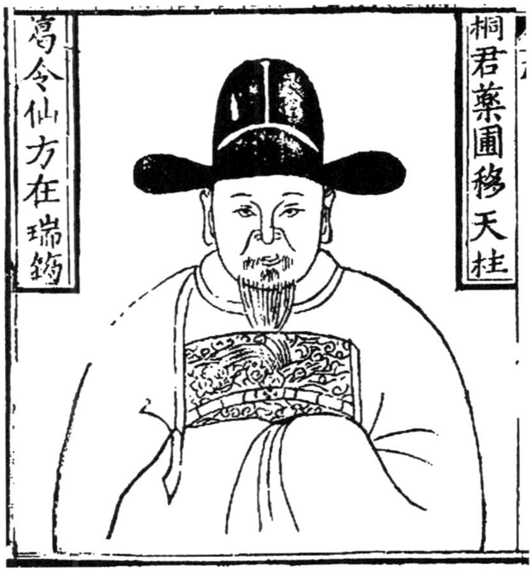

圖1　贊筠亭像

筠亭先生顯于醫三世矣。余少病，荆人病，每仰其劑，如攜取恆保生德之。先生業既精，心愛益流，視窶困等貴富，四方迎至，及不遠數百里，就而瘳者無虚日。醫案積如山，將百千種，皆左驗。先生固艱子，今産一麟，佳甚，蓋其報云。小詩酬記：

道脉藏身造化功，全憑國手與天通。

負疴我自違頤序，投劑誰如振落蒙。

鵲也書評還許解，陀乎囊術未交空。

多君壽世逾千萬，奕代應須報上公。

邑庠舒野程慎思

萬竿絲玉養真吾，秋晚新巢起鳳雛。

一念活人遺不盡，名流書本滿江湖。

經衛懷寧文江游於禮

孱質多沉抱，如君藥裹何？
按從臣意得，方自越人多。
鏡水流江月，天風起辟蘿。
迢遙清興在，達者自爲歌。

郡庠如如道人雷敏

自敘

醫雖小道，所從來遠矣，司命所系，不可輕忽也。余家大人憨仙君，精專易理，諳通諸經，爲郡弟子員。一日，大父宦往，大母家居，病且劇，乃喟然歎曰："爲人子不可不知醫，顧獨奈何棄吾母于庸醫乎？"爰投筆舊業，爲醫學焉。殫精勞神，積有歲月，而醫遂大進。余夙遵父志，即學爲儒，心弗敏也，故多愚且病，盍以醫爲事乎？因珍家大人密授，及涉獵岐、黄，并仲景、東垣、丹溪諸名家之書，乃其所持守，在無伐天和、氣血虛實痰火之論而已。何也？醫貴明於經，病貴明於論。若執前人一定之方，以應今人無窮之病，則其禍有不可勝言者，故曰"不誦十二經絡，開口動手便錯；不知五運六氣，檢遍方書何濟？"其言厥有見哉。緣斯念經絡爲之標，運氣爲之本，旁搜博采，竭盡鄙意。以天時外五運六氣，删煩約簡，倡之於前人；身内五運六氣，標本經絡附之於後。蓋欲同志者宗其旨，不泥其方也。藥不執方，自當合宜而用。七方十劑、君臣佐使之宜，不可不知也。再以明天時，推運氣，審虛實，察脉證，經驗之方録之於後，而醫道備矣，因名之曰《醫門秘旨》云。方古人之方，心古人之心，何敢以秘論？顧余父珍以授余，余亦珍之，以共諸同志者珍之，斯秘矣。嗚呼！古人有快灸背而美芹子者，欲以獻之至尊。其意雖疏，其心則忠矣。余爲此集，故亦有芹灸之意耳。若其或拒或受，四方君子必有所以待之者，余何敢贅焉？

時萬曆四年歲在丙子菊月既望

後學懷寧筠亭張四維謹序

《醫門秘旨》總目[1]

卷之一

凡例計十條　卻疾養生論　六失六不治説　天干論　地支論　五行生死順逆論　五運所化總論　天之五運化圖　運氣説　五星五運五音圖　五行干支圖　天干陰陽　地支陰陽　干支陰陽配論　五運化歌　太過有餘歲　不及不足紀　天符説　歲會説　同天符　同歲會　順化訣　天刑訣　小逆訣　不和訣　太乙天符　支德符　干[2]德符　五臟相應歌　六氣主客論又圖　五臟陰陽相配　五臟所屬歌　起掌訣歌　排山掌法圖　司天在泉圖　六氣加臨上下論　六十年紀運圖　太過之紀五條　不及之紀五條　平氣之紀計五條

卷之二

醫論　亢則害承乃制　能合色脉可以萬全論　診脉法　八脉八要訣　察脉之法　東坡先生説　宋景廉先生論　人身五運六氣主病歌注五條　六氣爲病目説六條　標本論　六氣治宜　十二經脉歌　周身經穴賦　十二經氣血多寡論　氣血周流尺寸法

卷之三

藥性賦四條　藥性陰陽論　藥本五味　氣味生成流布論　氣味辨　藥味所忌　藥性升降浮沉補瀉法　藥分身稍　藥宜六陳歌　藥明十八反　藥明十九畏　引經報使　妊娠服禁　諸藥瀉諸經之火邪　用藥丸散有別　升合分兩有殊　七方　十二劑　古人服藥有法　南北地氣辨　發熱辯　又治法　聲色臭味論　十二經見症法　十二經水火分治　虛實分治法　治病求源論

1　總目：此總目與分目錄相差較大，且其中層次欠明。今本書已按現代目錄要求新編目錄，該目錄作爲資料篇予以保留，除字詞錯誤外，其餘與正文不合處，不出校記。

2　干：原誤作“千”，據正文改。

卷之四

風門　寒門　暑門　濕門　燥門　火門

卷之五

瘧門　痢門　瀉泄

卷之六

血門　咳[1]逆　痰門　喘症　齁症　驚悸　怔忡　顛狂　痓症

卷之七

虛門　自汗　盜汗　霍亂　關格　淋閉　閉結　氣門　膈噎　翻胃　嘈雜　積塊

卷之八

諸頭疼　眼科　耳症　鼻症

卷之九

口瘡　牙疼　咽喉症　肩背痛　心病　諸疼痛　脅痛　腰痛　脚氣　疝氣

卷之十

婦人科

卷之十一

小兒科

卷之十二

外科

1　咳：原誤作“亥”，據正文改。

卷之十三

雜方

卷之十四

危病十等方

卷之十五

炮煉制造法

藥性拾遺

卷之一[1]

1 卷之一：此下原有手書"蘿溪方大奇志"，江户抄本無，當是藏家所書。

〔目　録[1]〕

凡例計十條　卻疾養生論　六失六不治説　天干論　地支論　五行生死順逆論　五運所化總論　天之五運化圖　運氣説　五星五運五音圖　五行干支圖　天干陰陽　地支陰陽　干支陰陽配論　五運化歌　太過有餘歲　不及不足紀　天符説　歲會説　同天符　同歲會　順化訣　天刑訣　小逆訣　不和訣　太乙天符　支德符　干[2]德符　五臟相應歌　六氣主客論又圖　五臟陰陽相配　五臟所屬歌　起掌訣歌　排山掌法圖　司天在泉圖　六氣加臨上下論　六十年紀運圖　太過之紀五條　不及之紀五條　平氣之紀計五條

凡　例

一、脉理，醫家之先務也，故首以諸脉形狀、主病及一切脉例診法，次以諸病機形狀，各各條例也。

一、治病以診脉爲先，初學者無脉法，則寒熱虚實何所適從矣。余故將脉訣舉要及諸家要訣列於首篇，以便於觀覽矣。

一、編集方論，皆宗《素》《難》及劉河間、朱丹溪、李東垣、張仲景諸名家之書，要旨確論，補其闕略，非敢越其矩度而混以衆説。若本《素問》《難經》者，則曰《經》；宗丹溪及諸賢者之書，則曰先賢姓氏，或書之以名；其或辭語不續，則該括之。間有不便於稱述者，即隱而不發，取便觀覽。

一、病有因、有名、有形狀、有虚、有實、有相類者，若不究其真僞，倘一有差，則殺人多矣。反復詳論，必辨其因，正其名，審其虚實，察其形狀，若有相類則分别之，庶便條分縷析，俾後學知所趨向耳。

一、方書：丹溪諸賢之言，簡奥難知，於是竊取諸書之旨，或因前人所未發，或因古方書所未有，亦僭附鄙意，惟務詳明，使後學通曉。其言辭鄙俚、語句重複，取其易明，故不忌也。

一、集方：本家世傳親用，百發百中，方敢載集。如方之偶獲一效，或屢

1　目録：此下各卷均有分目録，唯卷一無，今將“總目”卷之一的目録複製於此。
2　干：原誤作“千”，據正文改。

效而不得其理者，或霸劫而損傷元氣者，及奇方妙法而未及親驗者，悉姑舍之，不敢輒入也。

一、凡大寒大熱大毒之藥，雖有起死回生之功，不無偏勝之害，不善用者，反以重吾過也，縱方有奇效，亦不敢入。

一、方藥味如千年矮、三七草、一枝箭、蘆甘石之類，俱係本草所未集者，故特詳之。凡載本草者，不贅。

一、方内如《周禮》注疏五毒方、《朱子大全》集解毒方之類，俱具子史及各名家文集中，爲醫家之所罕聞也，故特類入，以廣聞見耳，又不必拘爲成規也。

一、諸藥品真僞、炮炙制度之法，并本草拾遺，俱附卷末。

卻疾養生論

或問曰：人之壽夭窮通，皆賦命已定，豈醫術所能易乎？曰：人之情欲無涯，七情交戰於中，六淫迭侵於外，與夫飲食男女之類，焉能一一中節而無所損也？譬諸水木焉，木之本未槁，善藝者則能培而活之；水之元未涸，善導者則能濬而達之。人苟元氣未絶，善醫者亦能培而活之、濬而達之也。故孟子所謂桎梏死者，非正命也。盡其道而死者，正命也。黄帝問于岐伯曰："上古之人，春秋而度百歲。今人年半百皆衰，時世異耶？人將失之耶？"岐伯曰："上古之人，其知道者，法於陰陽，和於術數，飲食有節，起居有常，故形與神俱[1]而盡終其天年，度百歲乃去。今人不然也，以酒爲漿，以妄爲常，醉以入房，故竭其精，耗散其真，不知持滿，不時御神，務快其心，逆于生閲，故年半百而衰也。"是皆賢哲諄諄教戒。欲知養生之法，其旨深矣，可不信哉？

六失六不治説

病不可治，必有六失：一失於不審，二失於不信，三失於過時，四失於不擇醫，五失於不識病，六失於不服藥。又六不治者：驕恣不論於理，一也；輕命

1 俱：原作"具"，據《素問·上古天真論篇》改。

重財者，二也；衣食失宜，三也；陰陽并，臟氣反，四也；形羸不能服藥，五也；信巫不信[1]醫，六也。凡此類者，有一於是卽爲不治，非止醫家之罪，亦病家之罪也。

天干論

天[2]氣治於甲干[3]，地氣始于子支者，乃聖人究乎陰陽重輕之用也。著名以彰其德，立號以表其事，由是甲子相合，然後成其紀，遠可步於歲而統六十年，近可推於日而明十二時。歲運之盈虛，氣令之早晏，萬物死生，將今驗古，咸得而知之。非特是也，將考其細而知人未萌之禍福，明其用而察病向往之死生，則精微之意，可謂大矣哉。

是以東方甲乙，南方丙丁，西方庚辛，北方壬癸，中央戊己，五行之位也。蓋甲乙其位木，行春之令。甲乃陽内而陰尚包之，草木始甲而出也；乙者陽過中，然未得正方，尚乙屈也。又云：乙，軋也，萬物皆解孚甲，自抽軋而出之。丙丁，其位火，行夏之令，丙乃陽上而陰下，陰内而陽外。丁，陽，其強適能與陰氣相丁。又云：丙，炳也，萬物皆炳然著見而強也。戊己，其位土，行周四季。戊，陽土也，萬物生而出之，萬物伐而入之；己，陰土也，無所爲而得己者也。又云：戊，茂也；己，起也。土行四季之末，萬物含秀，抑屈而起也。庚辛，其位金，行秋之令。庚乃陰干陽，更而續者也，辛乃陽在下，陰在上，陽干陽極，於此庚更故也；而辛，新也，庚辛皆金，金味辛，物成而後有味。又云：萬物肅然，更茂實新成。壬癸，其位水，行冬之令，壬乃陽既受胎，陰壬之，乃陽生之物壬而爲胎，與子同意；癸者，揆也，天令至此，萬物閉藏，懷妊於其下，揆然萌芽，天之道也，以爲日名焉。故《經》曰："天有十日，日六竟[4]而周甲者"，此也。乃天地之數，故甲、丙、戊、庚、壬爲陽，乙、丁、己、辛、癸爲陰，五行各一陰一陽，故有十日也。

---

1 信：原脱，據《史記·扁鵲倉公列傳》補。

2 天：原作"火"，據《素問入式運氣論奥》卷上"論十干"改。

3 干：原字被後人描改作"子"。據江户抄本及下文"子支"，此乃"干"字。

4 竟：原作"境"，此句見《素問·六節藏象論》，據改。

地　支　論

清陽爲天，五行彰而十干立；濁陰爲地，八方定而十二支分。運移氣遷，歲歲而盈虛，應紀上升下降，物物而變化可期。所以支干配合，共臻妙用矣。

子者，北方，至陰寒水之位而一陽肇生之始，故陰極則陽生，壬而爲胎。子之爲子，此十一月之辰也。至丑，陰尚執而紐之。又丑，陰也，助也，謂十二月終始之際，以結紐爲名焉。寅，正月也，陽已在上，陰已在下，人始見之時，故律管飛灰以候之，可以述事之始也。又寅，演也，津也，謂物之津塗。卯者，日升之時也。又卯，茂也，言二月陽氣盛而孳茂。辰者，陽已過半，三月之時，物盡震而長。又謂辰言震也。巳者，四月正陽而無陰也。自子至巳，陽之位，陽於是當。又巳，起也，物畢盡而起。午者，陽尚未屈，陰始生而爲主。又云：午，長也，大也，物至午月，皆滿長大矣。未，六月，木已重成矣。又云：未，味也，物成而有味，與辛同意。申者，七月之辰，申陽所爲，而已陰至於申則上下通，而人始見白露葉落，乃其候也，可以述事以成之。又云：申，身也，言物體皆成。酉者，日入之時，乃陰正中八月。又云：酉，緧[1]也，萬物皆緧縮收斂。戌者，九月，陽未旣也，然不用事，潛藏戌土中，乃乾位，戌爲天門故也。又云：戌，滅也，萬物皆衰滅矣。亥者，十月，純陰也。又亥，劾也，言陰氣劾殺萬物。此地道也，故此名月焉。

甲之干乃天之五行，一陰一陽言之；子之支以地方隅言之，故子、寅、午、申爲陽，卯、巳、酉、亥爲陰，土居四維，王在四季之末。土有四，辰戌爲陽，丑未爲陰，故其數不同也。合而言之，十配十二，共成六十日，復六六而成歲，故《經》云：天以六六之節，以成一歲，此之謂也。十二支亦曰十二律，亦曰十二辰，其辰有屬者，廼位中所臨二十八宿之主星禽也，故當其生與宿之禽爲所屬故也。而星禽又有正副焉。如尾火虎、箕水豹皆在寅，亢金龍、角木蛟皆在辰。虎龍爲正，餘皆此例。火虎、金龍者，又以七曜紀之，今謂蜜日者，乃七曜之名，號太陽直日，則日蜜是隨日宿而言也，二者乃醫家之標本、陰陽之奥義、五運六氣之本然耳。

1　緧：《説文解字》："緧，馬紂也。"《漢語大辭典》："套車時拴在牲畜股後的皮帶。"

五行生死順逆論[1]

五行相生相剋，其理昭然。十干、十二支、五運六氣、歲月日時，皆自此立，更相爲用。在天則爲氣，風寒暑濕燥火；在地則成形，金木水火土。形氣相感而化生萬物，此造化生成大紀也。原其妙用，可謂無窮矣。

木主東，應春，爲言觸也、冒也。陽氣觸動，冒地而生也，水流趨東以生木也，上發而覆下，乃自然質也。

火主南，應夏，爲言化也，毀也。陽在上，陰在下，毀然盛而變化萬物也。鑽木作火，木所生也。火無正體，體本木焉，出以應物，盡而復入，乃自然之理也。

金主西，應秋，爲言禁也。陰氣始禁止，萬物而揪斂，披沙揀金，土所生也。生於土而别于土，自然之形也。

水主北，應冬，爲言潤也，陰氣濡潤，任養萬物。水西而東，金所生也。水流曲折，順下而達，自然之性也。

土主中央，兼位西南，應于長夏，爲言吐也。含吐萬物，將生者出，將死者歸，爲萬物家，故長於夏而火所生也。土或勝水，反一，自然之義也。

五行木火土金水，互能相生也，乃其始也，順也；木土水火金，互能相剋也，乃其終也，逆也，皆出乎天之性也。弱可攻強，土得木而達。實可勝虚，水得土而絶。陰可消陽，火得水而滅。烈可敵剛，金得火而缺。堅可制柔，木得金而伐。故五者流行而更轉，順相生而逆相剋，如是則各各爲用，以成其道而已。

五運所化總論

五運者，以土爲尊，故爲君，而南面謂之南政。四時配五行，惟土不時，何也？尊居中，以配天，故無部職耳。播五行於四時。四時者，氣也；五行者，象也。四時各九十一日，八十分之，二十五爲一時之正，故土寄旺於四時，每季月旺一十八日三時一刻一十分強。五行在地爲物，在天爲時，故十干化運者，冬水生春木，春木生夏火，夏火弗能生秋金，故小暑火甚，而逢季土之旺，土得火生，土甚則金生矣。遇庚而伏，故名三伏。且柔金尚稚，而乙庚化金，

1　五行生死順逆論：該論摘引自〔宋〕劉溫舒《素問入式運氣論奥》卷一《論五行生死順逆第一》，略有化裁。

庚子納土，子居母腹，甲己化土，甲子納金，子假母生，懷六甲之象也。化運二易者，萬物由乎庚甲也。合者，遇六則合，六乃陰數之終者耳。

方謂陰陽之配，夫婦之道也。子者，坎之位，天一之水，媾精之象，胎辰陽中，故男子從子左行三十至巳，陽也，故男子三十而娶；女子從子右行二十至巳，陰也，故女子二十而嫁。此人事合五行之造化也。

化者，二十八宿之應。如丹天之氣，經於奎、壁、牛、女戊分，戊與癸合。丹，火氣也，故戊癸爲火之運。黅天之氣，經於心、尾、角、軫甲分，甲與己合。黅，土氣也，故甲己爲土之運。蒼天之氣，經于危、室、柳、鬼，危室壬位，柳鬼丁位。蒼，木氣也，故丁壬爲木之運。素天之氣，經於亢、氐、昴、畢，亢氐乙位，昴畢庚位。素，金氣也，故乙庚爲金之運。玄天之氣，經于張、翼、婁、胃，張翼丙位，婁胃辛位。玄，水氣也，故丙辛爲水之運也。

其周天三百六十五度，四分度之一，太陽旋轉，故有七十二候、二十四氣、八節之令。五日爲候，三候爲一氣，二氣爲一節，六氣謂之時，四時爲一週，一週方成一歲。二十四氣全數者，凡三百六十五日零二時七刻一十分也。四時者，各九十一日三時六刻弱也。終一大氣者，連閏共計一十九年，每年方得三百六十五日零足耳。

天之五運化圖

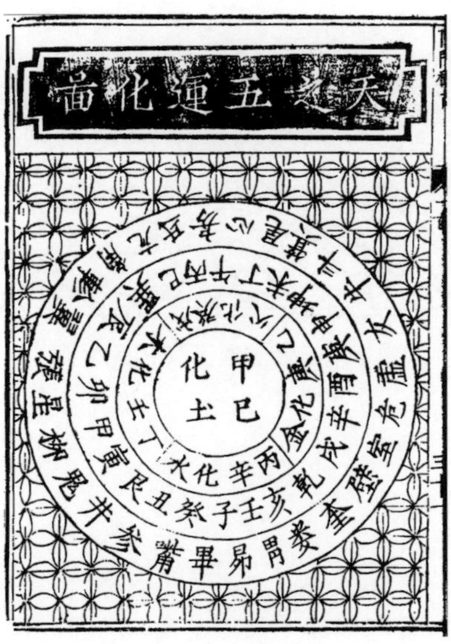

圖2　天之五運化圖

運　氣　説

夫五運者，金木水火土也；六氣者，風寒暑熱燥火也。天干取運，地支取氣。天干有十，配合則爲五運；地支十二，對待則爲六氣。天氣始於甲，地氣始於子，天地相合，則爲甲子。故甲子者，干支之首。天氣終於癸，地氣終於亥，天地相合，則爲癸亥。故癸亥者，干支之末。陰陽相間，剛柔相須，是以甲子後乙丑繼之，壬戌後癸亥繼之。故天以六爲節，地以五爲制。周天氣者，六期爲一備；終地紀者，五歲爲一週。凡三十歲，千四百四十氣爲一紀，六十年爲一週。太過不及，斯皆見矣。

五星五運五音相配之圖[1]

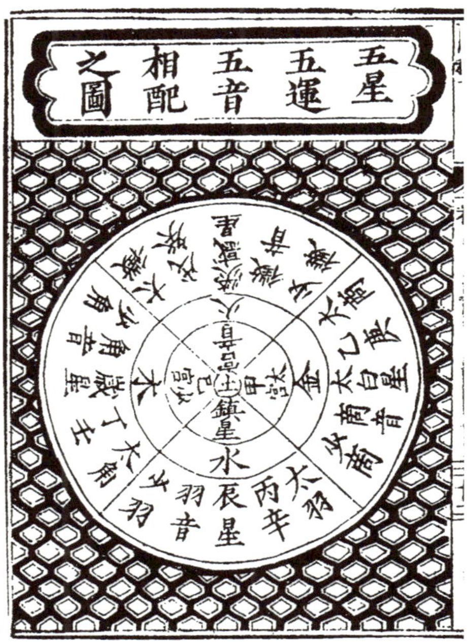

圖 3　五星五運五音相配之圖

1　五星五運五音相配之圖：此圖與下之“五行干支圖”原誤置於“凡例”之中，據“總目錄”移至此。

五行干支圖

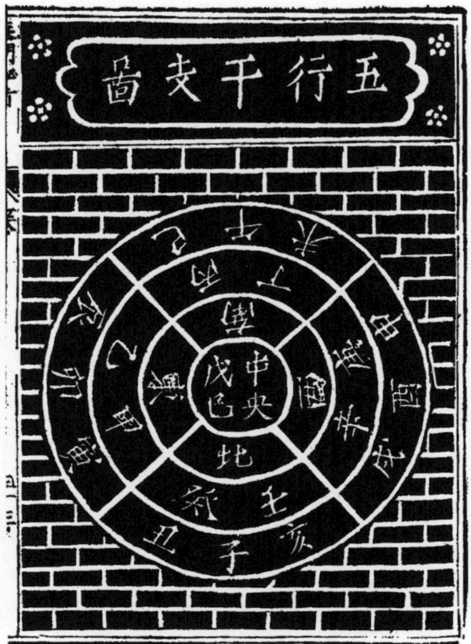

圖 4　五行干支圖

天干陰陽

甲、丙、戊、庚、壬，屬陽；乙、丁、己、辛、癸，屬陰。

地支陰陽

申、子、辰、寅、午、戌，屬陽；巳、酉、丑、亥、卯、未，屬陰。

干支陰陽配論

陽支配陽干，二陽用事，其氣常盛，故運行爲太過；
陰支配陰乾，二陰用事，其氣常衰，故運行爲不及。

五 運 化 歌

甲己化土乙庚金，丁壬化木盡成林，
丙辛俱是三江水，戊癸南方火炎侵。

太始天地初分之際，陰陽析位之時，天分五運，地列五行，五行定位，步攻于四方；五氣分流，散支於十干、當是黅氣橫於甲己，白氣橫於乙庚，黑氣橫于丙辛，青氣橫于丁壬，赤氣橫於戊癸。故甲己應土運，乙庚應金運，丁壬應木運，丙辛應水運，戊癸應火運然也。

太過有餘之歲

土運甲歲　水運丙歲　火運戊歲　金運庚歲　木運壬歲

不及不足之紀

水運辛歲　火運癸歲　土運己歲　金運乙歲　木運丁歲

天　符　説

天符者，假如丙戌歲，丙辛水運，歲之本位，辰戌太陽寒水司天，司天是水又合水運，故曰天符。

歲　會　説

歲會者，謂運與歲相會。假如甲己化土運，而遇辰戌丑未歲是也。餘仿此推之。

同　天　符

太過之運加地氣，曰同天符。假如庚子、庚午年，運同司地燥金。

同 歲 會

不及之運加地氣，曰同歲會。假如辛丑、辛未年，運同司地寒水。

順 化 訣

天氣生運，曰順化。假如甲子年，甲己化土，子午少陰君火，火下生土運。餘仿此推之。

天 刑 訣

天氣尅運，曰天刑。假如庚子年，乙庚化金，子午少陰君火，火下尅金運。餘仿此推之。

小 逆 訣

運生天氣，曰小逆。假如壬子、壬午年，丁壬化木，子午少陰君火，木上生下火。餘仿此推之。

不 和 訣

運尅天氣，曰不和。假如丙子、丙午、丙丁，俱是三江水，子午君火，水上尅下火。餘仿此推之。

太 乙 天 符

天符、歲會相合，曰太乙天符。戊午、乙酉、己未、己丑，六十年有此四年，太乙天符七。

支德符

運與四孟月同，曰支德符。假如寅屬木，春孟月也，壬寅歲木運臨之；巳屬火，夏孟月也，癸巳年火運臨之，六十年有此四年。餘仿此。

干德符

運與交司日相合，曰干德符。甲與己、乙與庚之類。一年遇此二干，天地德合，亦爲平氣之歲也。

五臟相應歌

甲膽乙肝丙小腸，丁心戊胃己脾鄉，
庚屬大腸辛屬肺，壬是膀胱癸腎堂。

六氣主客論

六氣者，有主有客。天以六氣動而不息，上應乎客；地以五行靜而守位，下應乎主。《經》曰：先立其年，以明其氣。是知司天在泉，上見下臨爲之始也。五運有旋轉之機，六氣有遲早之變，天以是終，始之因於地；地以是終，始之因於物。五運者，即五行也；六氣者，五行之變，風寒暑濕燥火也。故一氣王六十日，六六三百六十日，終六甲而成陰陽寒暑之歲，方爲一歲矣。

客氣之圖[1]

天以六氣動而不息，上應乎客。客氣一歲而遷。客氣應天者動。

1 客氣之圖：此前有標題“又圖”，其下即“客氣”“主氣”二圖。此層次多餘，删之。

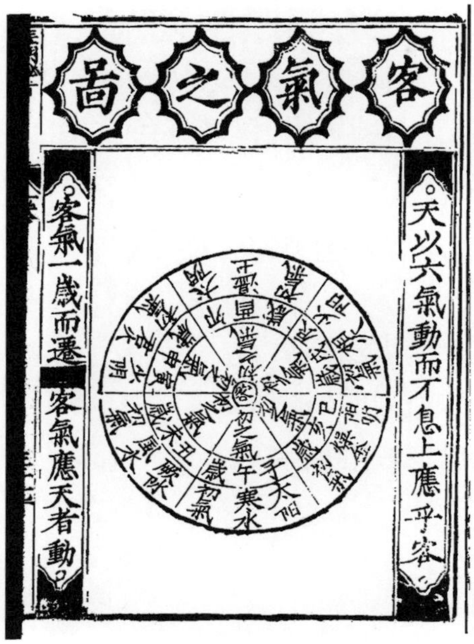

圖 5　客氣之圖

主氣之圖

地以五行靜而守位，下應乎主。主氣萬載而不易。主氣應地者靜。

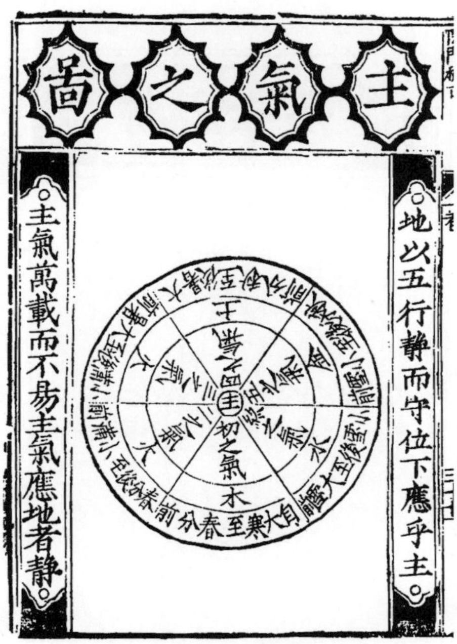

圖 6　主氣之圖

五臟陰陽相配

五臟屬陰，陽干爲兄；六腑屬陽，陰乾爲弟。相合而謂爲表里也。

五臟所屬歌

子午少陰君火心，丑未太陰濕土臨。
寅申少陽相火位，卯酉陽明屬燥金。
辰戌太陽寒水是，巳亥厥陰風水尋。

起 掌 訣 歌

歲之本位曰司天，順數前三見在泉。前四便是初之氣，二三四五六排連。

假如子午年，子午爲本位，即司天前三位，即卯乃卯酉，陽明燥金在泉也。餘仿此推之。

排山掌法圖

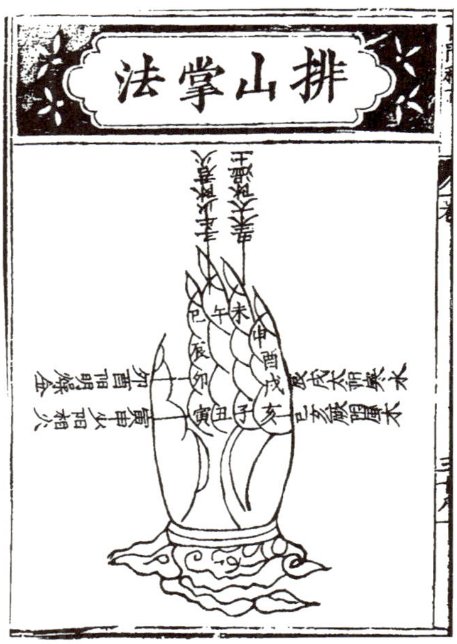

圖 7　排山掌法

司天在泉圖

司天統運氣以管上半年，在泉符運氣以鎮下半歲。

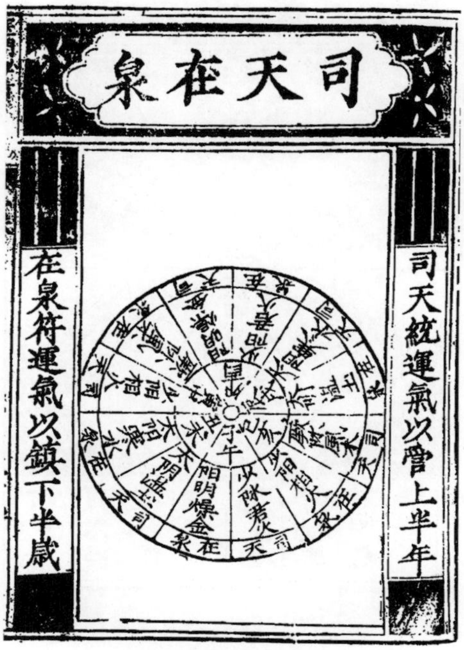

圖8 司天在泉

六氣加臨上下論

五運六氣，相摩相蕩。上加下臨，六十年之紀不能齊。

太過之紀有五：木曰發生，火曰赫曦，土曰敦阜，金曰堅成，水曰流衍。

不及之紀有五：木曰委和，火曰伏明，土曰卑監，金曰從革[1]，水曰涸流。

平氣之紀有五：木曰敷和，火曰升明，土曰備化，金曰審平，水曰靜順。

太過則乘己所勝而侮所不勝，反受邪，寡於畏也；不及則勝己者來欺之，子必爲母復仇也。

1 從革：原字缺損，據《素問·五常政大論》補。

六十年紀運之圖

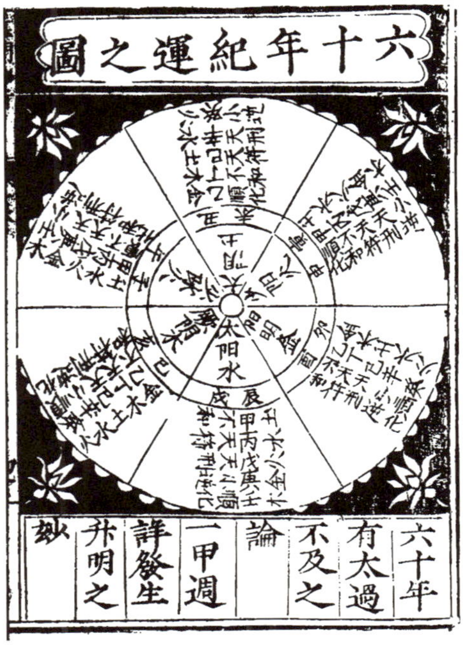

圖 9　六十年紀運之圖

六十年有太過不及之論，一甲週詳發生升明之妙。

太過之紀

木曰發生之紀

謂壬子、壬午、壬寅、壬申、壬辰、壬戌六年也。歲木太過，風氣流行，脾土受邪，偃木飛砂，草木早生，歲星明見。民病腹痛濡泄、飲食上走兩脅，膈噎不通，胃脘當心而痛，甚則忽忽眩冒顛疾。

火曰赫曦之紀

謂戊子、戊午、戊寅、戊申四年也。歲火太過，熱氣流行，肺氣受邪，火焰沸騰，山川赤地，熒惑星明見。民病咳逆喘嗽，肺痿寒熱，血溢血泄，甚則身熱膚痛。

土曰敦阜之紀

謂甲子、甲午、甲寅、甲申、甲辰、甲戌六年也。歲土大過，濕氣流行，腎水受邪，淫雨水潦，田牧[1]土駒，鎮星明見。民病七疝鶩溏，甚則腹大腫滿。

金曰堅成之紀

謂庚辰、庚戌二年也。歲金太過，燥氣流行，肝木受邪，草木晚生，不時霜降，太白星明見。民病脅痛善恐，如人將捕之狀，甚則皮膚皴揭。

水曰流衍之紀

謂丙子、丙午、丙寅、丙申、丙辰、丙戌六年也。歲水太過，寒邪流行，心火受邪，雪霜凜冽，水澤冰堅，辰星明見。民病心懸如病飢[2]、堅痞甚痛，甚則厥逆禁固。

不及之紀

木曰委和之紀

謂丁丑、丁未、丁卯、丁酉四年也。歲木不及，燥氣妄行，肝反受邪，草木晚生，黄落凋隕，太白光芒。民病肋痛支滿；復[3]則火令大舉，肺氣受制，民病咳逆唾血。

火曰伏明之紀

謂癸丑、癸未、癸卯、癸酉四年也。歲火不及，寒氣妄行，心反受邪，雪霜時降，寒氣凜冽，辰星光芒。民病吐痢腥穢，食已不飢。復則溫令大舉，腎水受制，民病膝痛脛腫。

土曰卑監之紀

謂己卯、己酉、己巳、己亥四年也。歲土不及，風氣妄行，脾反受邪，雨水愆期。大風數舉，肝木受制，民病脅痛。

金曰從革之紀

謂乙巳、乙亥二年也。歲金不及，熱氣妄行，肺反受邪。草木焦黄，天暑地熱，熒惑光芒。民病肺痿、寒熱咳血。復則寒令大舉，心火受制，民病厥心痛。

1 牧：原作“蚊”，據《素問·六元正紀大論》改。
2 飢：原作“肌”，據《素問·玉機真藏論》改。
3 復：原誤作“腹”，據此下諸紀，當作“復”，因改。

水曰涸流之紀

謂辛丑、辛未、辛巳、辛亥四年也。歲水不及，濕氣妄行，腎反受邪。陰雨淋潰，雪霜晚降，鎮星光芒。民病膝痛脛腫。復則風令大舉，脾土受制，腹痛濡泄。

平氣之紀

木曰敷和之紀

謂丁巳、丁亥二年也。木本不及，上逢天符助之，得其平也。氣化均，民病少。

火曰升明之紀

謂戊辰、戊戌二年也。火本太過，上逢天刑剋之而得其平也。癸巳、癸亥二年，火本不及，上逢順化天氣生之，助而得其平也。氣化均，民病少。

土曰備化之紀

謂己丑、己未二年也。上逢太乙天符助之，得其平也。氣化均，民病少。

金曰審平之紀

謂庚子、庚午二年也，上逢君火。

庚寅、庚申二年，上逢相火，天刑剋之，減而得其平也。

乙丑、乙未二年，上逢順化生之。

乙卯年逢天符。

乙酉年逢太乙天符助之，得其平也。氣化均，民病少。

水曰靜順之紀

謂辛卯、辛酉二年也，上逢順化生之，得其平也。氣化均，民病少。

卷之二[1]

1 卷之二：本卷之首出卷二、卷三分目錄，此後諸卷之首或有數卷分目錄，或無目錄。各分目錄與正文實際标题并不全合，且无法區分層次。校點本保留各卷目錄作爲資料，且將其分别置於相應的各卷之首。下同不注。

目　　錄

醫論　亢則害承乃制　能合色脉可以萬全　診脉法　八脉八要訣　察脉之法　東坡先生説　宋景廉先生論　人身五運六氣主病歌注五條　六氣爲病目説六條

醫　　論

或問：仲景、東垣、河間、丹溪諸書孰優？學之宜何主？曰：宜專主《内經》而博觀乎四子，斯無弊矣。蓋醫之有《内經》，猶儒道之有六經，無所不備。四子之説則爲《學》《庸》《語》《孟》，爲六經之階梯，不可缺一者也。四子之書，初無優劣，但各發明一義耳。仲景見《内經》載傷寒，而其變遷反復之詳未備也，故著論立方以盡其變。後人宗之，傳用既久，漸失其真，用以通治溫暑、内傷諸症，遂致誤人。故河間出，而始發明治溫暑之法。東垣出，而始發明治内傷之法。河間之論，即《内經》五運六氣之旨；東垣之説，即《内經》飲食勞倦之義。仲景非不知溫暑與内傷也，特其著書未之及。河間、東垣之於傷寒，則遵用仲景而莫敢違矣。至於丹溪出，而又集諸醫之大成，發明陰虚發熱，類乎外感内傷，及濕熱、相火爲病甚多，隨症著論，亦不過闡《内經》之要旨，補前賢之未備耳。故曰外感法仲景，内傷法東垣，熱病用河間，雜病用丹溪，一以貫之，歸於《内經》，醫道之大全矣。

或問：仲景處方藥品甚少，及東垣用藥，多至二十餘味。丹溪云：余每治病，用東垣之藥，效仲景處方，庶品味數少則藥力專精。丹溪何以不法東垣而效仲景也？曰：明察藥性，莫如東垣則可多，他人而效其多，斯亂雜矣。東垣如韓信將兵，多多益善；丹溪不過能將十萬，故不敢效其多矣。

亢則害承乃制

氣之來者，既以極而成災，則氣之乘也，必以復而得平。物極則反，理之自然也。大抵寒暑燥濕風火之氣，木火土金水木之形，亢極則所以害其物，承乘則所以制其極。然則極而成災，復而得平，氣運之妙，灼然而明矣，此亢則害承乃制之意。原夫天地陰陽之機，寒極生熱，熱極生寒，至神不測，有以斡旋牽制於其間也。故木極而似金，火極而似水，土極而似木，金極而似火，水極而似土。蓋氣之亢極，所以承之者反勝於己也。夫惟承其亢而制其害者，造化之功，可得而成也。今夫相火之下，水氣承而火無其變；水位之下，土氣承而水無其災；土位之下，木承而土順；風位之下，金承而風平。火熱承其燥金，自然金家之疾；陰精承其君火，自然火家之候。所謂亢而爲害，承而乃制者，如斯而已。

且嘗考《六元正紀大論》云："少陽所至爲火生，終爲蒸溽[1]。"大化以生則火生也，陽在上故終爲蒸溽。是水化以承相火之意。"太陽所至爲霜[2]雪、冰雹、白埃"，是土化以承之，氣寒，水之氣也。霜雪、冰雹，水也；白埃，下承土之氣也。以至"太陰所至爲雷霆驟注烈風"，雷霆驟注，土也；烈風下承之，木氣也。"厥陰所至爲風生，終爲肅"，風化以生，則風生也。肅，靜者也。"陽明所至爲霜落、溫[3]"。霜落，金也；濕下承之，火氣也。"少陰[4]所至爲熱生，終爲寒"。熱化以生則熱生也，陰精承上，故終爲寒也。豈非亢爲害承[5]乃制者歟？

昔者黄帝與岐伯，上窮天紀，下達地理，遠取諸物，近取諸身，更相問難，以作《内經》。至於《六微旨大論》有及於六氣相承之言，以爲制則生化，外别盛衰，害則敗亂生化。水病發而雹雪，土發而驟飄，木發而毁折，金發而清明，火發而曛昧[6]。此皆鬱極乃發，以承折亢之意也。嗚呼！通天地人，曰儒醫二家者流，豈止治疾而已，當思其不明天地之理，不足以爲醫士之語耳。

能合色脉可以萬全

欲知其内，當以觀乎外；診於外者，斯以知其内。蓋有諸内者形諸外，苟

1 溽：原作"蓐"，據《素問·六元正紀大論》改。
2 霜：《素問·六元正紀大論》原作"寒"。
3 溫：原作"濕"。據《素問·六元正紀大論》改。
4 陰：原作"陽"，據《素問·六元正紀大論》改。
5 承：原誤作"則"。據本節標題改。
6 昧：原误作"脒"，據《素問·六元正紀大論》改。

不以相参而斷其病之逆順，不可得也。爲功者深燭厥理，故望其五色，以青黄赤白黑以合於五臟之脉，窮其應與不應，切其五脉急大緩澀沉，以合其五臟之色順與不順，誠得察其精微之色，診其微妙之脉，内外相參以治之，則萬舉萬合之功可坐而致矣。《素問》曰："能合脉色[1]，可以萬全。"其意如此。

原夫證，辨虚實而爲陰陽，散而爲五行，而人之所稟皆備焉。夫五脉者，天之真，行氣通陰陽，以榮於身。五色者，氣之華，應五行，合四時，以彰於面。惟其察色按脉而不偏廢，然後察病之機，斷之寒熱，歸之以臟腑，隨症而療之，而獲全濟之效者，本於能合色脉而已。假令肝色如翠羽之青，其脉微弦而急，所以爲生；浮澀而短，色如草滋者，豈能生乎？心色如雞冠之赤，其脉當浮大而散，所以爲順；若沉濡而滑，色見如衃血者，豈能順乎？脾色如蟹腹之黄，其脉當中緩而大，所以爲從；若微弦而急，色見如枳實者，豈能從乎？肺色如豕膏之白，其脉當浮澀而短，所以爲吉；若浮大而散，色如枯骨者，豈能吉乎？以至腎色見如烏鴉之黑，其脉沉濡而滑者祥；或脉來中緩而大，其色見炲者死。死生之理，夫惟診視相參，既如此則藥證相對，厥疾弗瘳者，未之有也。

抑嘗論之，容色所見，左右上下，各有其部；脉息所動，寸關尺中，皆有定位。左頰者，肝之部，以合左手關位，肝膽之分，應於風木，爲初之氣。顏爲心之部，以合於左手寸口，心與小腸之分，應於君火，爲二之氣。鼻爲脾之部，合于右手關脉，脾胃之分，應於濕土，爲四之。右頰肺之部，合於右手寸口，肺與大腸之分，應于燥金，爲五之氣。頤爲腎之部，以合於左手尺下，腎與膀胱之分，應于寒水，爲終之氣。至於相火，爲三之氣，應於右手命門與三焦之分也。若夫陰陽五行相生相勝之理，當以合之於色脉而推之也。是故《脉要精微論》曰："色合五行，脉合陰陽。"《十三難》曰："色之與脉，當參相應。"然而治病萬全之功，苟非合於色脉者，莫之能也。《五臟生成篇》云："心之合脉也，其榮色也。"夫脉之大小滑澀沉浮，可以指别，則微診可以自察，繼之以能合色脉，可以萬全。謂夫赤脉之至也，喘而堅；白脉之至也，喘而浮；青脉之至也，長而左右彈；黄脉之至也，大而緩；黑脉之至也，上堅而大。此先言五色，次言五脉，欲後之學者，望而攻之以相合也。厥後扁鵲明乎此，述之曰：

---

1 脉色：原互乙作"色脉"，據《素問·五臟生成篇》乙轉。

"望而知之謂之神，切脉而知之謂之巧"。深得《内經》之理也。下至後世，有立方者，目之曰"神巧萬全"，厥有旨哉。

診 脉 法

凡診脉法，於飲食未進，血氣未動之時。醫者先須調停自己呼吸，澄心静慮，先以中指取定關部，然後下前後二指，以定寸、尺。男先左手，女先右手，所以别陰陽也。如人臂長則疏下指，臂短則密下指。三部以定，卻診左寸心與小腸脉，輕舉指，於皮膚之上消息之，謂之浮候，以辨其表，脉應於腑也；次略加重，於肌肉之間消息之，謂之中候，以探其胃氣；次加重按於筋骨之間，舉指腹按至骨消息之，謂之沉候，以探其里脉應於臟也。如此三候畢，卻診關部肝膽之脉，如前浮中沉三候畢。次診尺部腎與膀胱之脉，亦如前浮中沉三部三候，共成九候。復診右手寸部肺與大腸脉、關部脾胃脉、尺部心包絡與三焦脉，亦如左手九候。逐部詳究，先須識得本部平脉，但見病脉、賊脉、怪脉、死脉，便能體認，如此詳察如何，以斷其死生疾病也。苟或部位不能熟認，經絡不能明諳，脉形不能備知，則診候之際，倉皇失措，罔無所知，而求其所謂平脉、病脉者，鮮矣。《經》云："切而知之謂之巧"。又云："心中了了，指下難明。"信不誣矣。要在乎得之于心，應之於指，行之於用可也。

八脉八要訣

《經[1]》云："病有八要，不審則病不能去。非病之不去，無去病之術也。"大哉言乎！嗚呼！今之昧者，曷能知此八要者乎？夫八要者，表、里、虚、實、寒、熱、邪、正是也，夫百病樞機，不越乎此。苟不知此而妄治，安能鞫其病之情耶？八要者，將何以明之？非診候八脉、参以外症弗能也。八脉者，浮、沉、遲、數、滑、澀、大、緩是也。表者，病不在里也，脉浮以别之；里者，病不在表也，脉沉以别之；虚者，五虚也，脉澀以别之；實者，五實也，脉滑以别之；寒者，臟腑積冷也，脉遲以别之；熱者，臟腑積熱也，脉數以别之；邪者，外邪相

1 經：此下文非出醫經，乃出〔宋〕寇宗奭《本草衍義》。

干也，脉大以别之；正者，外無邪干也，脉緩以别之。故洪、弦、長、散，浮之類也；伏、石、短、牢，沉之類也；細、小、微、敗，遲之類也；疾、促、緊、急，數之類也；動搖、流利，滑之類也；芤虛、結滯，澀之類也；堅實、鉤、革，大之類也；濡弱、柔和，緩之類也。此八者，脉之綱領也。苟能得其要領，而諸脉可以類推，而八要從可知矣。其變化無窮，在乎參之而已，難以悉舉，若能舉一反三，斯用之不竭也。岐伯云："知其要者，一言而終；不知其要者，流散無窮。"此之謂也。學者引而伸之，觸類而長之，有無窮之應變，學者思之。

察脉之法

先須六部齊診，看何部與本部之脉不合者，便是此部有病，然後每部另診，方可得其精微。無病之人，左[1]手弱右手強，是血虛；右手弱左手強，是氣虛。有病之人，左手大、右手小，是外感；右手大、左手小，是内傷。如邪氣盛，脉大，醫而使之小；正氣虛，脉小，醫而使之大者，皆效也。

東坡先生説[2] 吾[3]平時細察醫之工拙，至於有疾，必先盡告以所患，而復診視。故中醫療疾，嘗愈吾病而已，豈以困醫爲事哉[4]。今之人[5]往往以脉試醫，醫者亦不屑問，孟浪一診，以自挾其所長，寧免實實虛虛之禍哉。蓋脉理精微，必盡得其所患，庶幾可以意求耳。

宋景濂[6]先生論 扁鵲、華它[7]，天下固不常有，使有之耳，而值淺易之疾，遇難語之人，上之不足展吾術，次之不能從吾所欲，爲法宜鍼而責我以砭，爲病是實而究我以虛，何以成其功哉？此言深足爲任醫者勸，敢併及之。

---

1 左手：原誤作"立手"。據文義改。

2 東坡先生説：此與下一標題"宋景濂先生論"乃"察脉之法"下的兩段引文，不應單立標題，與上級標題同一層次，故改。

3 吾：原作"於"。此下之説，化裁自《蘇沈良方》卷一《脉説》。據此，該字當作"吾"。

4 中醫……爲事哉：此處過簡，導致語意不暢，原文作："故雖中醫治吾病常愈。吾求疾愈而已，豈以困醫爲事哉！""中醫"，乃中等水平之醫。

5 今之人：此下之文，乃張四維所加評語。

6 宋景濂："濂"，原誤作"廉"。此卽元末明初大臣、文學家宋濂，景濂爲其字。此下之論，作者撮取宋濂《文憲集》卷九《贈鄭院判序》而成，多有簡省。

7 它：同"佗"，古籍常見稱"華佗"爲"華它"。

人身五運六氣主病歌注

諸風掉眩乃肝木，

掉，搖也；眩，昏亂旋運也，風主動故也。所以風氣甚而頭目眩運者，由風木旺，必是金衰不能制木，而木旺生火，風火皆屬陽，多爲兼化陽，主乎動，兩動相合，則爲之旋轉。故火本動也，焰得風自然旋轉矣。又或乘車、躍馬、登舟、環舞以致眩運嘔吐者，風熱甚然也。《經[1]》云“曲直動搖，風之用也”。

痛痒瘡瘍心火屬。

人近火氣者，微熱則癢，熱盛則疼，附近則灼而爲瘡，皆火之用也。痒者，美疾也，火旺于夏而萬物蕃鮮榮美也。灸之以火，漬之以湯，而痒轉甚者，爲火甚之所使也。因而痒去，熱令腠[2]理開泄而去故也。或夏月膚痒，以冷水沃之不去者，寒能收斂，腠理閉密，陽氣鬱結，不能散越，佛熱内作故也。痒得爬而解者，爬爲火化，微則亦能令癢，爬令皮膚辛辣而屬金，辛能散，則火力分解矣。

濕腫滿本脾土經，

土濕過急，則否塞腫滿，故長夏屬土，則諸濕萬物隆盛也。

諸氣膹鬱痿肺屬。

膹，滿也；鬱，奔迫也；痿，手足痿弱，無力以運化也。

寒之收引腎水鄉，五運主病樞要目。

收斂引急，寒之用也，故冬寒則拘縮矣。

六 氣 爲 病

風類

諸暴強直，支[3]痛里急，筋縮軟戾，本足肝膽二經厥陰風木之氣也。

暴，促也；強直，堅勁也；支痛，支持也。謂堅固支持，筋攣不柔而痛也。

1 經：下之引文，出《素問玄機原病式》。

2 腠：原作“勝”，不通。據文義，“勝”爲“腠”之形誤，因改。

3 支：通“肢”，肢體也。按本書凡例不改。作者謂“支，支持也”，不合文義。

軟，縮也；戾，乖戾也。然燥金主於收斂，短縮勁切，風木爲病，又見燥金之化者，由亢則害承乃制也。况風能勝濕，甚者皆兼於燥也。

寒類

諸病上下，所出水液，澄澈清冷，癥瘕㿗疝，堅痞，腹滿急痛，下利清白，食已不飢，吐利腥穢。屈伸不便與厥逆，厥逆禁固太陽經。腎與膀胱爲寒水，陰陽標[1]本六氣里。

上下所出水液澄澈清冷，如天氣寒則水自然汀清也。癥，氣聚積，或聚或散，無有常處也。瘕，血結之塊，蓋女子月水沉滯，久而成此也。《經》曰：小腸移熱於大腸，爲虚瘕，爲沉。然則血瘕亦有熱者也，當以標本論之。㿗疝，足厥陰經受寒則陰腫也。堅痞、腹滿痛急，如水寒則冰，堅硬如地也。下利清白，水寒則清淨明白也。食已不飢，胃熱能消穀，寒則不能消穀，食雖已而亦不飢也。吐利腥穢，寒水甚而制火，不能平金，肺金自盛，故水腥也。屈伸不便、厥逆禁固，謂手足蜷攣而冷也。

暑類

諸病喘嘔及吐酸，暴注下迫轉筋難。小便渾濁血溢泄，瘤氣結核瘟疹斑。癰疽吐下霍亂症，瞀膹腫脹鼻基乾。衄衊淋閉身發熱，惡寒戰慄驚惑惑。笑悲譫[2]妄衄衊汙，腹脹鼓之有聲和。少陰君火手二經，真心小腸氣、之過。

喘，火氣甚而息粗，熱傷肺而喘也。嘔，胃膈熱盛則爲嘔，火氣炎上之象也。吐酸者，肝木之味也，由火盛制金，不能平木而肝木自盛，故爲酸也。如飲食熱蘊，久則酸矣。暴注，卒瀉也，火性疾速故也。下迫，里急後重也。火性燥物，能令下焦急迫也。轉筋，熱燥於筋而筋轉也。小便渾濁，天氣寒則水清潔，天氣熱則水渾濁矣。腹脹大，鼓之如鼓，氣爲陽，熱盛則氣盛，故腹脹滿也。癰，淺而大也；疽，深而惡也。瘍，有頭小瘡也；疹，浮小癮疹也。瘤，氣滯瘤也；丹，火熱勝氣也；結核，熱氣鬱結其痰而堅硬，如果中核也。吐下霍亂，三焦爲水穀傳化之道路，熱氣盛則傳化失常而吐瀉霍亂也。瞀，神昏而氣濁也。膹，鬱熱極則腠理鬱結，而氣道不通也。腫脹，陽熱太盛則腫滿䐜脹

1 標：原作“表”，下文提及“當以標本論之”，據改。
2 譫：原作“擔”，不通，據下文解釋及《素問·六元正紀大論》改。

也。鼻窒，謂鼻塞也。鼽，鼻出清涕也。衄，鼻出血也，溢血出於上竅也。泄，血出於下竅也。淋，熱客膀胱，小便澀痛也。閉，大便澀滯也。身熱惡寒，邪在表而反惡寒也。因[1]《經》謂火熱過極，反兼水化制之，乃陽極似陰，故戰慄而動搖也。驚，心卒動而不寧也；惑，疑惑而志不一也。悲，謂心火熱盛則淩肺金，金不受制，故發悲哭也。笑，心火熱盛，喜志發也。或以手擾人脅肋膕腋，令人痒而笑者，擾亂動撓，火之化也。譫，多言也，心熱神亂，言妄出也。妄，狂妄也，心熱神昏，則目有所見也。衄衊血污[2]，謂熱盛傷肺，鼻出紫黑血也。

濕類

痓與強直積飲滯，霍亂中滿諸膈痞。體重吐下胕腫痿，肉軟如泥按不起。太陰濕土二足經，脾與從中胃之氣。

痓，痙也。強直，謂強項也，太陽經中濕則令人強項。有汗者曰陰痓，仲景所謂柔痓是也。積飲，謂留飲也。痞，否也，謂氣不升降也。隔，阻滯也。中滿，土位濕盛則令中焦滿也。吐下霍亂，謂腸胃濕飲相兼故也。體重，清陽爲天，濁陰爲地，濕土爲病，體重然也。胕腫，濕流於下。肉如泥，按之不起，濕勝於身也。

燥類

諸燥枯涸，乾勁皴揭，皆屬於燥，乃陽明燥金肺與大腸之氣也。

燥，遍身燥滯而不滑澤也。枯，不榮生也。涸，不流通也。乾，不滋潤也。勁，不柔和也。皴揭，皮膚開裂也。而上皆血液衰耗病耳。

火類

諸熱瞀瘈筋惕惕，悸動搐搦瘈瘲極。暴瘖冒昧躁擾狂，罵詈驚駭氣上逆。胕腫痛酸嚏嘔瘡，喉閉耳鳴聾欲閉。嘔涌溢食下不能，目昧不明瞤氣翳。或禁慄之如喪神，暴病暴死暴注利。少陽相火手二經，心包絡與三焦氣。

瞀，昏也。瞤，熱令肌肉跳動也。暴瘖，卒啞也，心火熱盛，上剋肺金，不能發聲也。冒昧，昏憒也。躁擾，謂熱盛於外，手足不寧也。狂越，謂乖越禮法而失常也，《經》曰：登高而歌，棄衣而走，罵詈不避親疏，熱極故也。罵詈

1　因：原作“囚”，不通。據其字形及上下文義，參《素問•五常政大論》，改作“因”。
2　污：原作“汙”，據本條正文，則此“汙”或爲“污”(“污”之異體)之形誤，故改。

者，言之惡也，心火熱極則發惡言也。驚駭，君火化同。胕腫，熱盛於内也。疼酸者，由火盛制金，不能平木故也。氣逆沖上，火氣炎上也。禁慄如喪神守，慄，戰慄也。禁，冷也。如喪神守，火極而似水化也。嚏，鼻中因痒而氣噴作聲也。嘔、瘡瘍[1]，君火化同。喉痹，熱客上焦也。耳鳴，熱沖聽户故也。聾，水衰火盛，氣道閉塞然也，微則可治，久則難通。嘔涌，溢食不下，胃膈熱盛，火氣炎上之象也。目昧不明，五臟熱極則目昏不能視物也。暴注卒瀉，君火化同。瞤瘈，惕跳而肉動也。暴病暴死，火性疾速故也。蓋因腎水衰虚，心火暴盛，水不能制之，熱氣怫鬱，心神昏冒，則筋骨不用，卒倒而無所知也。若熱盛至極則死，微則發過如故，俗云暗風疾也。

標　本　論

夫標本之道，要而博，小而大，可以言一[2]而知百病之害。言標與本，易而勿損；察本與標，氣可令調。又曰：知本知標，萬舉萬當；不知標本，是謂妄行。蓋六氣爲本，三陰三陽爲標。又曰：爲病之氣爲本，受病經絡臟腑爲標。又曰：先病爲本，後病爲標。全在醫家之活法，而急則治其標，緩則治其本也。或本而標之，或標而本之，故曰：知其要者，一言而終；不知其要者，流散無窮。

六氣治宜

必先歲氣，勿伐天和。故太陽寒水，治宜辛熱；陽明燥金，治宜苦溫。少陽相火，治宜酸寒；太陰濕土，治宜苦熱。少陰君火，治宜鹹寒；厥陰風木，治宜辛涼。以其時而化其氣，過猶[3]不及，病乃生焉。故察其盛衰，以味折之，以正其氣。《經》云："必折其鬱，而取化源。益其歲氣[4]，無使邪勝。"使暴過不生，苛疾不起。是理歲之大要，學者宜熟玩之。

---

1 瘍：原字類"湯"，據《素問•六元正紀大論》改。
2 一：原缺，據《素問•至真要大論》補。
3 猶：原作"尤"，據上下文義改。
4 氣：原脱，據《素問•六元正紀大論》補。

十二經脉歌[1]

手太陰肺中焦生，下絡大腸出賁門。上膈屬肺從肺系[2]，系横出腋臑中行。肘[3]臂寸口上魚際，大指内側爪甲根。支絡還從腕後出，接次指屬陽明經。此經多氣而少血，是動則病喘與咳。肺脹膨膨缺盆痛，兩手交瞀爲臂厥。所生病者爲氣嗽，喘渴煩心胸滿結。臑臂之内前弩痛，小便頻數掌中熱。氣虚肩背痛而寒，氣盛亦疼風汗出，欠[4]伸少氣不足息，遺矢[5]無度溺變别。

陽明之脉手大腸，次指内[6]側起商陽。循指上廉出合谷，兩筋歧骨循臂肪。入肘外廉循臑外，肩端前廉柱骨傍。從肩下入缺盆内，絡肺下膈屬大腸。支從缺盆直上頸，斜貫頰前下齒當。環出人中交左右，上俠鼻孔注迎香。此經氣盛血亦盛，是動頸腫并齒痛。所生病者爲鼻衄，目黄口乾喉痹生。大指[7]次指難爲用，肩前臑外痛相仍。

胃足陽明交鼻起，下循鼻外上入齒。還出俠口繞承漿，頤後[8]大迎頰車里。耳前髮際至額顱。支下人迎缺盆底。下膈入胃絡脾宫，直者缺盆下乳内。一支幽門循腹里，下行直合氣冲[9]中。遂由髀關抵膝臏，胻跗中指内關同。一支下膝注三里，前出中指外间通。一支别走足跗指，大指之端經盡已。此經多氣復多血，是動欠伸面顔黑。凄凄[10]惡寒畏見人，忽聞木音心震懼[11]。登高而歌棄衣走，甚則腹脹仍賁響。凡此諸疾皆骭厥，所生病者爲狂瘧。濕温汗出鼻流血，口喎唇胗[12]又喉痹。膝臏疼痛腹脹結，氣膺伏兔胻外廉。足跗中指

1　十二經脉歌：此歌見於《醫經小學》卷三《經絡·十二經脉》，以下據此篇校改者僅標《醫經小學》。

2　系：原作“絲”，下一“系”亦作“絲”，據《醫經小學》。下同徑改。

3　肘：原作“胕”，據改同上。

4　氣盛亦疼風汗出，欠：原缺損，據補同上。

5　矢：原作“失”，據改同上。

6　内：原作“端”，據改同上。

7　指：原作“持”，據《醫經小學》改。

8　後：原作“下”，據改同上。

9　冲：《醫經小學》同，《靈樞·經脉》作“街”。

10　凄凄：原作“妻妻”，據改同上。

11　懼：《醫經小學》原作“慑”，皆可通。

12　胗：原誤作“吻”，據改同上。

俱痛徹。有餘消谷溺色黄，不足身前寒振慄。胃房脹滿食不消，氣盛身前皆有熱。

太陰脾起足大指，上循内側白肉際。核骨之後内踝前，上臑循胻經[1]膝里。股内前廉入腹中，屬脾絡胃與膈通。俠喉連[2]舌散舌下。支絡從胃注心宫[3]。此經氣盛而血衰，是動其病[4]氣所爲。食入卽吐胃脘痛，更兼身體痛難移。腹脹善噫舌本強，得後與氣快然衰。所生病者舌亦痛，體重不食亦如之。煩心心下仍急痛，泄水溏[5]瘕寒瘧隨。不臥強立股膝腫，疸發身黄大指痿。

手少陰脉起心中，下膈直與小腸通。支者還從心絡走，直上咽喉系目瞳。直者上肺出腋下，臑後肘[6]内少海從。臂内後廉抵掌後，兑骨之端注少冲。多氣少血屬此經，是動心脾痛難任。渴欲飲水喉乾燥，所生脅痛目如金。脅[7]臂之内後廉痛，掌中有熱向經尋。

手太陽經小腸脉，小指之端起少澤。循手外側出踝中，循臂骨出肘[8]内側。上循臑外出後廉，直過肩解繞肩甲。交肩下入缺盆内，向腋絡心循咽嗌。下膈抵胃屬小腸。一支缺盆貫頸頰，至目鋭[9]眦卻入耳，復[10]從耳前仍上頰。抵鼻升至目内眦，斜絡於顴别絡接。此經少氣還多血，是動[11]則病痛咽嗌。頷下腫兮不可顧，肩如拔兮臑似折。所生病主肩臑痛，耳聾目黄腫腮頰。肘臂之外後廉痛，部分猶當細分别。

足經[12]太陽膀胱脉，目内眦上起額尖。支者巔上至耳角，直者從巔腦後懸。絡腦還出别下項，仍循肩膊俠脊[13]邊，抵腰膂腎膀胱内。一支下與後陰

1　經：原誤作“胻”，據改同上。
2　連：原誤作“項”，據改同上。
3　宫：原作“胸”，據改同上。
4　病：原作“痰”，據改同上。
5　溏：原誤作“塘”，據改同上。
6　肘：原誤作“胕”，據改同上。
7　脅：原作“肋”，據改同上。《靈樞•經脉》作“臑”。
8　肘：原誤作“胕”，據《醫經小學》改。
9　鋭：原誤作“兑”，據改同上。
10　復：原作“後”，據改同上。
11　動：原誤作“病”，據改同上。
12　經：原脱，據補同上。
13　脊：原作“脊”，據改同上。

連。貫臀斜入委中穴。一支臂内左右别，貫胛[1]俠脊過髀樞，臂内後廉膕中合。下貫腨内外踝後，京骨之下指外側。是經血多氣猶少，是動頭疼不可當。項如拔兮腰似折，髀強痛徹脊中央。膕如結兮腨如裂，是爲踝厥筋乃傷。所生瘧痔小指廢[2]，頭囟[3]項[4]痛目色黄。腰尻膕脚痛連背，淚流鼻衄及巔狂。

足經腎脉屬少陰，小指斜趣涌泉心。然骨之下内踝後，别入跟[5]中腨内侵。出膕内廉上[6]股内，貫肝屬腎膀胱臨。直者屬腎貫肝膈，入肺循喉舌[7]本尋。支[8]者從肺絡心内，仍至胸中部分深。是經多氣而少血[9]，是動病飢不欲食。喘嗽唾血喉中鳴，坐而欲起面如垢。目視䀮䀮氣不足，心懸如饑常惕惕。所生病者爲舌乾，口熱咽痛氣賁逼。股内後廉并脊疼，心腸煩痛疸而澼[10]。痿厥嗜臥體怠惰，足下熱痛皆腎厥。

手厥陰心主起胸，屬包下膈三焦宫。支者循胸出脅下，脅下連腋三寸同。仍上抵腋循臑中，太陰少陰兩經中，指透中衝支者别，小指次指絡相通。是經少氣原多血，是動則病手心熱。肘臂攣急腋下腫，甚則胸脅支滿結。心中澹澹或大動，善笑目黄面赤色。所生之者爲煩心，心痛掌中熱之病。

手經少陽三焦脉，起自小指次指端。兩指岐骨手腕表，上出臂外兩骨間。肘後臑外循肩[11]上，少陽之後交别傳。下入缺盆膻中分，散絡心包膈[12]里穿。支者膻中缺盆上，上項耳後耳角旋。出下至頤仍注[13]頰；一支出耳入

---

1 胛：原誤作"脾"，據改同上。
2 廢：原誤作"發"，據改同上。
3 囟：原誤作"腮"，據改同上。
4 項：原作"頂"，《醫經小學》同。據《靈樞·經脉》改。
5 跟：原誤作"哏"，據改同上。
6 上：原誤作"土"，據改同上。
7 喉舌：原誤作"候千"，據改同上。
8 支：原誤作"安"，據改同上。
9 血：原誤作"今"，據改同上。
10 澼：原誤作"癖"，據改同上。
11 肩：原誤作"間"，據改同上。
12 包膈：原作"膈高"，據改同上。
13 注：原誤作"洼"，據改同上。

耳前。卻從上關交曲頰。至目内眦乃盡焉。是經少血還多氣，是動耳鳴喉腫痹。所生病者汗自出，耳後痛兼目鋭眦。肩臑肘臂外皆疼，小指次指亦如廢。

足脉少陽膽之經，始從兩目鋭眦生。抵頭循角下耳後，腦空風池次第行。手少陽前至肩上，交少陽右至缺盆。支者耳後貫耳内，出走耳前鋭眦循。一支鋭眦大迎下，合手少陽[1]抵項根。下加頰車缺盆合，入胸貫膈絡肝經。屬膽仍從脅里過，下入氣街毛際縈[2]。橫入髀厭環跳内，直者缺盆下腋[3]膺。過季脅下髀厭内，出膝外廉是陽陵。外輔絶骨踝前過，足跗小指次指[4]分。一支别從大指去，三毛之際接肝經。此經多氣乃少血，是動口苦善太息。心脅[5]疼痛難轉移，面塵足熱體無澤。所生頭痛連鋭眦，缺盆腫痛并兩腋。馬刀俠癭生兩傍，汗出振寒痎瘧疾。胸脅髀膝[6]至胻骨，絶骨踝痛及諸節。

厥陰足脉肝所終，大指之端毛際叢[7]。足跗上廉太衝分，踝前一寸入中封。上踝交出太陰[8]後，循膕[9]内廉陰股充，環繞[10]陰器抵少腹，俠胃[11]屬肝絡膽逢。上貫膈里布脅肋，俠喉頏顙[12]目系同。脉上巔會督脉出。支者還生目系[13]中。下絡頰里環脣内。支者便從膈肺起。此經血多氣少焉，是動腰疼俯仰難。男疝女人少腹腫，面塵脱色及咽乾。所生病者爲胸滿，嘔吐洞泄小便難。或時遺溺并狐疝，臨症還須子細看。

---

1 陽：原誤作“陰”，據改同上。
2 縈：原誤作“榮”，據改同上。
3 腋：原誤作“腫”，據改同上。
4 次：原誤作“大”，據改同上。
5 脅：原誤作“腸”，據改同上。
6 膝：原誤作“脉”，據改同上。
7 叢：原誤作“發”，據改同上。
8 陰：原誤作“門”，據改同上。
9 膕：原誤作“踝”，據改同上。
10 繞：原作“統”，據改同上。
11 胃：原誤作“胃”，據改同上。
12 頏顙：原作“項與”。據改同上。
13 系：原誤作“多”，據改同上。

周身經穴賦[1]

手太陰兮大指側，少商、魚際兮太淵穴。經渠[2]兮列缺，孔最兮尺澤。俠白共天府爲鄰，雲門與中府[3]相接。右凡十一穴，左右二十二穴。

手陽明兮[4]大腸之經，循商陽兮二三而行。二間、三間。歷[5]合谷、陽溪之腧，過偏歷、溫溜之濱。下廉、上廉、三里而近，曲池、肘髎[6]、五里之程。臑、髃卽臂臑、肩髃[7]二穴。上於巨骨。天鼎紆乎扶突。禾髎唇連，迎香鼻邊。凡二十穴。左右共四十穴。

胃乃足之陽明，厲兑趨乎内庭。過陷谷[8]、衝陽之分。見解溪、豐隆之神。下巨虛兮條口陳，上巨虛兮三里仍。犢鼻引入於梁丘、陰市之下。伏兔上貫于髀關、氣冲之經。歸來兮水道，大巨兮[9]外陵。運天樞兮滑肉，禮太乙兮關門。梁門兮承滿，不容兮乳根。乳中之膺窗、屋翳，庫房之氣户、缺盆。氣舍、水突，人迎，大迎。地倉兮巨髎續，四白兮承泣分。御頰車於下關[10]，張頭維於額垠。凡四十五穴。左右共九十穴。

足太陰兮脾中州，隱白出兮大指頭。赴大都兮瞻太白，訪公孫兮至商丘。越三陰之交，而漏谷[11]、地機可卽；步陰陵之泉，而血海、箕門是求。入冲門兮府舍軒豁，解腹結兮大横優遊。腹哀[12]、食竇兮，接天谿[13]而同派；胸鄉周榮兮，綴大包而如鉤。凡二十一穴。左右共四十二穴。

---

1 周身經穴賦：此賦見於《醫經小學》卷三《經絡》同名賦，以下據此篇校改者僅標《醫經小學》。

2 渠：原誤作“絡”，據《醫經小學》改。

3 府：原誤作“脘”，據改同上。

4 兮：原脱，據補同上。

5 歷：原誤作“立”，據改同上。

6 肘髎：“肘”原誤作“胕”，“髎”原誤作“膠”，據改同上。

7 臑髃卽臂臑肩髃：原作“髃臑卽臂脱肩髃”，據《醫經小學》改錯并調整文字順序大小。

8 谷：原誤作“骨”，據《醫經小學》改。

9 兮：原誤作“虛”，據改同上。

10 下關：原誤作“再”，據改同上。

11 谷：原誤作“骨”，據改同上。

12 哀：原作“衺”，據改同上。

13 谿：原誤作“豁”，據改同上。下同徑改不出注。

迨夫真心爲手少陰，少冲出乎小指，少府直乎神門。陰郄、通理兮，靈道非遠；少海、青靈兮。極泉何深。凡九穴。左右一十八穴。

手之太陽，小腸之榮。路從少澤，步前谷、後谿之隆；道遵腕骨。觀陽谷、養老之崇。得支正於小海，逐肩貞以相從。值臑腧兮遇天宗，乘秉[1]風兮曲垣中。肩外俞兮肩中俞，啓天窗兮見天容。匪由顴髎，曷造聽宫。凡十九穴。左右三十八穴。

足膀胱兮太陽，交背部之二行。窮至陰于通谷之口。尋束骨於京骨之鄉。申脉命僕參以前導，昆侖闢金門於踝傍。奮跗[2]陽飛陽之志，轉承山、承筋之行。至於合陽，委中、委陽。浮郄、殷門以岐往，承扶[3]、秩邊而胞肓。入志室兮肓門、胃倉，開意舍兮振彼陽綱。出魂門兮隔關，乃噫譆乎神堂。膏肓兮在四椎之左右，魄門[4]兮隨附分而會陽。下、中、次、上之髎[5]，白環中膂之房。膀胱俞兮小腸，大腸俞兮在傍。三焦腎俞兮胃俞接，脾、膽[6]、肝、膈兮心俞當。厥陰、肺俞之募，風門、大杼之方。天柱豎兮玉枕、絡卻；通天谿兮見彼承光。自五[7]處、曲差而下，造攢竹、睛明之場。凡六十三穴。左右共一百二十六穴。

足少陰兮腎屬[8]，涌泉流于然[9]谷。太溪[10]、大鐘兮水泉緣，照海、復溜兮交信續。從築賓兮上陰谷，掩横骨[11]兮大赫麓。氣穴四滿兮中注，肓腧上通兮商曲。守石關兮陰都寧，閉通谷兮幽門肅。步廊[12]、神封而靈墟存，神藏[13]、彧中[14]而腧腑足。凡二十七穴。左右五十四穴。

---

1 秉：原作“乘”，《醫經小學》同，據《素問·氣府論》改。
2 跗：原誤作“付”，據《醫經小學》改。
3 承扶：原誤作“扶承”，據《醫經小學》乙轉。
4 門：原誤作“户”，據改同上。
5 髎：原誤作“交”，據改同上。
6 膽：原脱，據補同上。
7 五：原誤作“立”，據改同上。
8 屬：原誤作“出”，據改同上。
9 然：原誤作“熱”，據改同上。
10 溪：原誤作“谿”，據改同上。
11 骨：原誤作“舍”，據改同上。
12 廊：原誤作“郎”，據改同上。
13 藏：原誤作“氣”，據改同上。
14 彧中：後世多作“彧中”。

手厥陰心包之絡，中冲發中指之奇。自勞宫、大陵而往，逐内關、間使而馳。叩郄門于曲澤，酌天泉于天池。凡九穴。左右一十八穴。

手少陽三焦之脉，在小指次指之端。關冲開乎液[1]門，中渚[2]、陽池外關[3]。支溝、會宗、三陽絡，四瀆、天井、清冷淵，消濼臑會，肩髎相連。天髎處天牖之下，翳風讓瘈脉居先。顱息定而角孫近耳，絲竹空而和髎倒懸。耳門既辟，夏蚋聞焉。凡二十三穴。左右共四十六穴。

足少陽兮膽經，穴乃出乎竅陰。溯[4]俠谿兮地五會，過臨泣兮丘墟[5]平。懸鐘兮陽輔、光明，外丘兮陽交、陽陵。西出陽關[6]兮，抵中瀆、風市之境；環跳、居髎兮，循維道、五樞之名。考夫帶脉，詢至京門。日月麗兮輒筋榮，淵液[7]泄兮肩井盈。臨風池兮腦空鳴，窮竅陰兮完骨明[8]。舉浮白於天冲，接承靈于正營[9]。目窗兮臨泣，陽白兮本神。率谷回兮曲鬢出，懸釐降[10]兮懸顱承。頷厭兮嘉[11]客主人，聽會兮童子髎迎。凡四十三穴。左右八十六穴。

厥陰在足。肝經所鍾。起大敦於行間，循太冲于中封。蠡、中都之會，膝關曲泉之宫。襲陰包於五里兮，陰廉乃發；尋[12]羊矢于章門兮，期門可攻。凡十三穴。左右二十六穴。

至[13]若任脉行乎腹與胸，承漿泄兮廉泉通。窺[14]天突於璇璣，擣[15]華蓋于紫宫。登玉堂兮膻中集，履[16]中庭兮鳩尾冲。瞻巨闕兮二脘上中，過建里兮下脘

1 乎液：原誤作“千掖”，據《醫經小學》改。
2 渚：原誤作“者”，據改同上。
3 關：原誤作“門”，據改同上。
4 溯：原作“泝”，乃“溯”之異體“泝”之誤，據改同上。
5 丘墟：原誤作“合谷”，據改同上。
6 關：原誤作“明”，據改同上。
7 液：原誤作“掖”，據改同上。
8 明：原誤作“門”，據改同上。
9 營：原誤作“宫”，據改同上。
10 釐降：原誤作“豐隆”，據改同上。
11 嘉：原作“佳”，據改同上。
12 尋：原脱，據補同上。
13 至：原誤作“王”，據改同上。
14 窺：原誤作“竅”，據改同上。
15 擣：原誤作“禱”，據改同上。
16 履：原脱，據補同上。

攸同。水分兮神闕縹緲，陰交兮氣海鴻濛。石門直兮關元、中極，曲骨橫兮會陰乃終。凡二十四穴。

督脉行乎背部中，兑端接兮齦[1]交從。素髎在鼻[2]兮，水溝疏通。神庭入髮兮，上星瞳矇。囟會現兮前頂，百會儼兮尊崇。後項輔兮強間逢，腦户蔽[3]兮風府空。啞門通於大椎兮，陶道坦夷[4]；身柱縹於神道兮，靈台穹[5]窿。至陽立下，筋縮脊中。接脊懸樞，命門重重。歌陽關兮舞腰腧，願長強兮壽無窮。凡二十[6]七穴。

十二經氣血多寡歌

多血多氣君須記，大腸手經足經胃。少血多氣有六經，三焦膽腎心脾肺。多血少氣心包絡，膀胱小腸肝無異。

血氣周流尺寸法

周天三百六十五度，太[7]陽一日行一度，從房至胃十四宿，爲陽，主晝，正[8]人身血氣行陽二十五度也。從昴至氐十四宿，爲陰，主夜，正人身血氣行陰二十五度也。

蓋人身經絡共長一十六丈二尺。手三陽之脉，從手至頭，長五尺，五六方三丈。手三陰之脉，從手至胸中，長三尺五寸，三六一丈八尺，五六三尺，合二丈一尺。

足三陽之脉，從足至頭，長八尺，六八四丈八尺。足三陰之脉，從足至胸中，長六尺五寸，六六三丈六尺，五六三尺，合三丈九尺。

1 齦：原誤作“斷”，據改同上。
2 鼻：原誤作“面”，據改同上。
3 蔽：原誤作“閉”，據改同上。
4 坦夷：原互乙，據乙正同上。
5 穹：原誤作“窮而”，據改同上。
6 十：原誤作“一”，據改同上。
7 太：原作“六”。《圖書編》卷七十三作“太”，義長據改。
8 正：原作“止”，據改同上。

人兩足蹻脉，從足至目，長七尺五寸，二七一丈四尺，二五一尺，合一丈五尺；

督脉、任脉各長四尺五寸，二四八尺，二五一尺，合九尺。凡脉長一十六丈二尺也。人一呼脉行三寸，一吸脉行三寸，呼吸定息脉行六寸，十息脉行六尺，百息脉行六丈，二百七十息脉行一十六丈二尺，氣血周身一度也，漏水下二刻焉。至明日寅時，周身五十度，脉八百一十丈，該一萬三千五百息，漏水下百刻焉，日行二十八舍也。

其始從中焦，注[1]手太陰、陽明，陽明注足陽明、太陰，太陰注手少陰、太陽，太陽注手足陽明、少陰，少陰注手厥陰、少陽，少陽注足少陽、厥陰，厥陰循環注手太陰。周而復始，循環無端。氣主煦之，血主濡之，脉在其中，爲之樞紐也。春秋分晝夜兩停，脉行五十度，合乎正類也。若冬至之後，晝四十刻，夜六十刻，陰多陽少，氣血疑澀而脉道遲，止行四十度也。夏至之後，晝六十刻，夜四十刻，陽多陰少，氣血滑利而脉道疾，及行六十度也。若天氣暴熱，脉行亦疾；天氣暴寒，脉行亦遲。故人不能調養，以順造化之氣，則病生而脉變矣。

1 注：原作“住”，據《難經·二十三難》改。

卷之三

目　錄

藥性賦四條　藥性陰陽論　藥本五味　氣味生成流布之論　氣味辯　藥味所忌　藥性升降浮沉補瀉法　藥分身稍　藥宜六陳歌　藥明十八反　藥明十九畏　引經報使　妊娠服禁　諸藥瀉諸經之火邪　用藥丸散有别　升合分兩有殊　七方　十二劑　古人服藥有法　南北地氣辨　發熱辯　又治法　聲色臭味論　十二經見症　十二經水火分治　虚實分治法　治病求源論

藥　性　賦[1]

寒品

諸藥識性，此類最寒。犀角解乎心熱，羚羊清乎肺肝。澤瀉利水通淋而補陰不足，海藻散癭破氣而治疝何難？聞知菊花能明目而清頭風，射干療咽閉而消癰毒。薏苡理脚氣而除風濕，藕節消瘀血而止吐衄。瓜蔞子下氣潤肺喘兮，又且寬中；車前子止瀉利小便兮，尤能明目。是以黄蘗瘡[2]用，兜鈴嗽醫。地骨皮有退熱除蒸之效，薄荷葉宜消風清腫之施。寬中下氣，枳殼緩而枳實速也；療肌解表，乾葛先而柴胡次之。百部治肺熱，咳嗽可止；梔子涼心腎，鼻衄最宜。玄參治結熱毒癰，清利咽膈；升麻消風熱腫毒，發散瘡痍。嘗聞膩粉抑肺而斂肛門，金箔鎮心而安魂魄。茵陳主黄疸而利水，瞿麥治熱淋之有血。朴硝通大腸，破血而止痰癖；石膏墜頭疼，解肌而消煩渴。前胡除内外之痰實，滑石利六腑之澀結。天門冬止嗽，補虚冷而潤肝心；麥門冬清心，解煩渴而除肺熱。又聞治虚煩除噦嘔，須用竹茹；通閉結導瘀血，必資大黄。宣黄連治冷熱之痢，又厚腸胃而止瀉；淫羊藿療風寒之痹，且補陰虚而助陽。茅根止血與吐衄，石韋通淋於小腸。熟地黄補血，且療虚損；生地黄宣血，更醫眼瘡。赤芍藥破血而療腹疼，煩熱亦解；白芍藥補虚而生新血，退熱尤良。若乃消腫滿逐水於牽牛，除毒熱殺蟲于貫仲。金鈴子治疝氣而補精血，萱草

1　藥性賦：此全文摘取明初《藥性賦》，以“四性”分類爲特徵。後世版本甚多，且或托名〔元〕李杲（東垣）撰。本次校點取《醫要集覽》所收佚名氏《藥性賦》爲校本。

2　瘡：原作“滄”，據《醫要集覽•藥性賦》改。

根治五淋而消乳腫。側柏葉治血山[1]崩漏之疾，香附子理血氣婦人之用。地膚子利膀胱，可洗皮膚之風；山豆根解熱毒，能止咽喉之痛。白鮮皮去風，治筋弱而療足頑痹；旋復花明目，治頭風而消痰嗽壅。又况荊芥穗清頭目便血，疏風散瘡之用；瓜蔞根療黄疸毒癰，消渴解痰之憂。地榆療崩漏，止血止痢；昆布破疝氣，散癭散瘤。療傷寒解虚煩，淡竹葉之功倍；除結氣破瘀血，牡丹皮之用同。知母止嗽而骨蒸退，牡蠣澀精而虚汗收。貝母清痰，止嗽咳而利心肺；桔梗下氣，利胸膈而治咽喉。若夫黄芩治諸熱，兼主五淋；槐花治腸風，亦匡痔痢。常山理痰結而治瘟[2]瘧，葶藶瀉肺喘而通水氣。此六十六種，藥性之寒，又當考《圖經》，以博其所治，觀夫方書，以參其所用焉，其庶幾矣。

熱品

藥有溫熱，又當審詳。欲溫中以畢撥，用發散以生薑。五味子止嗽痰，且滋腎水；膃肭臍療癆瘵，更壯元陽。原夫川芎袪風濕，補血清頭；續斷治崩漏，益筋強脚。麻黄表汗以療咳嗽，韭子助陽而醫白濁。川烏破積，有消痰治風痹之功；天雄散寒，爲去濕助精陽之藥。觀夫川椒達下，乾薑暖中。葫蘆巴治虚冷之疝氣，生卷柏治癥瘕而血通。白术消痰壅，溫胃兼止吐瀉；菖蒲開心氣，散冷更治耳聾。丁香快脾胃而止吐逆，良薑止心氣痛之攻衝。肉蓯蓉填精益腎，石硫黄緩胃驅蟲。胡[3]椒主去痰而除冷，秦椒主攻痛而治風。吴茱萸療心腹之冷氣，靈砂定[4]心藏之怔忡。蓋夫散腎冷助脾胃，須蓽澄茄；療心疼破積聚，用蓬莪术。縮沙止吐瀉安胎[5]，化酒食之劑；附子療虚寒翻胃，壯元陽之力。白豆蔻治冷瀉，療癰止痛於乳香；紅豆蔻止吐酸，消血殺蟲於乾漆。豈不知鹿茸生精血，腰脊崩漏之均補；虎骨壯筋骨，寒濕毒風之并袪。檀香定霍亂，而心氣之疼愈；鹿角秘精髓，而腰脊之痛除。消腫益血[6]于米醋，下氣散寒於紫蘇。扁豆助脾，則酒有行藥破血之力；麝[7]香開竅，則葱爲通中發汗之

---

1 山：原脱，據《醫要集覽·藥性賦》補。
2 瘟：原誤作“濕”，據改同上。
3 胡：原誤作“葫”，據改同上。
4 定：原誤作“之”，據改同上。
5 胎：原誤作“臉”，據改同上。
6 血：原脱，據補同上。
7 麝：原誤作“射”，據改同上。下同徑改。

需。嘗觀五靈脂治崩漏，理血氣之刺疼；麒麟竭止血出，療金瘡之傷折。麋茸壯陽以助腎，當歸補血而養血。烏賊骨[1]止帶下，且除崩漏目翳；鹿角膠住血崩，能補衰羸勞絶。白花蛇治癱瘓，除風癢之癩疹；烏梢蛇療不仁，去瘡癢之風熱。《圖經》云：烏藥有治冷氣之理，禹餘糧乃療崩漏之因。巴豆利痰水，能破積熱；獨活療諸風，不論久新。山茱萸治頭暈遺精之藥，白石英醫咳嗽吐膿之人。厚朴溫胃而去嘔脹，消痰亦驗；肉桂行血而療心痛，止汗如神。是則鯽魚有溫胃之功，代赭乃鎮肝之劑。沉香下氣補腎，定霍亂之心疼；橘皮開胃去痰，導壅滯之逆氣。此六十六種，藥性之熱，又當博本草取焉。

溫品

溫藥總括，醫家素諳[2]。木香理乎氣滯，半夏主於風痰。蒼术治目盲，燥脾去濕宜用；蘿蔔去膨脹，下氣制面尤堪。况夫鐘乳粉補肺氣，兼療腎虛；青鹽治腹痛，且滋腎水。山藥而腰濕能醫，阿膠而痢嗽皆止。赤石脂治精濁而止瀉，兼補崩中；陽起石暖子宮以壯陽，更療陰痿。誠以紫菀[3]治嗽，防風祛風。蒼耳子透腦涕止，威靈仙宣風氣通。細辛去頭風，止嗽而療齒疼；艾葉治崩漏，安胎而醫痢紅。羌活明目祛風，除筋攣腫痛；白芷止崩治腫，療痔漏瘡癰[4]。若乃紅藍花通經，治産後惡血之餘；劉寄奴散血，療湯火金瘡之苦。減風濕之痛，則茵芋[5]葉；療折傷之症，則骨碎補。藿香葉辟惡氣而定霍亂，草果仁溫脾胃而止嘔吐。巴戟天治陰疝白濁，補腎尤滋；玄胡索理氣痛血凝，調經有助。嘗聞款冬花潤肺，去痰嗽以定喘；肉豆蔻溫中，止霍亂而助脾。撫芎走經絡之痛，何首烏治瘡疥之資。姜黄能下氣，破惡血之積；防己之消腫，去風濕之施。藁本除風，主婦人陰痛之用；仙茅益腎，扶元氣虛弱之衰。乃曰破故紙溫腎，補精髓與勞傷；宣木瓜入肝，療脚氣并水腫。杏仁潤肺燥[6]，止嗽之劑；茴香治疝氣，腎疼之用。訶子生津止渴，兼療滑泄之痾；秦艽攻風逐水，又除肢節之痛。檳榔豁痰而逐水，殺寸白蟲；杜仲益腎而添精，去腰膝重。當知紫

1 骨：原脱，據補同上。
2 諳：原誤作“諸”，據改同上。
3 菀：原誤作“苑”，據改同上。下同徑改。
4 癰：原誤作“壅”，據改同上。
5 芋：原誤作“芽”，據改同上。
6 燥：原誤作“餘”，據改同上。

石英療驚悸[1]崩中之疾，橘核仁治腰疼疝氣之瘨。金樱子兮澀遺精，紫蘇子兮下氣涎。淡豆豉發傷寒之表，大小薊除諸血之鮮。益智安神，治小便之淋數；麻仁潤肺，利六腑之燥堅。抑又聞補虛弱排膿瘡，莫若黄耆[2]；强腰脚壯筋骨，無如狗脊。兔絲子補腎以明目，馬藺花治疝而有益。此五十四種藥性之溫，更宜參《圖經》而默識也。

平品

詳論藥品，平和性存。以硇砂而去積，用龍齒以安魂。青皮快膈除膨脹，且利脾胃；芡實益精治白濁，兼補真元。原夫木賊草去目翳，崩漏亦醫；花蕊石治金瘡，血行則卻。決明和肝氣，治眼之劑；天麻主脾濕，祛風之藥。甘草和諸藥而解百毒，蓋以性平；石斛平胃氣而補腎虛，更醫脚弱。觀夫商陸[3]治水，覆盆[4]益精。琥珀安神而散血，硃砂鎮心而有靈。牛膝强足補精，兼療腰痛；龍骨止汗住泄[5]，更治血崩。甘松理風氣而痛止，蒺藜療風瘡而明目。人參潤肺寧心，開脾助胃；蒲黄止崩治衄，消瘀調經。豈不知南星醒脾，去驚風痰吐之憂；三棱破積，除血快氣滯之症。没石主泄瀉而神效，皂角治風痰而響應。桑螵蛸療遺精之洩，鴨頭血醫水腫之盛。蛤蚧治勞嗽，牛蒡[6]子疏風壅之痰；全蝎主風癱，酸棗仁去怔忡之病。嘗聞桑寄生益血安胎，且止腰痛；大腹[7]子去膨下氣，亦令胃和。小草、遠志[8]，俱有寧心之妙；木通、豬苓，尤能利水之多。蓮肉有清心醒脾之用，没藥有治瘡散血之科。郁李仁潤腸宣水，去浮腫之疾；茯苓寧心益智，除驚悸之疴。白茯苓補虛勞，多在心脾之有准；赤茯苓破結血，獨利水道以無過。且如麥糵[9]有助脾化食之功，小麥有止汗養心之力。白附子去面風之遊走，大腹皮治水腫之泛溢。椿根白皮主瀉血，桑根白皮主喘息。桃仁破瘀血，兼治腰疼；神麯健脾胃，而進飲食。五加皮堅筋骨

1 悸：原誤作"悖"，據改同上。
2 耆：原誤作"著"，音義皆誤，據改同上。
3 陸：原誤作"六"，據改同前。
4 盆：原脱，據補同上。
5 泄：原誤作"濕"，據改同上。
6 蒡：原誤作"蒡"，據改同上。下同徑改。
7 腹：原誤作"復"，據改同上。下同徑改。
8 志：原誤作"智"，據改同上。
9 糵：原誤作"蘗"，據改同上。

以立行，柏子仁養心神而有益。抑又聞安息香辟惡，且止心腹之痛；冬瓜仁醒脾，實爲飲食之資。姜[1]蠶治諸風之喉閉，百合斂肺勞之嗽痿[2]。赤小豆解熱毒，瘡腫宜用；枇杷葉下逆氣，噦嘔可醫。連翹排瘡膿與腫毒，石楠葉利筋骨與毛皮。谷蘖養脾，阿魏除邪氣而破積；紫河車補血，大棗和藥性以開脾。然而鱉甲治勞瘧，兼破癥瘕；龜甲堅筋骨，更療崩疾。烏梅主便血瘧痢之用，竹瀝治中風聲音之失。此六十八種平和之藥，更宜參本草而求其詳也。

藥性陰陽論

夫藥有寒熱溫涼之性、酸苦辛鹹甘淡之味、升降浮沉之能。互相氣味，厚薄不同，輕重不等，寒熱相雜，陰陽相混。或氣一而味殊，或味同而氣異。總而言之，不可混説；分而言之，各有所能。本乎天者親上，本乎地者親下。輕清成像，重濁成形。清陽發腠理，濁陰走五臟。清中清者榮食於神，濁中濁者堅強骨髓。辛甘發散爲陽，酸苦涌泄爲陰。氣爲陽，氣厚爲陽中之陽，氣薄爲陽中之陰。氣薄則發泄，氣厚則發熱。味爲陰，味厚爲陰中之陰，味薄爲陰中之陽。味薄則通，味厚則泄。升降浮沉之理，胸中豁然而貫通矣。人徒知藥之神者，乃藥之力也，殊不知乃用藥者之力也。人徒知辨[3]真僞識藥之爲難，殊不知分陰陽用藥之爲尤難也。

藥本五味

酸爲木化氣本溫，能收能澀胃肝經。苦因火化氣終熱，能燥能堅心臟丁。甘始土生氣化濕，能開緩摻助脾經。辛自金生氣滯燥，能散潤濡通肺竅。鹹從水化氣生寒，下走軟堅足腎導[4]。淡[5]之其爲五行本，運[6]用須之造化要。

1　姜：原應作“僵”，本書俗寫作“姜”，後世多沿襲，故仍其舊。下同。
2　痿：原誤作“萎”，據改同上。
3　辨：原誤作“變”，據文義改。
4　導：原作“道”，《醫經小學》卷一《藥本五味》作“導”，義長，據改。
5　淡：原誤作“談”，據《醫經小學》改。
6　運：原誤作“連”，據改同上。

氣味生成流布論[1]

陽爲氣，陰爲味；味歸形，形歸氣，氣歸精，精歸化。精食氣，形食味，味化生精，氣生形，味傷形，氣傷精；精化爲氣，氣傷於味。

陰味出下竅，陽氣出上竅。味厚者爲陰，薄爲陰中之陽。厚則泄，薄則通。氣厚者爲陰，薄者陽中之陰。薄則發洩，厚則發熱。

壯火食氣，少火生氣。天食人以五氣，地食人以五味。五氣入鼻，藏於心肺，上使五色修明，音聲能彰。五味入口，藏於腸胃，味有所藏，以養五氣，氣和而生[2]，津液相成，神乃自生矣。

氣味辨

氣味辛甘發散爲陽，酸苦涌泄爲陰。

藥味所忌

牛膝忌牛肉。土茯苓忌茶。天門冬忌鯉魚。甘草、桔梗、黃連忌豬肉。香附、知母、菖蒲、生地忌鐵。

藥性升降浮沉補瀉法

足厥陰肝經、足少陽膽：味辛補、酸瀉，氣溫補、涼瀉。

手少陰心、手太陽小腸：味鹹補、甘瀉，氣熱補、寒瀉。

足太陰脾、足陽明胃：味甘補、苦瀉，氣溫涼寒熱補瀉，各從其宜。

足[3]太陰脾、手陽明大腸：味酸補辛瀉，氣涼補、溫瀉。

足少陰腎、足太陽膀胱：味苦補、鹹瀉，氣寒補、熱瀉。

---

1 氣味生成流布論：本節摘取自〔元〕王好古《湯液本草》卷二《氣味生成流布》。

2 生：原誤作“主”，據《湯液本草》改。本句下一“主”字亦同，徑改爲“生”。

3 足：原誤作“手”，據本條上文改。

藥分身稍[1]

凡藥在土者，中半以上，氣上行也，以生苗者爲根；中半已下，氣脉下行也，以入土爲稍。病在中焦者用身，下焦者用根稍，蓋根升而稍降也。

大凡用藥以頭、身、稍分爲上、中、下：病在人身半已上者，天之陽也，用頭；在中焦者，用身；在人身半已下者，地之陰也，如形圓而無根稍者，當以氣味取焉。

藥宜六陳歌

枳殼陳皮并半夏，茱萸狼毒[2]及麻黄，
六般之藥宜陳久，入用方知功效良。

藥明十八反

本草明言十八反，逐一從頭説與君：人參芍藥與沙參，細辛玄參及紫參。苦參丹參并前藥，一見藜蘆便殺人。白及白斂并半夏，瓜蔞貝母五般真。莫見烏頭與烏喙，逢之一反疾如神。大戟芫花并海藻，甘遂以上反甘草。若還吐毒并翻腸，尋常犯之都不好。蜜蠟莫與葱相見，石決明休見雲母。藜蘆莫把酒來浸，人若犯之都是苦。

藥明十九畏

硫黄元是火之精，朴硝一見便相爭。水銀莫與砒相見，狼毒最怕密陀僧。巴豆性烈最爲上，便與牽牛不順情。丁香莫與鬱金見，牙硝難合京三棱。川烏草烏不順犀，人參又忌五靈脂。官桂善能調冷氣，若逢石脂便蹺蹊。

---

1 稍：通“梢”，指植物莖枝或根的末端。

2 毒：原作“獨”，據《證類本草》卷十一“狼毒”改。

引經報使

小腸膀胱屬太陽，藁本羌活是本鄉。三焦膽與肝包絡，少陰厥陰柴胡強。太陰陽明并足胃，葛根白芷升麻當。太陰肺脉中焦起，白芷升麻葱白鄉。脾胃少與肺部異，升麻兼之白芍詳。少陰心經獨活主，腎經獨活加桂良。通經用此藥爲使，豈能有病到膏肓。

妊娠服禁

芫[1]花水蛭及虻[2]蟲，烏頭附子配天雄。野葛水銀并巴豆，牛膝薏苡與蜈蚣。三棱代赭蚖斑麝，大戟蛇退黃雌雄。牙硝朴硝牡丹桂，槐花牽牛皂角同。南星半夏與通草，瞿麥乾薑桃仁通。硇砂乾漆蟹甲爪，地膽藜蘆都不中。

諸藥瀉諸經之火邪

黃連瀉心火，梔子、片芩瀉肺火，柴胡、黃連瀉肝膽火，白芷瀉脾火，木通瀉小腸火，柴胡、黃芩瀉三焦火，知母瀉腎火，片黃芩瀉大腸火，川黃柏瀉膀胱火。

用藥丸散有别

仲景云：剉如麻豆大，㕮咀，同取清汁，循其經絡，故治至高之病也。加酒以煎，俾騰經絡而升上。去濕加生薑，補元氣以大棗，發散風邪以葱白。膈上之疾以細末者，不循經絡，止去脾胃上疾及臟腑之疾。氣味厚者，白湯調服；氣味薄者，煎以和渣服。去下部之疾者，其丸極大；而去中焦之疾及上焦者，極小。糊丸取之易化。直之下焦者，或酒或醋，取其收散之意也。犯半夏、南

---

1 芫：原誤作“莞”，據《證類本草》卷十四“芫花”改。

2 虻：原誤作“蝱”，據《證類本草》卷二十一“蜚虻”改。

星，或欲去濕者，宜生薑汁稀糊，取其易化。水浸一宿，蒸餅爲丸者，又易化也。煉蜜爲丸，取其遲化也，而氣尋經絡也。蠟丸者，取其遲化而旋旋施功矣。大抵湯者，蕩也，去新久病者皆能之，散者，散也，去急疾用之；丸者，緩也，舒緩而治之也。

升合分兩有殊

古之方劑，錙銖分兩，與今不同。謂如㕮咀者，即今剉如麻豆大是也。云[1]一升者，即今時一大盞也。云銖者，六銖爲一分，即二錢半，二十四銖爲一兩也。云三兩者，即今一兩。曰一兩，即今之六錢半也。料例大者只合二分之一足矣。

七　方

大　君一臣三佐九，制之大也。遠而奇偶，制大其服也。大則數少，少則二之。

腎肝位遠，服湯散不厭頻而多。

小　君一臣二，制之小也。近而奇偶，制小其服也。小則數多，多則久之。

心肺位近，服湯散不厭頻而少。

緩　補上治上，制以緩，緩則氣味薄。

治主以緩，緩則治其本。

急　補下治下，制以急，急則氣味厚。

治客以急，急則治其標。

奇　君一臣二，奇之制也。君二臣三，奇之制也。陽數奇。

偶　君二臣四，偶之制也。君二臣六，偶之制也。陰數偶。

複　奇之不去則偶之，是爲衆方也。

---

1 云：原作“去”，不通，據文義改。

十　二　劑

宣　可以去壅，薑、橘之屬是也。

通　可以去滯，木通、防己之屬是也。

補　可以去弱，人參、羊肉之屬是也。

瀉　可以去閉，葶藶、大黄之屬是也。

輕　可以去實，麻黄、葛根之屬是也。

重　可以去虚，磁石、鐵漿之屬是也。

滑　可以去怯，冬葵心、榆白皮之屬是也。

澀　可以去脱，牡蠣、龍骨之屬是也。

燥　可以去濕，桑白皮、赤小豆之屬是也。

濕　可以去枯，白石英、紫石英之屬是也。

寒　可以去熱，大黄、朴硝之屬是也。

熱　可以去寒，附子、官桂之屬是也。

只如此體[1]，皆有所屬。凡用藥者，審而詳之則無失矣。陶隱君云[2]：藥有宣、通、補、瀉、輕、重、滑、澀、燥、濕，十劑已詳，惟寒熱二法遺之，故續補於上，以盡厥旨。

古人服藥有法

病在上，不厭頻而少；病在下，不厭頓而多。病在上者，先食而後藥；病在下者，先藥而後食。病在四肢，飢食而服藥在旦；病在骨髓，飽食而服藥在夜。

南北地氣辨

或問曰：人言東南氣熱，可服寒藥；西北氣寒，須服溫藥。然今東南之俗，

1　體：原作“休”，乃“体”之形誤，今改，與文義合。

2　陶隱居云：此下之言，乃出〔宋〕寇宗奭《本草衍義》卷一。“十劑”之説，乃出〔唐〕陳藏器《本草拾遺》，非出〔梁〕陶弘景也。

胡椒、姜、桂，人常食之不見生病，而北京士夫畏食胡椒辛熱之物，何也？曰：東南雖熱，然地卑多濕；西北雖寒，然地高多燥，辛熱食藥卻能助燥故耳。治病用藥須識此意。

發 熱 辨

南方之人稱發熱爲勞發，蓋謂勞苦而發熱，即東垣内傷之旨也。此病輕者一二發自愈，重者用東垣法補之，重甚可加熟附子。人若因勞力辛苦而發熱，切不可誤作外感，輕易發汗。慎之慎之！

傷寒發熱，是寒邪入衛，與陽氣交爭而爲外熱。陽氣主外寒所傷，而失其職，故爲熱。其脉緊而有力，是外之寒邪傷衛也，治主外，宜表散。

傷暑發熱，是火邪傷心，元氣耗散而邪熱入客其中，故發熱，汗大泄，無氣以動。其脉虚遲而無力，是外之熱邪傷榮也。治主内，宜補元氣。

内傷發熱，是陽氣自傷，不能升達，降下陰分而爲内熱，乃陽虚也。故其脉大而無力，屬脾肺。

陰虚發熱，是陰血自傷，不能制火，陽氣升騰而爲内熱，乃陽旺也。故其脉數而無力，屬心腎。《經》曰：脉大而無力爲陽虚，脉數而無力爲陰虚。無力爲虚，有力爲實也。

病有感、有傷、有中：感在皮毛，爲輕；傷者，兼肌肉，稍重；中者，入臟腑，最重。寒有感寒、傷寒，風有感風、傷風、中風，暑有感暑、傷暑、中暑，當分表里輕重，治各不同。又如[1]中暑、中氣、中毒，皆云中，中者，中也，諸邪直入於中也，故爲中流也。

丹溪曰：氣病則治氣，血病則治血，兼痰則行痰，兼鬱則開鬱。斯言盡之矣。近世治病，多不知分氣血，但見虚病，便用參、芪之屬。氣虚者固宜矣，若是血虚，則助氣而反耗陰血也，是爲血病，治氣則血愈虚耗，甚而至於氣俱虚也。故治病用藥須要分，則氣血不可混淆，此第一義也。

---

1 如：原誤作“加”，據文義補。

聲色臭味

肝色青，其嗅臊，其味酸，其聲呼，其液泣；
心色赤，其嗅焦，其味苦，其聲言，其液汗；
脾色黄，其嗅香，其味甘，其聲歌，其液涎；
肺色白，其嗅腥，其味辛，其聲哭，其液涕；
腎色黑，其嗅腐，其味鹹，其聲呻，其液唾。是五臟聲色臭味也。

十二經見症[1]法

手太陰肺經症：善嚏，悲愁欲哭[2]，洒淅寒熱，缺盆中痛，臍下痛，背肩痛；腹痛，小便數，溏泄，皮膚痛及麻木，喘，少氣，頰上氣見，交兩手而瞀。

足太陰脾經：五泄，注下無色，大小便不通，面黄，舌本強痛，口甘，食卽吐，食不下咽，怠惰嗜臥，搶心，善飢[3]善味，不嗜食，不化食，尻陰膝臑䯒足背痛，煩悶，心下急痛，當臍有動氣，按之牽若痛，心下痞，腹脹鳴，飧泄不化，足不收，行善瘈[4]，脚下[5]痛，九竅不通，溏泄，水下後出餘氣則快然，飲發中滿，食減善[6]噫，形醉，皮膚[7]肉痛，身體不能動搖，足䯒腫若水。

足陽明胃經：惡烟火，聞木音驚狂，上登[8]歌，棄衣而走，顔黑，不能言，唇胗[9]，嘔，呵欠，消穀善飢[10]，頸腫，膺乳沖股伏兔[11]、䯒外廉足跗皆[12]痛，胸膀過乳

---

1 十二經見症：此下之文多引自《丹溪心法》卷首附錄《十二經見證》。《丹溪心法》又摘取《靈樞·經脉第十》，故諸症頗爲凌亂。
2 哭：原作“咲”，乃“笑”之異體，義正相反。據《丹溪心法》“附錄”改。
3 飢：原誤作“肌”，據改同上。
4 瘈：原誤作“氣”，據改同上。
5 下：原誤作“不”，據改同上。
6 減善：原誤作“喊”，據改同上。
7 皮膚：《丹溪心法》“附錄”下有“潤而短氣”四字。
8 登：《丹溪心法》“附錄”下有“而”字。
9 胗：《丹溪心法》“附錄”作“腫”。
10 飢：原誤作“肌”，據《丹溪心法》“附錄”改。
11 伏兔：下有“臥”字，據《丹溪心法》“附錄”，此字當衍，删之。
12 跗皆：原誤作“趺背”，據改同上。

痛，口喎，腹大，水腫奔鳴，腹脹，胻内廉肘痛髀不可轉，膕如結，腨如裂。膝臏腫痛，遺溺失氣，善伸數欠，癲疾，濕浸，心欲動，則閉户獨處，驚慄，身前熱，身後寒。

手陽明大腸經：手大指次指難爲用，耳聾，煇煇焞焞，耳鳴嘈嘈，耳後肩臑肘臂外痛，氣滿，皮膚殼殼[1]然堅而不痛。

足太陽膀胱經：頭苦痛，目似脱，頭兩邊痛，淚出，臍反出，下腫，便膿血，肌肉痿，項似拔，小腹脹痛，按之欲小便不行也。

手太陽小腸經：咽嗌痛，頷下腫，不可顧，肩如拔，臑如折，耳聾，目黄，腮頰腫，頸頷肩臑肘臂外後廉痛[2]。

手少陽三焦經：耳鳴，喉閉腫痛，耳後廉、目鋭眦痛，汗自出，肩臑、肘外皆疼，小指痛，指如廢。

足少陽膽經：口苦，馬刀俠癭，胸脅肋髀[3]膝，外至胕[4]絶骨外踝前諸節皆痛[5]，足外熱，竊寒憎風，體無膏澤[6]，善太息。

足少陰腎經：面如漆，眇中青，面黑如炭，咳唾多血，渴，臍左脅下肩背髀間痛，胞中滿，大小腹痛，大便難，飢不欲食，心懸如飢，腹大脛腫，喘嗽，脊臀股後痛，脊中痛，股内後廉痛，腰冷如水及腫，足痿厥，臍下氣逆，下腹急痛，泄下，腫足胻而逆，腸澼，陰下濕，四指正黑，手指青厥，足下熱，嗜臥，坐而欲起，凍瘡，下利，善思善恐，四肢不收不舉。

手厥陰心包絡經：笑不休，手心熱，心中熱，面黄目赤，心下動。

手少陰心經：消渴，兩腎[7]内痛，後廉腰背痛，浸淫，善笑、恐，善忘[8]，上咳吐，下氣泄，眩僕，身熱而腹痛，悲，心痛，掌中熱，煩心。

足厥陰肝經：頭疼，脱色，善潔，耳無聞，頰腫痛。肝逆面青，目赤腫痛。

---

1 殼殼：原誤作“穀穀”，據改同上。

2 頸頷……後廉痛：原作“腰臑痛”“肘臂之外後廉痛”，今據《靈樞•經脉》改。

3 肋髀：原誤作“用脾”，據《靈樞•經脉》改。

4 胕：原誤作“行”，據《丹溪心法》“附錄”改。

5 皆痛：原脱，據《靈樞•經脉》補。

6 澤：原誤作“渾”，據改同上。

7 腎：此下原有“經”字，不通，據《丹溪心法》“附錄”删“經”字。

8 忘：原作“心”，據改同上。

兩肋下痛引小腹痛，背下則兩肋下腫痛，婦人小腹痛腫，腰臍痛不可俯仰，四肢滿悶挺長熱，嘔逆血，睾腫疝，暴痒，足厥寒，胻善瘦，節時腫，遺溺淋溲，便難，癃，狐疝，洞泄，大人癲疝，眩冒，轉筋，陰縮，兩筋攣，善恐，胸中喘，罵詈。血在脅下，喘。

十二經水火分治[1]

肝膽由來從火治，三焦包絡都無異。脾胃常將濕處[2]求，肺與大腸同濕類[3]。腎與膀胱心小腸，寒熱臨時旋商議。惡寒表熱小膀濕[4]，惡熱表寒心腎熾。十二經，最端的，四經屬火四經濕。四經有熱有寒時，攻里解表細消息。里熱里寒宜越竭，表熱表寒宜汗釋。濕同寒，火同熱，寒熱到頭無兩説。六分分來一分寒[5]，寒熱中停真浪舌。熱寒格拒病機深，亢則害，承乃制。別緊寒，數熱脉，正[6]邪標本求之真妙訣[7]。休治風，休治燥，治得火時風燥了。當解表時莫攻里，當攻里時莫解表，表里如或兩可攻，後先内外分多少。治濕無過似決[8]川，此個筌蹄最分曉。感謝軒岐萬世恩[9]，爭奈醯雞笑天小[10]。

---

1 十二經水火分治："十二經"前原有"尋"字。考此篇目在《儒門事親》卷十四作"辨十二經水火分治法"，故"尋"當爲"辨"。然此下歌訣又更接近《醫經小學》卷五《水火分治》，云出《玉匱金鑰》。今本篇以《醫經小學》爲主對校，參以《儒門事親》，故删"尋"字。

2 處：原誤作"出"，據《醫經小學》改。

3 肺與大腸同濕類：《儒門事親》作"胃與大腸同濕治"，其義不同。

4 濕：《儒門事親》作"溫"。

5 一分寒：《儒門事親》作"半分寒"，《仁齋直指方論》《醫經小學》《醫學入門》均作"火熱寒"，當以後者爲是。據此，則其含義或爲十二經屬性以六來分，只有"火熱"與"寒"兩種，即所謂"寒熱中停"（寒熱各占一半）。

6 正：原誤作"症"，據《醫經小學》改。

7 別緊寒……真妙訣：《仁齋直指方論》附《補遺》作："緊寒數熱脉正邪，標本治之真妙訣。"

8 決：原作"掘"，《醫經小學》作"決"，義長，據改。

9 恩：原誤作"思"，據改同上。

10 天小：原作"快"，字少不通，且不押韻。據《儒門事親》改。

虚實分治法

心爲血之主,肝爲血之藏。肺爲氣之主,腎爲氣之藏。誠哉,是言也!學者惟知血之出於心,而不知血之納於肝;惟知氣之出於肺,而不知氣之納於腎。用藥模規,往往南轅而北轍矣。假如血痢作恙,以五苓、門冬等劑行其心,以巴豆、大黄等劑逐其積,而其痛獨存者,血之所藏無以養也。必佐以川芎或川歸湯,則其痛止。假如喘急氣鳴,以薑、橘、枳實、蘇、桂調其氣,以南星、半夏、細辛降其痰,而終不下降者,氣之所藏,無以散也,必佐以補骨脂或安腎丸輩,則其氣歸元。病有標本,治有先後,綱舉而目斯張矣。噫!此傳心吃緊之法也。耳目所接,敢不與生之家共之?

氣血冲和,萬病不生。一有憤鬱,諸病生焉。故人身諸病,多生於鬱,蒼术、撫芎總解諸鬱,越鞠丸解鬱。如婦人病多憂慮者,必加去心貝母解之,貝母開胸中鬱結之氣,《詩》所謂"言采其蝱"者是也。

《經》云:腎氣,動氣,五臟六腑之本,十二經脉之根,呼吸之門,生氣之原,不可不知也。又曰:"形不足者,溫之以氣。"溫者,養也,溫之者,所以調其飲食,適其起居,澄心息慮,從容以待其真氣之復常也。《禮記》所謂"柔色以溫之",此"溫"字正與彼同,或以藥扶助之,亦溫養也。東垣乃以"溫"爲溫涼之"溫",蓋講宜溫藥以補元氣而瀉火邪。世人相循而用藥,流弊尚未盡者也。請問此而復舉前人之説以贅之,蓋欲申明其義也歟。

治病求源論

筠亭張子曰:治病之法,必求其源。先察六淫七情之感,次明五運六氣之傳。主客必分於勝負,標本要知夫後先。風寒暑溫之燥火,外因成病;喜怒憂思悲恐驚,内因之源。不觸外感,不由内因,有此之感,不内外因。六淫之發,辯其何淫;九氣之縱,察其何真。三陰三陽十二經之候,六臟六腑乃九臟之神。二結五鬱,當審其源。五勞七傷,窮究其症。必先歲氣天和,毋伐之機;斟酌老少虛實,定要詳分。深明亢則害之理,須别承乃制之因。脉詳七診九候之法,病分痰血氣三者而成。藥有君臣佐使、新舊、地道、梢身,方有七方、十劑。古留後學之繩，不須執此之規，合宜加意以尋。誠哉！望聞問切之工，神聖工[1]巧之能。雖無三折肱之良謀，實有曲全活人之心矣。於戲！誤服湯丸者，食不及新；特犯禁戒者，死必不臘。醫乃人之司命，不可輕忽也。豈弗當切切留心於斯哉？

1 工：原作"功"，據《難經·六十一難》"問而知之謂之工"改。

卷之[1]四

1 之：原作“第”，據各卷序號通例改。

目　錄

風門

中風

脉[1]　論　中風不治症　通關散　牛黄清心丸　胡麻散　稀薟[2]丸　當歸飲　人参飲　千金保命丹　一醉驅風酒　祛風散　活[3]血益榮湯　治不語方　去痰方　驅風酒　捉虎丹　經驗方　沐浴方　青礞散　南星散　驅風至寶丹　秘選錠子　換骨丹　麝香散　千槌膏

破傷風

一字散　二仙飲　奪命還真丹

寒門

陰陽辨證[4]　熨臍法　三陽和解散　酒耳散　鄙續

内傷

論　消痰益氣湯　補中益氣湯　枳术丸

暑門

脉法　東垣説　五苓散　清暑益氣湯　生脉散　六一散　按六一散　益元湯　鄙續

濕門

脉法　丹溪辯　獨活寄生湯　四制柏术丸　薏苡仁粥　鄙續

疸疾

脉法　丹溪説　戴先生辯　茯苓滲濕湯　治黄疸之疾[5]　祛黄酒　茵陳五苓散

痞疾

脉法　河間論　橘皮枳术丸　鄙續

1 脉：原随“中風”後，“中風”爲子病名，“脉”爲其首論，故分列。
2 薟：原作“簽”，據正文改。
3 活：原作“破”，據正文改。
4 證：原作“症”，據正文改。
5 之疾：原作“方”，據正文改。

腫脹

脉法　治水腫方　水腫禁鍼灸　丹方奇術　五皮散[1]　奇效卽安散　三花神祐丸　二消散　七聖散　鄙續

燥門

論　秘丹[2]　枇杷散　天門冬膏

火門

脉法　病機論　惡寒論　升陽散火湯[3]　三黃丸　大金花丸　抑青丸　左金丸　清胃湯　柔金丸　鄙續

風　門

中風

脉[4]　《脉經》云：脉多沉伏浮遲或虚者，易治；急大數實，或堅急而疾者，難治。陽浮而滑，陰濡而弱者，宜吐。或浮而滑、沉而滑、微而虚者，皆虚與痰；微而數、浮而緊、緩[5]而遲者，皆氣中。沉滑爲痰氣，浮大爲風，浮數爲熱。爲風浮而緩，皮膚不仁或微數。浮而緊、浮而大、緩而遲、滑而浮數者，此癱瘓之症也。

中風之症，有因外感，有因内傷。昔人言風者，外感也。東垣言氣，河間言火，丹溪言痰者，内傷也。外感者，其人内有鬱熱，以至腠理疏豁，適遇暴風而卒中也；内傷者，其人膈間有痰，腎水虧耗，適因忿怒傷肝，肝氣上升爲火，火無所制，火載痰壅，遂致不救。以氣也、火也、痰也，其實一源流。爲治之法，外感者，分中血脉、中腑、中臟之異而治之。内傷者，論是氣、是火、是痰之的而理之。先用開關竅之藥，次用治本病之劑是也。又中風之病，亦與中氣相同，但中風之症，身溫痰涎，多不能治；中氣之症，身涼無痰涎，須臾便醒者。木旺足以動火也，此名爲中氣。老衰之人，血氣俱虚，真水已竭，適因

1　散：原作“湯”，據正文改。

2　秘丹：原作“總治三消方”，據正文改。

3　升陽散火湯：原在論説之前，據正文改。

4　脉：原隨子病名“中風”後。此下所言皆屬“中風”，非專屬“中風脉”，故分列。

5　緩：原作“緌”，無此脉名。《脉經》言“緩而遲”者五處，且“緌”“緩”形似，故改。

怒，動肝火，金火相畏，木得以上升，所以身溫有痰涎，多不能語者，水竭無以降火也，名爲中風。

中風不治症

髮直，吐沫，搖頭，上竄直視，口開手撒，眼合遺尿，不知人。或面赤如妝，頭面青黑，汗綴如珠，聲如鼾睡，皆不可治也。

通關散

治卒中風邪，昏悶不醒，牙關緊閉，湯水不下。

細辛洗去土、葉　豬牙皂角去子，各一錢[1]

右爲末。每用少許吹入鼻中，候嚏涕服藥。一方加半夏壹錢。

牛黄清心丸

治諸風緩縱不語，語言蹇澀，心忡健忘，恍惚去來，頭目眩冒，胸中煩鬱，痰涎壅塞，精神昏憒。

又治心氣不足，神志不定，驚恐怕怖，悲憂慘戚，虛煩少睡，喜怒無時，或發狂顛，神情昏亂。

白芍藥煨，一兩五[2]錢　羚羊角末，一兩　人參去蘆，二兩五錢　芎藭一兩二錢　白茯苓去皮，一兩二錢半　防風去蘆，一兩五錢　阿膠蛤[3]粉炒，一兩七錢　乾姜炮，五錢半　白术一兩五錢　牛黄一兩二錢五分　麝香研，一兩　犀角鎊，二兩　雄黄研，飛，捌錢　龍腦研，壹兩　當歸去蘆，壹兩五錢　金箔壹千貳百片，内四百爲衣　柴胡去蘆，壹兩貳錢半　甘草剉，炒，五錢　麥門冬去心，一兩五錢　杏仁去皮尖[4]，壹兩貳錢半　乾山藥柒兩　桔梗壹兩貳錢　黄芩去腐，壹兩五錢　神麯貳兩半　白斂柒錢半　大棗壹百個，蒸熟，去皮核　蒲黄炒，貳兩半　大豆黄卷炒，壹兩七錢半　肉桂去皮，一兩七錢半

右除棗、杏、金箔二帖末，及牛黄、麝香、龍腦、雄黄四味另爲細末，入藥和勻，煉蜜、棗肉爲丸。每兩作十丸，金箔爲衣。每服壹丸，食後溫水化下。小兒驚癇，卽度多少，以竹葉煎湯下，或溫酒亦可。

---

1 錢：原用處方劑量手書簡寫法“尓”，今統改爲“錢”。下同不注。

2 五：原誤作“王”，據文義及字形近似改。

3 蛤：原誤作“拾”，據文義改。

4 尖：原誤作“失”，據文義改。

胡麻散

治脾肺風毒攻衝，遍身皮膚燥痒，或生瘡疥，或生癮疹，用手搔時，侵膚成瘡，久而不愈，而復作面上遊風，或如蟲行，紫白癍，頑麻，或腎臟風攻注，脚膝生瘡，神效。

胡麻拾貳兩，壁虱者佳　荆芥穗捌兩　苦參捌兩　甘草炙，六錢　何首烏焙，十兩　威靈仙陸錢

右爲末，每服貳錢，薄荷湯或茶湯、蜜湯調下。藥後頻浴之，自得汗出而立效。

稀薟丸

治中風口眼喎斜，時吐痰涎，言語蹇澀，四肢緩弱，筋脉拘攣，骨節疼痛。久服耳目聰明，髭髪烏黑，筋骨壯健，屢用有驗。

稀薟草，用五月五日、六月六日、九月九日採葉，淨洗曬乾，不拘多少，鋪入甑中，用好酒和蜜，層層勻灑，蒸之，復曬乾。如此制之九次，爲末，煉蜜爲丸，如梧桐子大。每服四十丸，空心，無灰酒送下。一方制膏用，效。

當歸飲

治半身不遂，夜間疼痛。

當歸酒洗，一錢　生地黃酒洗，俱用無灰酒，一錢　川芎八分　黃柏炒，一錢　蒼术米泔水浸洗，一錢　升麻六分　防風去蘆，八分　荆芥八分　羌活八分　獨活八分　片芩炒，八分　防己一錢　甘草二分　龍膽草洗去土，八分

用水一鍾半，煎八分，溫服。

人參飲　治半身不遂。

羌活　獨活　桂心二分[1]　白薇　川芎　甘草三分　人參去蘆　防風去蘆　細辛去土　半夏水浸　石菖蒲　茯神去木　遠志去心　蒼耳草各等分[2]

水一鍾半，煎八分，溫服。

千金保命丹

治諸風癱瘓，不能言語，心忡健忘，恍惚來去，頭目眩運，胸中煩悶，鬱結

1　二分：按例此前應有"各"字，此後"甘草三分"亦應有"各"字。

2　各等分：在同一方中，某些藥已出示劑量，按理就不能在其他藥下再説"各等分"，原文如此，無法揣測"等分"具體劑量，特予説明。

痰涎壅塞，脚氣攻心。又治心氣不足，及小兒驚癇泄瀉，大人豬羊顛發，傷寒發狂熱症。

硃砂一兩　珍珠三錢　南星薑汁浸　甘草　防風去蘆，各一兩　麻黄去根　白附子炮　雄黄　龍腦各一錢　琥珀三錢　僵蠶炒去絲　犀角鎊　桔梗　麥門冬去心　地骨皮　柴胡去蘆　升麻各一兩　牛黄三錢　天麻五錢　枳殼麸炒　神麯炒　茯苓去皮　白术　遠志去心　人參去蘆，各一兩　膽礬五錢　麝香少許　片腦少許　牙硝四錢　河車一具　黄芩炒　荆芥各二兩　蟬退五錢　金箔一百張　天竺黄二兩

右爲末，煉蜜爲丸如彈子大，每服壹丸，薄荷湯下，不拘時服。忌雞、豬、羊肉、核桃動風引痰之物及豬頭肉。又方加豬牙皂角一兩、川烏去皮尖、炮、半夏生薑汁浸、白芷、川芎各一兩，共爲末，和前藥末爲丸，尤妙。

一醉驅風酒　治癱瘓，筋骨疼痛。

萆薢　五加皮　仙靈脾各四兩　杜仲貳兩，醉[1]

㕮咀，黄酒六七斤，生浸五六日。服一醉，效。

祛風散　治中風口眼喎斜，半身不遂。

白附子　姜蠶炒　全蝎各等分，去足

右爲末。每服壹錢伍分，熱酒調下。

活血益榮湯　治左臂拘攣，腿痛，半身不[2]遂。

桂心　熟地黄各錢半　當歸無灰酒浸　芍藥各二錢　川芎　柴胡去蘆　青皮去穰　桃仁去皮尖　紅花各一錢

如此十劑，去青皮、柴胡，加薑汁、竹瀝服。

治不語方

用茶子壹個去殼　糯米七粒

右研細，水調三匙，灌在鼻内，痰即出爲妙。

去痰方

治胖人中風不語，不知人事。用好醋一大碗，將炭火氽入醋内，吹醋氣入患者鼻内，自[3]然蘇醒。

---

1 醉：此非炮制法。本書杜仲有“酥油炒”法，疑此字爲“酥炒”之誤。

2 不：原誤作“朮”，據字形及文義改。

3 自：原誤作“白”，據字形及文義改。

驅風酒　治左癱右瘓。

防風去蘆　荊芥各三兩　白芷　細辛各四兩　川芎半兩　蒼术[1]米泔浸　黄躑躅[2]花各四兩，即鬧[3]羊花　紅花一兩

燒酒六斤，蜜一斤，攪匀，將藥以絹袋盛，入酒内浸一七去渣。能飲者服壹鍾，量小者半鍾，食後并臨臥，須要静服，取微汗妙，不可多服，恐醉傷人。

捉虎丹

治風氣并走注疼痛不能忍。臨臥時服一丸，趕到脚心中出黑汗，乃除根。如病在上者，食後臨臥用好酒下。如中風體重、癱軟偏枯者，酒下二丸。不醒人事、牙關緊閉者，用酒二鍾，研調二丸灌下，醒爲驗。

京墨燒煙盡　麝香各貳錢半　乳香　木香各七錢半　白膠香　草烏去皮尖　五靈脂各一兩伍錢　地龍去土　木鱉子廹去油，各一兩伍錢　當歸無灰酒浸洗，七錢伍分

爲末和匀，糯米打糊爲丸，如雞子大，好酒送下。

經驗方　治諸風疾，極效藥酒。

防風去蘆，貳兩　主四肢骨節疼痛拘攣。

虎骨酥炙，貳兩，研碎　主[4]腿骨邪風濕等氣。

晚蠶沙二兩，炒　主癱瘓[5]，肢節不遂，利小便疼。

秦艽去蘆，三兩　主四肢拘急，語言蹇澀。

枸杞子五兩炒　主補五臟内及皮骨風濕。

茄根乾，細，八兩，飯上蒸熟爲末　主風濕骨節不伸。

鱉甲酥炙，貳兩，無酥以香油[6]代　主四肢不遂。

蒼耳子四兩，去刺，搗碎　主風，骨節頑麻。

當歸全用，無灰酒浸洗[7]，貳兩　主和血定痛。

---

1 术：原誤作“木”，其形似簡體“术”，據字形及文義改。

2 躅：原誤作“跼”，據字形及文義改。

3 鬧：原誤作“閙”，據字形及文義改。

4 主：原誤作“土”，據字形及本方文義體例改。

5 瘓：原誤作“癩”，據“肢節不遂”改。

6 油：原誤作“迪”，據字形及文義改。

7 洗：原字近“洗”，但不成字，據本書當歸常見之“酒洗”法改。

萆薢二兩，生焙　主補腰背痛。

羌活貳兩　主百節疼痛。

牛膝酒洗，貳兩　主手足軟麻。

加五味子　牛蒡子各貳兩　蒼术米[1]泔水浸，貳兩　松節貳兩　大麻子一升，炒去殼　黑豆一升，炒去殼

右㕮咀，用無灰酒貳拾斤，以布袋裝藥，入酒中浸一十四日取飲。不可面對瓶口，恐氣冲目。每進三杯，一日三次。渣曬乾，搗羅爲末，酒糊爲丸如梧桐子大，每服三四十丸，空心溫酒下。忌一切動風物。

沐浴方　服前藥酒，亦用此洗。

椿根皮　桃仁　槐枝　火麻　柳枝　茄樹　天羅藤　松葉　枯桑枝　金綿藤　杉樹頭七个[2]

共一鍋煎湯，大桶盛之，用蘆席重圍，不許透風，洗久效。此方治左癱右瘓，口眼歪斜，百節疼痛，七十二風邪，悉皆治之。

青礞[3]散

治卒暴風中風，痰涎壅塞，牙關緊急，目上視等症。

青礞石四兩，焰硝煉過

爲末。每服貳錢，酒調下。

南星散

治急中風，目閉牙噤，人事不省，無門下藥者。

川烏去皮尖　草烏去皮　蒼术米泔水浸，各八錢　川芎　石斛　人參去蘆　荆芥　附子　當歸無灰酒浸　白芷　防風去蘆，各一錢　甘草六分　全蝎去足　何首烏忌鐵器　天麻　麻黄去節　細辛各一錢

右爲末，每服壹錢，用好酒臨臥時調下，汗出爲妙。隔二日再進壹服。時用爲保身之具。

驅風至寶丹

治一切風痰，男子、婦人半身不遂，左癱右疼[4]，口眼歪邪，百節疼痛，行步

1 米：原誤作“水”，據字形及文義改。

2 个：古代“个、箇、個”是三个字，作量詞時通用，故不改。

3 礞：原作“蒙”，據分卷目録及方中藥名改。

4 疼：疑作“瘓”，因無旁證，故存疑。

艱難，并皆治之。

荆芥去根　麻黄　川芎　羌活　細辛　當歸酒[1]洗　草烏去皮　天麻　蒼术米泔水洗　兩頭尖各等分

右爲末，用姜汁打糊爲丸，印作錠子。好酒化下半錠。如風病者，化下一錠，照[2]服藥法。

秘選錠子

治大人一切諸風，破傷風疾，小兒急慢驚風。

天麻　白芷　人參去蘆　薄荷　白术　茯神去木，各五錢　防風去蘆，五錢　乾姜三錢　白附子　川烏炮　牛膽南星七錢　川芎　木香五錢　牛黄　片腦各三錢　全蝎二十个，生用　硃砂一兩　麝香二錢　姜蠶二十一个，生用

右爲末，將麻黄一斤、甘草半斤、蜂蜜貳兩煎作膏子，稀調，將前藥末印作錠子，金箔爲衣。小兒急驚風，昏睡不省人事，四肢不收，生姜湯送下；大人傷風，酒湯下。

換骨丹

治男子、婦人左癱右瘓，半身不遂，口眼歪斜，筋脉拘急，語言蹇澀，痰涎阻滯，潮熱不退，精神昏憒，手足頑麻，骨節疼痛，諸般風症，大腸下血，心腹疼痛，五膈五噎，并皆治之。

沉香　檀香　米殼[3]各三錢　人參去蘆　全蝎去足　乳香制　没藥　甘草炙　茴香炒　川椒　荆芥　草烏　木香　白膠香各五錢　當歸酒洗　藿香各六錢　牛膝酒洗　天麻　細辛　山藥去皮　芍藥煨　川芎　生地黄無灰酒洗，各七錢　虎骨酥炙　甘松　白芷　自然銅燒過紅，氽入醋七次，爲末，各八錢　羌活　川烏炮　麻黄去節　防風去蘆　蒼术米泔浸，各一兩　兩頭尖八兩

右爲末，酒糊爲丸如彈子大。每服一丸，臨卧用好酒[4]送下，嚼碎亦可，衣被蓋暖。依病調引：

左癱右瘓，用好酒送下；狂顛諸症，硃砂湯送下；

遍身血氣疼，茶湯送下；耳聾、腰背腎疼，米泔下；

1　酒：原作“洞”，據字形及本書當歸常用酒制改。

2　照：原作“昭”，據字之音形及文義改。

3　米殼：據方劑組成，該藥當爲“御米殼”，即罌粟殼，非穀殼也。

4　酒：原脱，據下文“調引”有“左癱右瘓用好酒送下”補。

紫白點風，防風湯送下；手足退皮、掌腫，天麻湯下；

遍身疼痛，乳香湯送下；心腹脹滿冷痛，生姜湯下；

淋[1]澀疼痛，用鹽湯送下；髮隨梳落、腎風，鹽湯下；

婦人手足麻、血風，醋湯下；赤鼻風，用艾葉湯送下；

傷風咳嗽，生姜湯送下；耳作蟬鳴，川椒湯送下；

眼疾濕癢，煎茶湯送下；起坐艱難、脚風，地黄湯下；

口吐酸水、膽寒，茴香湯下；雞爪風，石榴皮煎湯下；

婦人黄腫、血風，當歸湯下；赤白帶下，生姜湯送下；

胎前産後咳嗽、肺風，用紅花煎湯送下。

麝香散

治中風啞，忽然倒，不省人事，左癱右瘓，口眼歪斜，諸末藥不效，惟服此有效。

麝香貳錢，或三錢，細研　真香油二三兩

若過此症，急將麝研細，調清香油攪匀，將患人口挍[2]開灌下，其人自醒。

千槌膏

治男子、婦人左癱右瘓，寒濕脚氣及腰痛。

龍骨二兩，煨　乳香　没藥各制　銅青絶好，生佳，各肆兩　大風子十個，去殼　木鱉子四十个，去殼　松香明淨者，一斤，俱爲末　大麻肉[3]貳碗，爲君

共一處搗千下爲膏，任大小攤貼，效。合時忌雞、犬、婦人、生人見。

破傷風

一字散

治破傷風緊急用者。

金頭蜈蚣一條，去頭足　草烏　天麻各五錢　白芷一錢

爲末，每服一錢。發熱，清茶送下；發寒，溫酒送下。或半夏、茯苓煎湯送下亦可。

---

1 淋：原作“林”。不通，據字形與文義補。

2 挍：《中華字海》出示此字義項（同校，或亂、憤意）均與本方不合，當是“撬”之音誤俗寫。

3 大麻肉：即火麻子仁，須去外殼。

二仙飲　治破傷風。

雄黄　白芷各等分

右㕮咀，好酒濃煎服。如牙緊者，灌之立愈。

奪命還真丹

張秋顯惠廟中泰山二處石刻，治風疾，百發百中。

全蝎去足　姜蠶炒　菊花　半夏湯泡　陳皮去白　地黄酒洗　獨活　生地忌鐵　黄連炒　川芎　蔓荆子　桂　地骨皮各一兩　天麻　揀參[1]　兔絲子酒洗　木香　白术　藁本各兩半　白芍藥煨　茴香　防風去蘆　知母忌鐵　杜仲炒斷絲　白茯去皮　柴胡去蘆　黄芩炒　枳殼　甘草炙　石膏　當歸酒洗　薄荷各二兩　麻黄去節　桔梗各二兩五錢　羌活三兩　細辛十兩　蛤蚧二對

共爲末，蜜爲丸，如理中丸大，金箔爲衣。每服一丸，細嚼。若中風癱瘓、癲，酒下；遍身筋骨痛，心氣疼，不省人事，醋下；洗頭風暗風，茶下；驚癇，口吐涎沫，酒下；婦人胎前産後經脉不調，香附湯下，極有神驗。

寒　門

陰陽辨證

凡陰症，身靜，有語無聲，氣短淨息，目不了了，鼻中呼不出吸不入，鼻氣粗，水漿[2]不入，二便不禁，面上畏寒，猶如刀割。

陽症，身溫，無語有聲，目睛[3]了了，鼻中呼吸出入，能往能來，口鼻中氣熱也。

熨臍法

治陰症，用葱一束，以繩紮如餅大，切去根、葉，留葱白，長二寸。先以火熁灰面，令熱麵着臍并臍下，外面以熨斗熨之，令熱透臍中。更作三四餅，壞則易之。候病人稍省，手足溫，有汗，服四逆湯。

三陽和解散

治四時疫癘，冒風，感傷寒，發癍。初起者只可服一二劑。

1　揀參：即經過揀選的上好人參。

2　漿：原作“奬”，不通，據字形及文義改。

3　睛：原作“青”，與陽症不合，據字形及文義改。

乾葛君　柴胡臣　香附使，制　桔梗臣　甘草使　川芎佐　茯苓佐　枳殼佐　前胡臣　紫蘇君　獨活臣　羌活君

用水一鍾半，姜三片，葱一莖，煎八分，食遠熱服，取微汗。忌鵝、羊、雞、魚、酒、麵、豬肉等物。

酒耳散

豬耳草[1]去皮，連根擣碎，熱酒送下，出汗爲妙。若生惡瘡，亦用此出汗。端午日取者妙，其渣敷瘡亦好。

鄙續

鼻塞身重，畏風寒，人迎脉浮，此爲冒風。畏寒戰慄，脉澀大，此爲冒寒，重則爲傷寒也，方傳其經。

内傷

東南二方，溶[2]和之氣，外感少，内傷者十有八九。邪之所湊，其氣必虛，當補中益氣湯主之。如飲食内傷，謂之有餘之傷，平胃散加神麯、山查、麥芽主之。又有口食寒物生冷，以至手足厥冷，臍脹腹痛，脉沉或遲。

凡治諸病，時常審察有無飲食傷損。但見胸膈飽悶，或噫氣嗛酸，腹痛腸泄，惡食少食，便問曾食何飲食，審知傷積，即便先調脾胃，消導飲食，然後用本病藥，或於本病藥内加入消導飲食藥。若不知審此，則藥雖對症而不效。蓋人以脾胃爲主，脾胃自傷，則不能運化藥味以成功也。亦有食後即藥，或藥後即睡，或藥服太多者，謂之傷藥，要須識此。

吾妻嘗病胎漏，忽日血大崩，晝暈去，服小便而醒。少頃復暈。急煎服荆芥，隨醒隨暈。服止血、止暈之藥不效。忽然嘔吐，予以其童便、藥汁滿於腸胃也，即以手探吐之，少頃吐出米飯及菜碗許。詢問，適方午飯後着惱，少頃即崩下不止。予悟曰："因方飽食，胃氣不行，故崩盛。血既大崩，胃氣益虛而不能運化，宜乎崩晕不止而血藥無力也。"急宜調理脾胃，遂用白术五錢、陳皮、麥芽各貳錢煎服之。服未半而晕止，再服而崩止。遂專理脾胃，服數十

1　豬耳草：古醫籍或用作"虎耳草"異名。其治瘡與虎耳草合，但虎耳草無皮可去，或"皮"指葉片，待考。

2　溶：此處或爲"融"之誤。

劑，胃氣始還，然後加血藥治之而安。若不審知食滯而專用血崩、血暈之藥，豈不誤哉？書此以例餘。

飲食過傷，變爲異常急暴之症，人多不識。嘗有一壯年人，忽得暴疾如中風，口不能言，目不識人，四肢不舉，急投蘇合香丸，不效。余偶過，聞之，因詢其由，曰："適方陪客飲食，後忽得此症。"遂教用生姜汁、淡鹽湯多飲，探吐之，吐出飲食數碗，卽時病癒。

又一婦人，先傷飲食，損胃。後夜飯早臥，因事復起，少穿衣服，覺虛冷[1]，少頃得厥逆，昏迷不醒。余曰："此必有食也。"令煎姜湯吐之，出夜飲食，即醒。後服白术陳皮半夏湯，又加麥芽調理而愈。

大抵此症多因飲食醉飽之後，或感風寒，或着氣惱而得。飲食填塞，胃氣不得行，内傷時重，誤作中風、中氣症，而用驅風解表、行氣散氣之藥，則胃氣重傷，死在旦夕。嘗見人有卒暴病，多作中風、中氣用藥，須臾不救，莫知其由。《内經》雖有暴病暴死之症，但恐多有因於食者。前輩曾言，但人不識耳。今後遇有此等急症，要審問明白。若方飲食醉飽，或屢傷飲食，重復受傷，但覺胸有食滯者，只作食治之。

凡人四時以胃氣爲本，然治病必先診六脉皆有胃氣，外症雖病重亦可治。胃氣未絶，則藥力運化而輸[2]散於皮毛經絡，故易治而生胃氣。胃氣既絶，藥雖對症，不能使其運用以輸精於皮毛經絡，脾臟獨見而藥不及矣，遂成不治之症也。東垣曰"脉貴有神"。有神者，有胃氣之謂也。故諸經方論皆曰有病早治療，不令邪氣深入，所以聖人治未病不治已病，正謂此也。

消痰益氣湯

游宦四方，水土不服，當用此藥。若任兩廣，尤宜多服。

陳皮去白　白术　茯神去木　黄芩炒　梔子炒　甘草五分　神麯八分，炒　半夏姜制　山查　黄連姜片伴炒　前胡各一錢　蒼术米泔水浸一宿，炒八錢

用水一鍾半，姜三片，煎八分，溫服。一日一服，或間日一服，可免瘴病。何也？蒼、白二术去濕，芩、連清熱解毒，二陳化痰，查、麯理脾，百病自卻。更宜戒酒色，慎起居。

---

1 冷：原作"令"，與文義不合，乃"冷"字缺筆。下同徑改。

2 輸：原誤作"輸"，據字形及文義改。下同此字徑改，不出注。

補中益氣湯

治形神勞役或飲食失節，勞倦虚損，身熱而煩，脉大而虚，頭痛，或惡寒而渴，自汗無力，氣高而喘。

柴胡去蘆　當歸酒浸　升麻　白术　陳皮各五分　人參去蘆　甘草各一錢　黄芪一錢五分，待熱盛加之[1]

其加減法前具《辨惑論》中，作一服，水二鍾，煎一鍾。早飯後溫服。

枳术丸　健脾養胃，消痰導滯。

枳實麸炒　半夏姜制　陳皮　白茯去皮　白芍煨　香附各一兩　白术四兩　甘草五錢　神麯炒　山查各二兩，去核　麥芽炒，兩半

右爲末，碧[2]色荷葉煎和老米末爲丸，如菉豆大。每服五十丸，米湯下。

按：麥芽用江北者良。考江南麪麥，食之令人發病，江北之麥麪不然，何也？江南之麥，其花自晝發，江北花夜發。用者審之，矧麥芽下胎破血，用之尤所當謹。

暑　門

《脉經[3]》云：暑傷元氣，所以脉虚，弦細芤遲，體狀無餘。又曰：脉虚身熱，得之傷暑。脉浮自汗，火動而散故也。或浮大而散，或洪而大，或弦細芤遲，或弦而帶微緊，或脉隱伏而弱，或虚遲無力，中得洪緩，皆暑病也。

東垣曰：暑熱之時，無病之人，或避暑熱，納涼于深堂大廈，靜而得之者，名曰中暑。其病必頭痛惡寒，身體拘急，肢節疼痛而煩心，肌膚大熱，無汗，爲房室之陰寒所遏，使周身陽氣不得升越，故治以順氣散熱藥主之是也。如傷暑，若行人或農夫，於日中勞役得之[4]者，名曰中熱。其病必頭疼發燥，惡熱，捫之肌膚大熱，大渴飲，汗大泄，無氣以動，乃爲大熱外傷肺氣，人參白虎湯涼劑主之。

1 加之：此下原底本錯簡，然文樞堂本不誤。此下文字乃依文樞堂本校點。

2 碧：原作“壁”，無壁色一説。據字音及文義改。

3 脉經：該書無“暑傷元氣”四字。《素問·刺志論篇》載“氣虚身熱，得之傷暑”。“暑傷元氣”之説可見於《丹溪心法》《本草品彙精要》《玉機微義》等書，乃後人歸納之説。

4 得之：此下底本原有兩頁錯簡，校點時已據文義乙正。

注夏屬陰虚元氣不足，夏初春[1]末，頭疼脚軟，食少體熱者，是宜補中益氣湯調之。

五苓散

治暑瀉暑熱、小便不利之症。

肉桂一兩　白术　豬苓　茯苓各兩半　澤瀉二兩半

右爲末，每服二三錢，滚白湯調下。

清暑益氣湯

治長夏濕熱蒸人，四肢困倦，精神減少，懶於動作，胸滿氣促，肢節疼痛，或氣高而喘，身熱而煩，心下脹悶，小便黄而數，大便溏而頻，或痢或渴，不思飲食，自汗體虚，身體微熱。靜中所感，或注夏之病，俱能治之。

甘草　黄柏炒　歸身酒洗　麥門去心　青皮去白　葛根各三分　人參去蘆　白术　陳皮　神麯炒　澤瀉各六分　升麻一錢　蒼术米泔水浸　黄芪各一錢五分，汗少，除五分　五味子九個

水二鍾，煎一鍾。食遠熱服。

生脉散

人參去蘆　麥門冬去心　五味子各等分

用水一鍾半，煎八分，溫服。

六一散

治暑，身熱，小便不利。此藥性涼，除胃脘積熱。又淡能燥濕，故利小便而散濕熱。

滑石飛過，六兩　甘草細末，一兩　辰砂三錢

右拌匀，每服三錢，新汲水調下。

按：六一散入乾姜以溫寒[2]也，名曰溫六一散；加紅麴以清熱也，名曰清六一丸。治痢俱效，附此。

益元湯

治注夏，春末夏初，頭疼脚軟，食少體熱。

黄芪炒　白术　甘草炙　陳皮　人參去蘆　芍藥煨　黄柏去粗皮，炒　當歸

---

1 夏初春：三字殘缺，據《丹溪心法·注夏》補正。

2 溫寒：原互乙，不通，據文義與下“清熱”對文乙轉。

無灰酒洗

水鍾半，煎八分，空心溫服。夾痰，加半夏、麥門冬、五味子。

鄙續

靜而得之，謂之中暑，宜以辛散之劑微發之，不可泥傷寒之法也。動而得之，謂之傷暑，汗大出，無氣以動，當以人參、白虎、黄芪大劑主之。夾飲食内傷者，惡食，右關脉冲過氣口。暑藥内加神麯、山查；勞倦内傷者，脉弱無力，黄芪、人參倍加則安矣。

有暑風一症，因其夏月而病搐搦，故有此名，非風也，廼暑熱亢極，火盛金衰，木無所制，汗閉於外，於鬱於内，故手足揚，爲動搖，内擾神舍，治宜清暑治痰之藥，不可以風治之。

濕　門

《脉經[1]》云：沉細緩，或澀或濡，皆中濕。浮爲風濕。大而浮、虛而澀，爲寒濕。滑主痰。身熱煩喘，胸滿口燥，發黄，爲濕熱。洪緩爲濕熱自甚，洪弦而動，濕熱爲痛。

脉沉而緩、沉而細、微緩者，皆濕。

脉浮風濕。脉大，或浮而虛澀者，皆寒濕。脉來滑疾，身熱煩喘，胸滿口燥，脉沉數，濕熱。脉洪而緩，陰陽兩虛，濕熱自甚。脉洪而動，濕熱爲痛。

丹溪曰："六氣之中，濕熱爲病，十居八九。"濕有自外入者，有自内得者。陰雨濕地，皆從外入，宜汗散。久則疏[2]通泄之，濕在上宜微汗而解。《經》曰：濕上盛而熱，治宜苦溫，佐以甘辛，以汗爲效而已。不欲汗多，故不用麻黄、桂枝等劑。濕在中，宜利小便，此淡滲利濕也。在下，宜升提之。

《内[3]經》曰："諸濕腫滿，皆屬於脾土。""濕盛則濡泄。""地之濕氣，感則害人皮肉筋脉。"

---

1 脉經：此下文字均非〔晉〕王叔和《脉經》之直接引文，故此"脉經"只能理解爲作者從古代脉學文獻中綜述而成。凡此下内容，本書亦不再追溯其出处。

2 疏：原作"竦"，據文義，此當爲同音致誤，改之。

3 内：原作"難"。此下諸條，皆出《内經·素問》之《至真要大論》《陰陽應象大論》，然略有增改。據此改"内"字。

獨活寄生湯

治風濕臥床不起，七日見效。

獨活三兩　細辛　牛膝無灰酒洗　桑寄生如無，續斷代之　秦艽　茯苓去皮　桂心　杜仲姜汁炒斷絲　防風去蘆　川芎各貳兩　芍藥煨　當歸無灰酒洗，各三兩　甘草五錢　人參去蘆，貳兩　熟地黄酒洗，二兩

右㕮[1]咀，每服一兩，姜三片，水鍾半，煎八分，通口食前服。外用金鳳花、柏子仁、朴硝、木瓜煎湯洗浴，每日二三次，妙。

四制柏术丸 一名健步丸，一名二妙丸

滋陰降火，開胃進飲食，除周身之濕，治下部之濕尤效。

黄柏去粗皮四斤，切成片，一斤酒制，一斤乳制，一斤童便制，一斤米泔水制，各制十三次方可用。

蒼术去皮一斤，切成片，四兩川椒炒、四兩破故紙炒，四兩五味子炒，四兩川芎炒。四味各用一錢炒訖，除[2]去四味，方可爲末。

右爲末，煉蜜爲丸，如梧桐子大。每服六七十丸，早酒、午茶、晚白湯送下。

薏苡仁粥

用薏苡仁和米煮粥。常食去濕極效，功勝諸藥，可驗。

鄙續

濕熱爲病，十居八九，明土氣火熱所生，方多燥濕藥。醫者不可以此拘，當兼涼藥以治之。腰以上宜汗，腰以下宜利小便。大法分利之藥，中不可無也。其濕症有二：如脉滑數，小便赤澀，引飲，爲濕熱證；若小便自利，清白，大便泄利或痛，自汗，爲寒濕症，治宜五苓散加香附、蒼术、木瓜主之。自内而出者，膏粱過多，涌溢於中，濕從内作。或衣濕汗，或冒雨露，或臥陰潤，濕從外入也。

疸疾[3]

《脉經》云：脉沉，渴欲飲水，小便不利，皆發黄也。凡黄候，寸口近掌無

1 㕮：原脱。“㕮咀”爲固定詞組。藥材雖有“咀片”，但藥業無單一“咀”法。本書“㕮咀”“咀”皆用，今統一爲“㕮咀”。下同徑改。

2 除：原誤作“徐”，據字形及文義改。

3 疾：原無，據分卷目錄補。

脉，口鼻冷，不治。

丹溪云：不必分五種，同是濕熱，如盦[1]麯相似。

戴先生曰：五疸，周身皮膚并眼如梔子水染。因食積爲黄者，量人虛實，真否食積，其餘但利小便爲先，小便利白，其黄自退。

疸重者，大溫中丸。熱多加黄連，濕者溫中五苓散。食積藥，濕熱因傷胃氣，服下藥。大便不利，參、芪加梔子、茵陳、甘草。

茯苓滲濕湯

治濕熱發汗，黄尿或赤。

白茯去皮　澤瀉　茵陳　豬苓　黄芩炒　黄連炒　梔子各炒　防己　陳皮　枳實炒　蒼术各等分，米泔浸洗

右㕮咀，水鍾半，姜三片，煎八分，熱服。

如小水不通，加木通、車前。

如飲食不思，受傷，倍加砂仁、山查、神麯炒、麥芽各等分。

治黄疸之疾

用田螺四十九個，去殼，搗爛如泥。又用白果四十九個，以童便煮熟。又用生白果四十九個，共搗爲一處，入乳一杯，加童便與水二三碗，露一宿，空心隨服。天涼分爲七日服。

祛黄酒　治黄疸神方。

用醇酒[2]一碗、陳艾一把，研熟[3]，酒泡浸。又將田螺十個，將前艾酒同擂，去渣，溫服。

茵陳五苓散　治五疸，其色如赤金。

茵陳　澤瀉　白术　赤茯苓各一錢，去皮　豬苓八分　肉桂三分

水鍾半，煎八分，空心服。

痞疾

《脉經》云：胸痞，脉滑爲有痰結，弦伏亦痞，澀則氣劣。

1　盦：原誤作“盒”，不通，據字形及文義改。《説文解字》：“盦，覆蓋也。”

2　醇酒：此處同“醅”，乃釀米成酒，未經壓榨、摻水，連酒帶糟狀態之酒。

3　研熟：即熟研，反復揉研。

河間曰：痞與否同，不通泰也。心膈悶而不痛者爲痞滿，内外皆急脹者爲腫聚，而成塊者爲積塊也。

痞者有食積兼濕，東垣有法有方：心下痞，用枳實炒黄連。如稟受色蒼骨露，氣實之人而心下痞者，枳實、黄連、青皮、陳皮、枳殼。如稟受素弱，轉運不調，飲食不化而心下痞者，宜白术、山查、麯蘖、陳皮。如肥人心下痞者，乃是痰，宜蒼术、半夏、砂仁、茯苓、滑石。如瘦人心下痞者，乃是鬱熱在中焦，宜枳實、黄連、葛根、升麻。如食後感寒，飲食不化，心下痞，宜藿香、草豆蔻、吳茱萸、砂仁。痞夾血成窠囊，用桃仁、紅花、香附、大黄之類。無不效也。

橘[1]皮枳术丸

治老幼元氣弱，飲食不消，臟腑不調，心下痞滿。

枳實麸炒，去穰　陳皮各一兩　白术二兩，東牆土炒

爲末，荷葉煎湯，打糊爲丸，如梧桐子大。每服五六十丸，滚水送下，食遠服。夫内傷用藥之大法，強人胃氣，令胃氣益後能猛食、多食、重食而不傷，此爲用藥者也。服此久久益胃氣，令人不傷也。

鄙續

傷寒下早而痞者，寒傷榮。心主榮，邪入於本，故心下痞，以黄連瀉心湯主之。

飽食傷脾，不能欲[2]而痞者，惡食。氣口脉緊甚者，是痰因氣滯，不能運化，積於胸膈，脉滑而痞者。濕熱大盛而痞者，四肢軟弱，面黄者是也。下多傷脾而痞者相類。肥人多濕痰而痞，瘦人多鬱熱而痞，分而治之可也。

腫脹

《脉經》曰：腫脹之症，有陰有陽。察脉觀色，問症須詳。陰脉沉滯，其色青白，不渴而瀉，小便清色。脉或沉數，色赤而黄，燥屎赤溺，兼渴而脹，爲陽，浮大者生，沉細者死。腫脹因脾虚不能制水，水漬妄行，當以參、术補脾胃，使胃氣得實則自健運，自能升降運動其樞機，則水自行，非五苓、神祐之行水也。宜補中行濕利小便，可用二陳湯加白术、人參、蒼术爲主，佐以黄芩、

---

1 橘：原作“桔”，據方中無桔梗、有陳皮改。
2 欲：義不明，據字形及文義，或爲“飲”之誤。

麥門、炒梔子制肝木。若脹，佐以厚朴。氣不運，加木香、木通。氣若陷下，加升麻、柴胡提之。隨病加減，必須補中行濕。二陳治濕，加升提之藥，能使大便潤而小便長。若産後，必須大補血氣爲主，少佐蒼术、茯苓，使水自降。用大劑白术補脾，若壅滿，用陳皮、半夏、香附治之。有熱，當清肺經，麥門冬、黄芩之屬。一方用山梔子去皮取仁炒，碾碎，米湯送下一抄。若肺胃熱，病在上者，連皮用。

治水腫方

木香一錢五分　白术二錢半　山梔子炒，五錢

右㕮咀，取急流水煎服。水腫用大戟。香薷濃煎汁成膏丸，去暑，利小水。大戟爲末，棗肉丸，瀉小水，劫快實者。

鼓脹，又名單腹脹，宜大補中氣，行濕。乃脾虚之盛，必須遠音樂、斷厚味、節飲食、祛鹽味、戒暴怒，久久調之，方得安矣。

水腫禁鍼灸

按：水腫惟鍼灸水溝可，鍼餘穴，水盡卽死，此《明堂銅人》所戒也。庸醫多爲人鍼分水，殺人多矣。若其他穴，亦有鍼得愈者，特幸焉，不可以爲法也。水溝名人中，在鼻柱下，灸三壯。其水腫人中滿，不治。

丹方奇術　治腫脹，不服藥自去水。

生硫黄一錢　水銀粉二錢　巴豆肉研去油，四錢

右三味和成餅，要勻。先用新綿一塊鋪臍上，次以餅當臍掩之，外用綿縛，如人行三五里，自然瀉下惡水。待行三五次，除去藥，以溫粥補之。久患者，隔日取水。一餅可救十人，神效。

五皮散

治水腫煩渴，小便赤澀，大便閉，此屬陽水。

陳皮　桑白皮　大腹皮　生姜皮　茯苓皮

右㕮咀，每服八錢，水鍾半，煎八分，溫服。

奇效卽安散

治黄腫，腹大如鼓之狀。

南木香　檳榔　牙皂各四錢　黑牽牛一兩

右爲末，頭一日服四錢，消上截；次日早服三錢半，消中截；三日早服三錢，

消下截。用巽方[1]石榴根上青皮、半夏煎水送下。先服五積散一貼，出汗愈。

三花神祐丸

治中滿腹脹，咳嗽，淋閉，一切濕腫皆治。

甘遂　大戟　芫花炒，六錢　牽牛貳兩　大黃一兩　輕粉一錢

爲末，水丸菉豆大，每服十丸，丸量虛實加減，溫水送下。

二消散　治十鼓。

螻蟈壹個，大者佳，卽土狗　大戟　芫花各二錢

右爲末，將螻蟈從中破開二塊，研爛，左半個消左半邊腫，右半個消右半邊腫，用銀器盛好酒調服。用藥之後，切忌房事、辛辣、油膩之物。濕熱，等過暑濕之月時日，可避之百日後，方可用鹽、醬油、醋。此雖神效，但霸劫之藥，用者當斟酌之。

七聖散　治水蠱諸滿腫症。

蠱藥七聖君子，名方著在煙霞。

白皮甘遂乾葛，商陸檳榔配合。

葶藶牽牛等分，休將各味爭差。

豆湯調服甚丹砂，水腫心膨消下。

鄙續

風腫者，主於風濕；血腫者，四物之類。陽水者，清水養脾；陰水者，實脾之藥。大抵腰以上宜汗，腰以下宜利小便之分，乃爲開鬼門、潔淨腑之治者也。陽水者，煩渴，小便赤澀，大便閉，脉洪數也。陰水者，小便少而清，大便溏，不渴，脉沉也，治宜溫燥利水之藥主之。

燥　門

河間論詳，然則分大便閉結或消渴之類爲里症，皮膚燥澀、乾疥爪枯之類爲表症，而於陽結陰結、氣盛血少、痰鬱風熱而又悉之。

秘丹，吐血爲[2]主，總治三消方。

1 巽方：按八卦方位，巽在東南方。

2 爲：原作“烏”，不通，據字形及文義改。

黄連炒　天花粉二味爲末　藕汁　人乳汁　生地汁佐

以姜、蜜和，二味爲膏。每次一指面大，放在舌上，徐徐白湯送下。

枇杷散　治消渴，胸滿心煩，津液太少。

枇杷葉二片　麥門冬二分　五味子五分　瓜蔞　生地黄　人參去蘆　茯神去木　乾葛各壹錢　知母忌鐵　甘草各七分

水鍾半，竹葉十皮、烏梅一個，煎八分，不拘時服。

夫三消之病，消渴、消中、消腎，皆火也。入水之物，無物不潤；入火之物，無物不消。蓋消渴之疾，飲水至斗亦不能止其渴。相火燥其膈膜，此膈消也。治法：調之而不下，固無以殺炎上之勢；下之而不調，亦無以沃膈膜之乾。下之當以三一承[1]氣湯，調之當以涼膈散加桂苓甘露飲，大作劑料服之。間用生地黄、生藕擂汁服之。又當慎起居、戒淫欲，消渴之疾，不足憂矣。相火燥其肺臟者，皆肺消也，飲一溲二者，必死。消中之疾，多食而反瘦，亦多消而飲水，相火燥其胃土也，治法當三一承[2]氣湯，卽次下之五七次，後用涼膈散、白虎飲、桂苓甘露飲，三藥合爲一服，服之必愈。腎消者，相火燥其腎臟者也，《經》曰：思想無窮，所願不得，意淫於私，縱欲太甚，白淫因洩而下，或夢遺精脱。治法宜珍珠粉丸，或封髓還元丸，服之必愈矣，此不傳之秘妙也。

丹溪云：消渴，養肺降火生血爲主，分上中下治三消。皆禁用半夏，血虛亦忌用。口乾咽痛、腸燥、大便難者，亦不宜用。汗多者，不可用。不必用鹽、姜汁。消渴若瀉泄，先用白朮、白芍炒爲末調服，後服煎藥，卽諸汁膏。

内傷病根後燥火不解，此有餘熱在肺經，可用參、苓、甘草少許，姜汁調冷服，或以茶匙軌姜汁送之。虛者可用人參湯、天花粉，消渴神藥也。

上消者，肺也，多飲水而少食，大小便如常。

中消者，脾也，多飲食而小便黄赤。

下消者，腎也，小便濁淋如膏之狀，面黑而瘦。

天門冬膏

天門冬五斤，用溫水洗淨，揀過，在溫水内浸一時卽去水，只待軟透至骨，去皮心，搗爛。每斤入水五碗，共約算水[3]同煮半乾，傾出濾渣滓，再槌。每斤

1　承：原作“陳”，無“三一陳氣湯”之名，據此方原名改“承”字。

2　承：原脱，據上文引“三一承氣湯”補。

3　約算水：明代同名方此處多直接列出用水量。該書此三字，或意爲按某比例計算所得水量。

再入水四碗，約算水同煮大半乾，方用粗夏布濾汁去渣。將前汁同和一處，文武火熬過，必滴水成珠不散，將膏瓷[1]罐盛貯。此膏滋陰降火，助元氣盛。虛有熱者，用之潤燥。每日滚白湯調服二三次，清晨一服，午後一服，下晚一服，其妙若神。前有一人單服此膏，生三十二子，以其中又補滋化源也。

火　門

《脉經》云：浮大而虛，爲虛。或洪數而細小，爲實。沉細或數，難治。又云：《脉理提綱》曰：火脉洪數，虛則浮。

劉宗厚曰：火之爲病，其害大，其變甚，其勢彰，其死暴。火者，蓋能燔灼焚焰，飛走狂越，消鑠于物，莫能御之，遊行乎三焦，虛實之兩途，曰君火也，猶人火也；曰相[2]火也，猶龍火也。火性不妄動，不違於道，當以稟令而運行，造化生存之機矣。夫人氣交於中，多動少靜，欲不妄動，其可得乎？故凡動者，皆屬於火化．火一妄行，元氣受傷，勢不兩立，偏勝則病移害他經，事出非細，動之極也，病則死矣。今所以一水不勝二火，出天造君相之外，又有厥陰、臟腑之火，根於五志之中，六欲七情激之，其火隨起[3]。蓋大怒則火起於肝，醉飽則火起于胃，房勞則火起於腎，悲衰動中則火起於肺。心爲君主，自焚則死矣。

惡寒發熱辯

丹溪云：惡寒非寒，明是熱症，亦有久服熱藥而得者。

河間謂火極似水，熱盛而又覺寒冷，實非寒也。有用熱藥而少愈者，亦能發鬱遏，暫聞爾。惡熱非熱，明是虛症。《經》曰：陰虛則外熱，陽在外，爲陰在內，爲陽之守。精神外馳，嗜欲無節，陰氣耗散，陽無所附，遂致浮散於肌表之間而惡熱也，當作陰虛治之。

升陽散火湯

治男子、婦人四肢發熱，肌熱，筋皮熱，骨髓中熱，發困，熱如燎，捫之烙

---

1 瓷：原作“磁”。據文義改。下同徑改。

2 相：原作“析”，無此火名，據文義改。

3 其火隨起：原作“其隨”，因缺字而義晦。據〔元〕朱丹溪《金匱鈎玄•附錄》補正。

手。此病多因血虚而得之，或胃虚過食冷物，抑遏陽氣於土，火鬱則發之意。宜服此劑。

升麻　葛根　獨活　羌活各伍錢　防風去蘆，貳錢　柴胡去蘆，八錢　甘草三錢，炙　人參去蘆　白芍煨，各五錢　甘草生，二錢

右㕮咀，每服八錢，水煎溫服。

三黄丸

治男子、婦人三焦積熱，咽喉腫痛，心膈煩燥，小便赤澀，大便閉細，并宜服之。

黄連去鬚，炒，亦去蘆　黄芩去粗皮，土炒　大黄煨，各五錢

右爲末，煉蜜爲丸，如梧桐子大，每服四五十丸，滚白湯送下。

大金花丸

治中外諸熱，寢汗，咬牙，時常驚悸，溺血淋閉，咳、衄血，瘦弱，頭痛，并骨蒸肺痿喘嗽，去大黄，加梔子，名曰梔子金花丸，又曰既濟解毒丸。

黄連炒　黄柏炒　黄芩炒　大黄煨

右爲末，米糊爲丸，如綠豆大。每服三四十丸，用新汲水送下。身熱去大黄，加梔子。

抑青丸　治肝火。

黄連姜汁炒，不拘多少

右爲末，用粥糊爲丸。每服六七十丸，以滚白湯送下。

左金丸　治肝火

黄連六兩，炒　吳茱萸一兩

右用麵糊爲丸，隨意服。

治法

小熱之氣，涼以和之；大熱之氣，寒以取之；盛熱之氣，汗以發之，不盡則逆取之。

清胃湯

治牙床腫痛動搖，黑爛脱落，皆屬二陽明大腸與胃二經之火。

條芩炒，一錢　石膏二匙　山梔炒，一錢　牡丹皮一錢　甘草二分　升麻七分　藿香五分　生地黄無灰酒洗，八分　白芍煨，七分　黄連炒，八分　桔梗去蘆，七分　連翹去心，一錢

用水鍾半，煎八分，食遠熱服。

柔金丸

竭[1]大便閉結，或生痔疾，奇效。

用山梔子、不拘多少，炒爲末，打糊爲丸。每服之八十丸，空心，滚白湯送下。

鄙續

心火者，君火也，可以濕伏，可以水滅也。

相火者，龍火也，有名無位，繫於肝腎二臟之間，不可以直折之，惟知母、黄柏主之。

五臟之火，名五志也，當論臟腑虚實治之。名實火者焉，有實火也。《經》云：正氣奪則虚，邪氣盛則實。故實火宜瀉之，虚火宜補之。

諸氣憤鬱，肺經也，悲哀動中，火起於肺。

諸風掉眩，肝火也，怒則火起於肝。

諸濕腫滿，脾土也，醉飽則火起於脾胃。

心爲君火，則不可輕動，動則自焚而死，故多暴死之症也。

諸逆冲上，屬腎火也，房勞則火起於腎。若火起于涌泉者，虚之極也，難治。

---

1 竭：罕見有此用法。據字音及文義，疑當作"解"。

卷之五

目　錄

瘧門

脉法　病機要論　主方　清脾飲　祛邪扶正湯　黑豆飲　截瘧飲　驅邪飲　油煠鬼　鄙續

痢門

脉法　原病式説　主方　芍藥黄芩湯　戊己丸　禁口痢方　又方　香連丸　姜茶散　梅連散　奇驗飲　有驗方　愈瘧飲　清暑祛痢湯　蓮肉散　柴苓飲　治赤白痢方　木香散　香連丸　大黄飲　清下湯　又方　簡易方　姜砂散　萊菔湯　鄙續

瀉泄門

脉經　論　難經　主方　白术丸　祛濕分利飲　姜連丸　燥濕止瀉湯　止瀉散　参术湯　豆蔻香連丸

瘧　門

《脉經》云：瘧脉自弦，弦遲多寒，弦數多熱，隨時變遷。

瘧，《機要》云：《經》曰：夏傷於暑，秋必痎瘧。傷之淺者，近而暴；傷之重者，遠而遲。曰痎者，久瘧也是之。夏月傷暑，氣閉而不發泄於外，邪氣内行至陽爲瘧也。有中三陽者，有中三陰者，其症各殊。因傷寒也，太陽經爲之寒瘧，治多汗之。在陽明經爲熱瘧，治多下之。在少陽經爲風瘧，治多和之。此陽受病，謂之暴瘧，發在夏至後、處暑前，此乃傷之淺者，近而暴也。在陰受病則不分三經，總謂之溫瘧，當從太陰經論之。處暑後、冬至前，此廼傷之重者，遠而爲痎。痎者，老症也，居西方，宜毒藥療之。此分風、暑所傷，有陰陽淺深之異，發前人所未論也。

瘧疾有風、濕、痰、老瘧、瘧母。

大法風暑當發汗，夏月多在風涼處歇，閉其汗而不泄故也。惡飲食者，必在飲食上得之。無汗要有汗，以散邪爲主，帶補；有汗要無汗，扶正氣爲主，帶散。一日一發者，受病一月。間日一發者，受病半年。三日一發者，受病一年。二日連發，住一日者，氣血俱病。

瘧疾感虛者，須用人參、白术一二錢，則托住其氣，不使下陷，後使他藥。内傷夾外邪同發，内必主痰多，以汗解散，二陳湯加柴胡、黄芩、常山、草果煎服。

久瘧不得汗者，二陳湯加檳榔，倍蒼术。一方加柴胡、乾葛、川芎。一補一發，不可直截。

老瘧者，此係風暑於陰分。血藥引出陽分則散入方内。

川芎　撫芎　紅花　升麻　當歸酒洗　白术炒　甘草　白芷　蒼术米泔水浸

右㕮咀，用水一鍾半，煎八分，露一宿，次晨溫服。

主方

柴胡去蘆　白术　蒼术米泔浸，一錢　上三味必用

陳皮七分　甘草炙，五分　乾葛一錢二分

若一日一發及午前發者，邪在陽分，加枯黄芩、茯苓、半夏各一錢。盛熱頭痛，再加川芎、軟石膏各一錢。口渴，加石膏、知母、麥門冬各一錢。

若間一日或三日，或午後，或夜發者，邪在陰分，加川芎、當歸酒炒、芍藥、熟地黄、知母酒炒，各一錢、紅花酒洗、黄柏酒炒，各四分，提起陽分，可截之。

若間一日，連發二日，或日夜各發者，氣血俱病，加人參、黄芪、白茯苓各一錢以補氣，川芎、當歸、白芍、地黄各一錢以補血。

若陽瘧多汗，黄芪、人參、白术以斂之。無汗，柴胡、葛根、白术、蒼术、黄芩以發之。

若陰瘧多汗，當歸、白芍、熟地、黄芪、黄柏以斂之。無汗，柴胡、蒼术、大川芎、紅花、升麻以發之。故曰：有汗要無汗，扶正氣爲主；無汗要有汗，散邪爲主。

若病人胃氣弱，飲食少進，或服截瘧藥傷脾胃而少食者，人參五分酒炒、麥芽、芍藥各一錢。

若傷食，痞滿悶，或有食積，加神麯、山查、麥芽、枳實炒，各二錢。

若痰盛，加姜汁、半夏、南星、枳實炒，各一錢，黄連、黄芩各陸分。

若欲截之，加檳榔、黄芩、青皮、常山各一錢，烏梅淨肉，三個，肥者佳。

若日久虛瘧，寒熱不多，或無寒而但微熱者，邪氣已無，只用四君子合四物湯，加柴胡、黄芩、黄芪、陳皮，以滋補氣血。

清脾飲

治瘴瘧，脉來弦數，但熱不寒，或熱多寒少，口苦咽乾，小便赤澀。

青皮去穰　厚朴姜制　白术　半夏湯泡七次　黄芩去粗皮炒　柴胡去蘆　茯苓去皮　甘草炙，各等分

右㕮咀，每服八錢，水鍾半，煎八分，溫服，加姜三片。

祛邪扶正湯　治五般瘧疾，神效。

柴胡君　黄芩炒，君　甘草使　陳皮去白[1]，臣　青皮君　半夏制，君　豬苓　白茯去皮，臣　澤瀉臣　厚朴制，佐　蒼术佐，米泔水浸洗

水鍾半，姜三片，煎八分，食遠熱服。

如飲水生冷，過傷脾胃者，加神麯炒，君、山查、麥芽；

如因暑熱所盛，加香薷君、黄連炒，臣；

如在陰分，恐久而成他患，加升麻君，以提入陽分截之。

黑豆飲

青皮君，去穰　羌活臣　甘草使　陳皮去白，臣　常山佐　檳榔君，雞心佳[2]　知母去毛皮，君　黑豆照歲下粒[3]

水鍾半，煎八分，露一宿，來晨空心溫服，瘧即止。

截瘧飲　治痰瘧、溫瘧。

柴胡去蘆，君　黄芩炒，君　青皮去穰，臣　知母去皮毛，佐　甘草使　陳皮臣　茯苓去皮，臣　黄柏炒去粗皮，臣　黄連炒，佐　石膏二匙[4]　常山臣　草果去殼，臣　檳榔臣　烏梅佐　黑豆四十九粒

用水一鍾半，酒半鍾，煎八分，食遠溫服。

扶正驅邪飲

柴胡去蘆，君　黄芩炒，臣　人參去蘆，臣　蒼术米泔浸洗，佐　半夏姜制，臣　甘草使　青皮佐　厚朴姜汁制，臣　神麯炒，臣　草果去殼，佐

用水鍾半，姜三片，煎八分，臨來二時前服。如寒多加柴胡，熱多加黄連，有食加草果、神麯。

---

1 白：原作“句”，此乃筆誤，據文義改。

2 雞心佳：“佳”原誤作“圭”。此言檳榔（種子）狀如雞心者佳。

3 照歲下粒：即按患者歲數，決定用黑豆的粒數。

4 匙：原誤作“是”，無此計量法，據本書石膏有用“匙”者改。

油煠[1]鬼 治瘧疾。

細茶一兩 麵一兩 豆粉伍錢 人言[2]叁錢

爲末，水爲丸，如雞頭子大，香油煎熟，涼水送下。

鄙續

瘴氣，感山嵐瘴氣作瘧者，當扶正氣養胃主之。

痎瘧，老瘧也，三日一發，係風邪於陰分。在臟者，久則成瘧母，不可輕截之。單瘧，單熱不寒，或寒不熱。寒瘧，畏寒，其病因感寒而成，無汗，治宜發之。食瘧，因傷食而得，必胸滿、噫氣、惡食，俗名脾寒，宜消導之藥主之。牡瘧、牝[3]瘧，名雖不同，俱老瘧也。暑瘧，傷暑得之，多汗，四肢軟弱，治宜補之。各瘧多主于痰，諸劑少兼痰藥，先宜散之，後宜補之，久則亦補之。

痢　門

《脉經》云：澀則無血，厥寒爲盛。尺微無陰，下痢逆冷。又曰：無積不痢，脉宜滑大，浮弦急死，沉細無害。

《原病式》曰：或言下痢白爲寒，誤也。若爲寒，不能消穀，何由反化爲膿也？所謂不利穀，反爲膿血，如世之穀肉果菜，濕熱盛則自化腐爛，潰發爲膿血也。其熱赤屬心火故也，其濕黄屬脾土故也，其燥白屬肺金也。《經》曰：諸憤鬱憤[4]屬於肺，謂燥金之化也。然諸[5]瀉痢皆兼於濕，反言氣燥，謂濕熱盛於腸胃之内，而腸胃怫鬱，結而又濕，至於痞，以致氣液不得宣[6]通，因以成腸胃之燥，使煩渴不止也。假如下痢赤白，欲言寒熱相兼，其説有誤。豈[7]知水火陰陽寒熱者，猶權也，一高則必一下，一盛則必一衰，豈能寒熱俱盛腸胃而同

1 煠：音義據同今之“炸”，即在油中煎。

2 人言：即“信”，砒霜（信石）之隱名。

3 牝：原誤作“牡”，與前一名重複。據文義改。

4 諸憤鬱憤：《素問·至真要大論》原作“诸氣膹鬱，皆屬于肺”，本書引文多以己意化裁，故不改。

5 諸：原字缺省，據上下文義補。

6 宣：原誤作“宜”，據字形及文義改。

7 豈：原誤作“起”，據字音及文義改。

爲痢？如熱瘡瘍而出白膿者，豈可以白爲寒歟？其在皮膚之分，屬金，故色白也。次在血脉之分，屬心火，故爲血也。在肌肉，屬脾土，故作黄膿。在筋部，屬肝木，故其膿色帶蒼。深至骨，屬腎水，故紫黑血出也。故隨五臟之部，五見五色，是其標也，本[1]則一出於熱，但分淺深而已。大法：下迫窘痛，後重里急，小便赤色，皆屬燥熱，而下痢白者必多有之，然則爲熱明矣。赤痢屬血，自小腸而來。白屬氣，自大腸而來。皆濕熱爲本。

初得一二日之間，元氣未虚，必推蕩之，此通因通用之法，用調理承[2]氣湯。下後看其氣病、血病，白爲氣病，赤爲血病，而氣藥用參、术，血藥用四物。五日後不可下，脾虚故，壯實者亦可。氣口脉虚，不可以風濕熱論之，則火盛而然。獨火木旺而脾損，以輕則飧泄，身熱，脉伏，穀不化，重則大痢膿血。《經》曰：春傷于風，夏必飧泄。又曰：諸下痢皆屬於濕。又曰：下痢稠粘，皆屬於火。又曰：下痢膿血，多滯下。前症，實症也，忌用龍骨、石脂、粟殼等藥。虚症瀉痢，或化或不化，并無努責[3]，惟覺困倦，脉弦澀浮大，宜補之。治法須用大黄湯，輕則黄芩芍藥湯。初得不可便用參、术，胃虚氣虚者亦可用。

主方

黄芩炒，貳錢半　黄連炒，錢　白芍煨，二錢　已上三味必用。

木香　枳殼麸炒，各錢半　檳榔雞心者佳　甘草炙，三分

若腹痛，加當歸一錢五分、砂仁一錢，又加木香、芍藥各五分。

若里急後重，加滑石一錢五分，再加枳實、檳榔各五分，芍藥生用，再加五分，條芩亦加五分。

若白痢，加白术、茯苓、滑石、陳皮各一錢。初欲下之，再加大黄五錢；兼食積，加[4]山查、枳實各一錢。

若紅痢，加當歸、川芎、桃仁各錢半。

若紅白相雜，加之亦如上以理血，滑石、陳皮、蒼术各錢半，砂仁五分、檳榔、枳殼，加炙乾姜少許。

1　本：原誤作“木”，據上文言“標”改。

2　承：原作“陳”，無此方名。觀其言“推蕩”，則當爲瀉下“承氣湯”，故改。

3　責：原作“漬”，無此詞組，據字形及文義，當爲“努責”，因改。下同徑改。

4　加：原誤作“如”，據字形及文義改。

若紅痢人，胃弱血虛，或下後未愈，減黄芩[1]五分，加[2]當歸、川芎、熟地、阿膠珠、陳皮各一錢、白术錢半。

若色赤黑相雜，此濕盛也，小便赤澀短少，加木通、澤瀉、茯苓各一錢、梔子炒，五分，以分利之。

若白痢，加當歸、川芎、生地、桃仁、槐花炒，各一錢。

久不愈，減芩、連各七分，去檳榔、枳殼，再加阿膠珠、側柏各一錢、乾姜煨，一錢、白术二錢、陳皮一錢。

若痢已久而後重不去，此大腸墜下，去檳榔、枳殼、黄芩，加升麻一錢以升提之。

若嘔吐，食不下，加石膏錢半、陳皮一錢、山梔炒，五分，入生姜汁呷之，以瀉胃口之熱。

又有一樣氣血虛而痢者，用四物湯加人參、白术、陳皮、黄連、黄芩、阿膠之類，補之而痢自止。有一樣寒痢，用黄連、木香、芍藥酒炒、當歸、乾姜煨、宿砂、厚朴[3]、肉桂之類。

若得痢而誤服溫熱止澀之藥，則雖稍久，亦宜用前法，以下之後方調。

若得痢便用前症法以下之而未愈，又同前調理法治而久不愈，此屬虛寒而滑脱，可於前虛實[4]、寒溫二條擇用，更加龍骨、赤石脂、罌[5]粟殼、烏梅肉收澀之藥，自愈。

芍藥黄芩湯

治瀉泄痢疾腹痛，或後重身熱久不愈，脉洪疾者，又治下痢膿血。

芍藥煨，一兩　黄芩炒，一兩　甘草炙，伍錢

用㕮咀一兩，水二鍾，煎一鍾，去渣，通口服。

戊己丸

治脾經受濕，泄痢不止，米穀不化，臍腹刺痛。

黄連炒，去鬚　吴茱萸去梗　白芍藥煨，各三兩

1 芩：下原有“各”字，藥僅一味，“各”字當衍，删之。
2 加：原無。據文義當脱“加”字。
3 厚朴：此下原底本錯簡，今按已調整之正確底本校對。
4 實：原誤作“梅”，據上文文義改。
5 罌：原誤作“瞿”，無此藥名。但稱“粟殼”亦是罌粟殼，“罌”“瞿”形似致誤，故改。

右末，米糊丸如梧桐子大，每服五十丸，空心，米湯送下。

禁口痢方

石蓮肉不拘多少，曬乾爲末

每服二錢，老米湯調下，便覺思食。仍以照東方壁土炒真橘皮，爲末，姜、棗略煎佐之。

又方

因胃口熱盛，用人參、黃連煎汁，終日呷之。如吐再吃，但一呷下咽便好。又用田螺搗入麝香少許，合臍中以引下熱。胃口熱結，當開以降之，人不知此，多用溫藥甘味，以火濟火，以滯益滯也，亦有誤。服熱毒之藥犯胃者，當以推明而祛其毒。

香連丸

治冷熱之痢，赤白如膿血相雜，里急後重。

木香四兩八錢　黃連二十兩，用吳茱萸炒赤色，去茱萸，各爲末，十兩同。

用米醋丸如梧桐子大，每服六十丸，空心，米湯送下。治禁口痢，加人參二分、黃連一分，姜汁濃煎，細細呷之。但呷一呷，下咽卽開。

姜茶散

縣學掌教唐竹墟云：茶用穀雨者，姜用三伏曬過者，治赤白冷熱痢疾如神。

生姜切如咀片　細陳茶葉各一錢

二味用新汲水煎，露一宿，溫服。腹中響方效，不響再服。

梅連散

昔曹魯公痢血百餘日，國醫無能效者。陳應之取水梅，除核研一枚，合蠟茶，加醋湯沃，服之一啜而瘥。大丞相莊薾梁公亦痢血，應之曰：此[1]夾水穀，當用胡黃連、烏梅肉、竈心土等[2]分爲末，茶清調下，食前服。

奇驗飲

治諸痢疾，以推蕩之，繼服此藥卽安。

黃連炒，君　條芩炒，君　陳皮臣　枳殼麩炒，臣　白术佐　檳榔佐　蒼术臣，

1 此：原作“比”，據字形及文義改。
2 等：原誤作“寺”，據字形及文義改。

制　白芍煨，君

先一劑加大黄君、朴硝臣推蕩之，後每劑加木香五分，放盞内熱服。

如夏月暑盛，加香薷君。多白，加黄連、條芩，三停減一停，陳皮、蒼术倍一停。

如紅多，倍加黄連、條芩、荆芥燒灰存性。

如純紅者，加生地黄君、存性荆芥灰，久則加地榆收之。每劑用水一鍾半，煎八分，空心熱服。

有驗方

府學吕桐石師尊得患暑瀉，予以暑瀉治之已安。後飲食太過，復作疼痛。醫以爲瓜果過食，有傷生冷，此爲寒瀉，五脉俱平，惟脾胃之脉法六而數，遂用五積散十劑，泄瀉俱好而變爲紅痢，内有魚腦色，亦無里急後重、腹痛之症。請予視之，因診右關秋脉洪大而數如初，予以爲中姜、桂之毒，當以苦寒之藥治之。服後方三五劑之後，其疾少減，大便成條。住[1]藥則大便堅硬如石，又服，再作再止，遂每劑入大黄三分，四五劑大便少潤微稀。止用二分，去大黄，其便又結，如此服至三十劑而安。可見姜、桂之藥不可輕用，後之醫者，當觀此而深戒之。

黄連炒，臣　條芩炒，臣　黄柏炒，臣　生地酒洗，臣　梔子炒，臣　白芍煨，臣　陳皮去白，佐　枳殼麩炒，佐　升麻使　地榆臣　荆芥君，去根

用水一鍾半，煎八分，空心熱服。

愈痢飲

治赤痢白痢，神效。

槐花炒　柴胡去蘆　黄連炒　當歸酒洗，二錢　紅花二分半　地榆　木香另用　桃仁去皮尖七个，小人三个

用水一鍾半，煎八分，空心服。

清暑祛痢湯

治赤白痢相兼，里急後重，七八月發者。

澤瀉　豬苓　黄連炒去鬚　香薷　茯苓　砂仁　厚朴各一錢，制　陳皮　白芍煨，各一錢半　青皮去穰　神麯各七分炒　枳殼麩炒　蒼术米泔洗，各二錢

1 住：原作“主”，不通，據字形及文義改。

如純紅，加桃仁去皮尖、滑石、當歸各一錢半、燈心七根、木香五分。

爲末，隨湯服。如不利，可用。服此藥後有七劑，再服四苓湯加蒼术、升麻、乾葛，三劑有效。

蓮肉散　治禁口痢。

蓮肉一兩，去心　砂仁伍錢

平胃散共爲細末，每服一匙。紅者，蜜湯調下；白者，砂糖湯調下；赤者，并小兒脾瀉，米湯調下。

柴芩飲　治傷寒赤白痢下。

柴胡黄芩與白芍，甘草肉桂生姜末，

茯苓澤瀉與豬苓，升麻蒼术姜水合。

治赤白痢方

赤白痢疾十味藥，黄連黄芩并枳殼。

木香白术與檳榔，蒼术陳皮白芍藥。

再加厚朴白水煎，空心頓服如神卻。

木香散　治赤白痢久不瘥者。

黄連炒，一兩　木香五錢　乾姜煨，一兩　乳香三錢

右爲末，每服三二錢，空心米湯送下。

香連丸

治赤白痢疾，不拘遠近，一服卽安。

黄連一斤　吴茱萸一斤

先將茱萸量用水浸透，入黄連慢炒萸成炭，一捻成末爲度。將連切碎，曬乾爲末。如連末六兩，加百草淨霜一兩四錢、木香一兩二錢，醋打米糊爲丸，如菉豆大。每服五六十丸，空心米湯送下。

大黄飲

治瀉痢膿血稠粘，里急後重，晝夜無度，再不愈者，用：

大黄一兩，煨，好酒二盞，浸半日，煎一盞，去大黄，將大黄酒二分服之。如未止，再服，以利爲度。後用芍藥湯和之。痢止，再服黄芩芍藥湯。

清下湯　治血痢及腸風下血。

升麻一撮　槐花一撮，炒

用好酒一鍾，煎六分，去渣，空心熱服。

又方

治禁口痢，傷寒閉[1]結亦治。

用清明柳一握、蜜二匙，煎湯熱服。

簡易方

扁豆花五錢，紅用白花，白用紅，井水擂服即安。

姜砂散 治痢疾神效。

前姜茶散内加砂仁二枚。

萊菔湯 治痢疾腹痛不可忍者。

用陳久蘿蔔菜煎湯服下，其痛立止，其病亦安。藥雖不貴，效驗甚多。

鄙續

治痢先以推蕩之，此通因通用之法耳。故濕熱之疾干於血分則赤，干於氣分則白。赤白相兼者，濕也。魚凍色者，脾土不健，陳積脫滑也。如白膿者，虛坐努責而出，氣受熱邪瘀結也。如屋漏水腐色者，元氣憊弱也，爲里急後重，至[2]圊不能便，下迫窘痛者；濕熱内盛也。

瀉 泄 門

《脉經》云：脉細，皮寒，少氣，泄利前後，飲食不入，是謂五虛，死。其漿粥入胃，泄注止者，難治。

論 泄瀉之症，雖分濕、火、寒、虛、痰、食六者之殊，必以滲濕燥脾爲主而隨症加藥焉。濕則導之，火則清之，寒則溫之，虛則補之，痰則豁之，食則消之，是其治也。雖然，六症既明，三虛不可不察。三虛者，何也？脾虛、腎虛、肝虛也。脾虛者，飲食所傷也；腎虛者，色欲所傷也；肝虛[3]者，忿怒所傷也。肝木邪剋土，皆令泄瀉。然腎泄、肝瀉，間或有之，而脾泄恒多爾。蓋人終日饮食，必有所伤[4]，便致泄瀉也多矣，又當論之。

---

1 閉：原誤作“閑”，據字形及文義改。

2 至：原作“里”，宋元醫書多有“至圊不能便”之語，據改。

3 肝虛：此下原書錯簡，今依據調整書頁後之文本校勘。

4 終日飲食必有所傷：原脱。今據明《馮氏錦囊秘錄·雜症大小合參》卷五《方脉泄瀉合參》引“河间曰”補。

泄瀉、瘧、痢同乎一源，多由暑月脾胃氣虚，飲食傷損所致。飲食纔傷便作，則爲泄瀉，爲輕；飲食停積既久，則爲瘧、痢，爲重。而瘧與痢又有分别：飲、食、痰充乎胸膈，則爲瘧疾；飲食膠乎腸胃，則爲痢疾。古人有言曰“無痰不是瘧，無積不是痢”，良有以也。今之醫者，不能究病之源，而徒執古人之方，以便試之，欲其病瘉也，胡可得乎？

《内[1]經》曰：“春傷于風，夏生飧泄。”又曰：濕多成五泄。

肝者脾之賊，木能勝土，古人慮之。《經》曰：肝腎氣虚爲病，泄瀉亦孰知？腎者所守司於下，而肝者又門户要束之，其束則不泄也。泄瀉而面色青慘者，古書謂肝經受寒所致，特設當歸湯、厚朴湯主之。

泄瀉有濕、火氣、氣虚、痰積、食積。

濕，用四苓散加蒼术，甚者蒼、白术同加炒，同燥濕并滲泄也。

火，用四苓散加木通、黄芩伐火。利者在上[2]，只用吐提；在下陷者，宜升提之，用升麻、防風。

氣虚，用人參、白芍煨、升麻。

痰積，宜豁之，用海粉、青黛、黄芩、神麯糊丸服，在上同前。

食積，二陳湯加澤瀉、蒼术、白术、山查、神麯、川芎，或呑保和丸。

瀉水多者，仍用五苓散。久病大腸氣泄，用熟地半兩、知母三錢，升麻、乾葛各二錢，甘草一錢，爲末，粥爲丸服之。仍用艾炷如麥粒，於百會穴灸三壯。

脾泄，當補其脾。氣健運長，用炒白术四兩、炒神麯三兩、煨芍藥三兩半，冬月及春初用肉蔻代之，或散或湯。

食積作泄，宜再下之，神麯、大黄作丸服。

脾泄已久，大腸不禁，此脾已脱，宜急澀之，用赤石脂、肉豆蔻、乾姜之類，效也。

主方

白术二錢　白茯去皮　白芍煨，各錢半　此三味泄瀉必用。

陳皮一錢　甘草五分

---

1 内：原作“難”，此下文出《内經》之《素問·陰陽應象大論》，據改。

2 上：原作“止”，與下文“在下陷者”不合，據字形及文義改。

若傷食泄黄，或食積，加神麯、麥芽、山查[1]各一錢，炒黄連七分，消腹中窄狹[2]飽悶，再加厚朴、枳實、木香各五分。

若小便赤澀，加豬苓、澤瀉、木通各一錢以分利。夏月再加茵陳七分、梔子炒，四分。

若口渴引飲，加乾葛錢半、人參、麥門冬各一錢、升麻、滑石各四分、烏梅肉三個。

若夏月之間，濕熱大行，暑注水泄，加炒黄連、蒼术、澤瀉各一錢、升麻、木通各五分。發熱燥渴，加乾葛、石膏各一錢。黄疸、小便赤，加茵陳一錢、梔子、木通各五分。

若飲酒便泄，此酒積熱泄也，加黄連、茵陳、乾葛各一錢、木香五分、神麯、麥芽各八分。

若寒月溏泄，清冷腹痛，或傷生冷飲食，加神麯、山查、麥芽各一錢、砂仁、木香、益智各七分。

若久瀉，胃氣下陷，服利小便之藥而不效，宜加人參、黄芪各一錢以補中氣，升麻、柴胡各四分以升提之，再加羌活、防風、藁[3]本、白芷等風藥各四分，助風以平之，更加煨乾姜五分以固之。

若久泄脾胃虚弱，食少難化，加炙黄芪、人參各一錢、神麯、麥芽各一錢二分、木香煨、乾姜各五分。

若久瀉，腸胃虚滑不禁，加豆蔻一錢、訶子皮、赤石脂各一錢、木香、煨乾姜各五分。

白术丸

黄芩炒，五錢　白术炒，二兩　白芍煨，五錢　神麯炒　山查淨肉，各一兩五錢　半夏湯泡，五錢

爲末，荷葉湯打米糊爲丸，如梧桐子大。每服五十丸，食前滚白湯送下。

昔有一老人，奉養太過，飲食傷脾，常常泄瀉，服[4]此便愈。

---

1 查：原作“茶”，與“茶”形似。山茶花亦可用于血症，但據此文義，乃消食積泄黄，故當以山查爲好，“查”“茶”音同致誤，故改作“查”。

2 狹：原作“陜”，不通，據字形及文義改。

3 藁：原作“蒿”，無此藥名，據字形及文義改

4 服：此下原書錯簡，今據已調整過的文本校點。

祛濕分利飲　治諸泄瀉神效。

豬苓君　澤瀉臣　赤苓臣　木通君，去粗皮　蒼术君　制白术臣　車前　滑石三匙　條芩炒　陳皮

如飲食所傷，加神麯炒，錢半、山查錢半、升麻五分；

如氣下陷，加柴胡去蘆，五分、升麻三分；

如熱盛，加黄連炒，五分、梔子炒，七分；

如暑泄，加香薷錢半，去根、黄連六分，炒。

水鍾半，燈心十莖，煎八分，空心熱服。

姜連丸　治脾瀉。

又治肝氣兩脅痛楚不仁。

宣黄連四兩，去鬚切片，生姜一斤切片，同拌匀，過一宿，炒，以姜乾爲度。取出姜，將連爲末，米糊爲丸如菉豆。每服二錢或一錢，空心一服，臨臥一服，米湯下。

燥濕止瀉湯　治久瀉不止。

陳皮　柴胡去蘆　梔子炒　蒼术米泔浸　羌活　白术炒　防風去蘆　條芩炒　神麯炒，各一錢　白芷　茯苓去皮　豆蔻煨　藁本　乾葛各七分　甘草　乾姜煨　木香各五分　官桂二分

用水一鍾半，煎八分，食遠溫服。

止瀉散

白术四錢　陳皮二錢　蒼术一錢，制　厚朴姜制，八分　白茯七分，去皮　澤瀉[1]一錢

爲末，量人大小，米飲調下。

參术湯

人參去蘆，五錢　附子炮去皮尖一錢五分　白术七分

用水一鍾半，煎八分，食前溫服。

豆蔻香連丸　治小兒水泄痢疾。

豆蔻一個　木香一錢，二件一處用麵包，炮　黄連一兩，用吴茱萸炒乾，去茱萸

右爲末，米糊爲丸如黍米大。每服服十丸。

1 瀉：原作“泄”，此藥名不用“泄”字，據改。

赤者粟米湯下，白者厚朴湯下，泄瀉米湯下。

單鳳散 方見痢門。

水泄不止，空心米湯調下，神效。

鄙續

泄者，泄漏之意，時時溏泄，或作或愈。

瀉者，一時水去如注。

濕瀉，腹不痛，瀉水者是也。

氣虛作瀉，飲食入胃不住，完穀不化者是也。

火，大渴腹痛，泄水腸鳴，瀉一陣痛一陣是也。

痰瀉，或多或少，或泄或不泄者是也。

食積，腹痛盛而泄瀉後痛減者是也。

右五瀉者，濡泄腸鳴，多水腸垢，熱也。

熱泄，所下粘垢，小便赤澀

鶩泄，小便澄澈清冷，寒也。

飧泄，所下米穀不化，濕兼風也。

虛泄，脾虛氣弱，元氣不足，闌門不能分別水穀。

滑瀉者，瀉久不止，大孔如竹筒，直出無禁者，氣將脱也，難治。

卷之六

目　錄

血門

衄血

脉法　自論　龍骨散　熨會法　榴花散　蒜餅子

吐血

脉法　原病式　犀角地黄湯　四生湯　藕汁膏　治舌衄歌　涼血飲　五黄湯

嘔血

嘔血論方　鄙續

便血

平肝湯　愈血湯　烏梅丸　和血飲　加減槐角丸　當歸和血散　酒煮黄連丸

溺血

脉法　丹溪心法　琥珀散　升麻六一湯

咳逆

脉法　丹溪淪　柿蒂湯　鄙續

咳嗽

脉法　子和論　戴先生辯　病機要説　主方　五拗湯　鄙續

痰門[1]

脉法　丹溪論　二陳湯　潤下丸　竹瀝達痰丸　大[2]黄丸　除濕化痰湯　礞石滚痰丸　加減潤下丸　流經丸　加減二陳湯　化痰丸　噙化丸　賽滚痰丸　鄙續

喘

脉法　丹溪論　蘇子飲[3]　定喘散　瀉肺湯　補肺湯　鄙續

1 痰門：原“血門”下“咳逆”“咳嗽”二子病置於“痰門”之前，與理不合，然原文如此，不便更改。

2 大：原作“地”，正文方名同，但方中無地黄，乃大黄爲君，故方名當改。

3 蘇子飲：此前原有“補肺湯”，正文無，今删。

齁

丹溪論　五拗湯　劫齁丸　治哮[1]方

驚悸

脉法　丹溪論　益榮湯　安神丸　加減豬心血丸　歸神丹　朱砂安神丸　鄙續

顛狂

脉法　原病式論　珍珠五膽丸　四制陳皮丸　倒痰方　梨汁飲　治痰丸　碧玉丸　吐痰法　鄙續

痰飲

脉法　黄龍丸

痓症

丹溪論　自辯　祛痓如神湯　葛根湯　陳皮湯

血　門

衄血

《脉經》云：澀濡爲亡血。弦澀，按之虚，爲脱血。浮弱，按之絶，爲下血。煩咳者吐血，沉弦必衄，沉爲吐血。足陽明大而浮，鼻衄吐血。脉經在肌肉，芤爲失血，澀爲少血。脉來懸鉤，爲衄血常脉。脉至而搏，衄，身熱，死。腸澼，下膿也，弦絶則死，滑大則生。吐血唾血，脉滑小弱者生，弦強者死。血溫身熱，脉燥者死，脉沉小留連，或微者易治。浮大洪數者難治。凡血症，身熱脉大者難治，身涼脉静者易治。正氣等丸九[2]。衄血大抵如吐血。

余曰：凡血症須用涼血散火，如藥既非涼血，又非散火，何也？蓋血病用血藥而不效者，以其血之所藏無養也。夫心主血，肝藏血。此方用川芎所以和血通肝，而使血歸於肝臟也。用香附所以開鬱行氣，而使火散經絡也。血歸火散，何血病之不止哉？

龍骨散　治鼻衄不止。

---

1 哮：原作"哮"，無此字，據字形及文義改。

2 正氣等丸九：本條正文無"正氣等丸"，未解何義。

用白龍骨不拘多少，研爲細末，少許吹入鼻中，愈。凡九竅出血，皆可用此吹之。

熨會法　治鼻衄屢驗。

用燒紙七層水濕，於頂門上，以熨斗熨之即止。

榴花散　治鼻衄如神。

用千層葉[1]石榴花燒存性，吹入鼻孔内即止。

蒜餅子　治鼻衄極效。

用大蒜去殼，搗如泥，左鼻出敷左脚心，右鼻出敷右脚心，兩竅俱出，左右俱敷即安。

吐血

《脉經》云：諸症失血，皆見於芤脉，隨其上下，以驗所出。大凡失血，脉貴沉細，設見浮大，後必難治。又云：脉得諸澀濡弱，爲亡血。脉來輕輕在肌肉，尺中自浮，目精暉[2]黄，鼻衄未止。大腸脉大而浮，必衄吐血。病人面無色，無寒熱，脉沉弦，衄血也。脉浮弱者，重按之澀者，下血。脉芤爲失血也，澀爲少血也。尺脉滑而疾爲血虚。弦脉而緊，脅痛臟傷，有瘀血、吐血、唾血。脉滑小弱者生，實大者死。唾血脉緊強者死，滑者生。緊脉小搏沉，爲腸癖下血。

《原病式》曰：衄者，陽熱拂鬱于足陽明，而上熱則血妄行，鼻衄也。血溢者，上出也。心養血，故熱甚則有餘而妄行。或爲嘔吐紫凝血爲寒者，誤也！此非冷凝，由熱甚銷爍以爲稠濁，而熱甚則水化制之，故赤兼黑而爲紫色也。血泄，熱客下焦而大小便血也。衄衊，血汙血出也。心火熱極則血有餘，熱氣上甚則爲血液，熱甚亢極則燥而汙濁，水[3]承乃制則色爇[4]黑而爲紫也。

丹溪云：因火載血上，錯[5]經妄行，脉必大而芤。

1　千層葉：《醫方考》卷三《血證門》有“榴花散”，用“百葉榴花”，即重瓣石榴花乾末止衄血。據此，則“千層葉”并非藥名，其在“石榴花”之前，乃“千葉石榴花”之誤。百葉、千葉，俱指重瓣花也。

2　暉：“暉”與“黄”組詞，不明其義，疑“暉”爲“晦”之誤。

3　水：原作“宫”，不通。上文“熱甚則水化制之”，據改。

4　爇：《中華字海》：“爇：燒。”

5　錯：原作“銷”，不通，據《丹溪心法》卷二《嘔血》改。

犀角地黄湯

治傷寒汗下，鬱於經絡，氣滯泄[1]爲衄血，或清[2]道閉塞，流入胃腹，吐出清血，餘血[3]停留，面色黄，大便黑者。

犀角一錢　生地黄　白芍　牡丹皮各等分

右㕮咀，每服八錢，水煎溫服，實者亦可服。

四生湯

治吐血、衄血，陽盛于陰，血熱妄行。

生荷葉　生艾葉　生柏葉　生地黄各等分

搗爛，丸如芡實大，每服一丸，水三鍾，煎一鍾，濾過溫服。

藕汁膏　治吐、衄血不止。

生藕汁　生地汁　大薊汁　生蜜半匙

右汁調和令勻。每服一小鍾，不拘時服。

治舌衄歌

舌間有竅血無常，且取槐花略炒黄。

細末重羅乾摻上，須知奇病有奇方。

涼血飲

一許友，年將六十無子，原有痰火之症，偶因有感而致於吐血，屢醫不效，請余診之。肝脉見芤，以余鄙見，此因怒甚傷肝，不能納血矣，遂制此方，服四劑，大安也。

千年矮君　牡丹皮臣　薄荷佐　赤芍佐　生地黄君　黄連炒，臣　青皮臣　犀角鎊，君　柴胡去蘆，佐　香附使，引　甘草使　枳實炒，佐　梔子炒，臣　側柏一錢　茅根同

用水鍾半，煎八分，入藕節汁半杯，食遠熱服。

五黄湯

治吐血、衄血、咯血、唾血、便血、溺血、瘀血。

黄連炒　黄芩炒　黄柏各炒，二錢　大黄一兩二錢　生地黄三錢，酒洗，浸一宿

1　氣滯泄：《丹溪心法·吐血十八》"犀角地黄丸"此句作"隨氣涌泄"。

2　清：原作"溝"，據《丹溪心法·吐血十八》改。

3　餘血：原脱，據補同上。

水二鍾，煎至一鍾熱服。

嘔血

嘔血，火載血上，錯經妄行，藥服大發熱，喉中痛，是氣虚，用參、芪、蜜炙黄柏、荆芥、當歸、生地。用之嘔血，韭汁、童便、姜汁磨鬱金同飲之，其血自清也。火載血上，錯經妄行，用四物湯加炒梔子、童便、韭汁服之。又方用山茶花、童便、姜汁，酒服。又方用鬱金末治吐血，入姜汁良。又方用韭汁、童便二物合鬱金末和服。又方治吐血或衄血上行，用鬱金，如無，以山茶花代之，姜汁、童便和匀調服卽止，後以犀角地黄湯加鬱金服，效。

怒氣逆甚則嘔血，暴癉内逆，肝肺相搏，血溢鼻口，怛[1]怒氣血症者則暴甚，故《經》曰"抑怒以全陰者"是也，否則五志之火動甚，火載血上，錯經妄行也。用柴胡、黄連、黄芪、地骨、生熟苄[2]、白芍，同水煎服。虚者，用保命生地散，再加天門冬、枸杞、甘草等分，水煎服之自愈。

鄙續

咳血，嗽而血出也；咯血，痰中血疙瘩也；吐血，嘔全血也；衄血，鼻出血也；便血，大便血也；溺血，小便血也；瘀血，血畜于中，成紫塊也。成塊血者，是熱傷血結於中，吐出亦好。若脉大身熱者難治，脉小留連者易安也。

便血

平肝湯

槐角炒，錢半　生地二錢，酒洗　歸頭八分，酒洗　柴胡去蘆，一錢　條芩炒，錢半　枳殼麩炒，八分　升麻六分　青皮去穰，一錢　黄連炒，一錢　香附便制，一錢　地榆錢半　黄柏去皮炒，一錢

右㕮咀，用水鍾半，加側柏葉四錢，煎八分服。

愈血湯　治便血。重者二服，輕者一服而瘥。

宣黄連去鬚，酒炒，八錢　枳殼去穰麩炒，四錢，淨

水鍾半，煎八分，空心熱服。

---

1 怛：dá。多義，在此可作驚恐解。《丹溪心法吐血十八》作"但"，亦通。
2 苄：卽地黄。

烏梅丸　治大便下血。

烏梅存性，五錢　槐黄炒焦，三錢　五倍二錢半　白芷一錢半

醋糊丸如梧子大。每服五十丸，空心，滚白湯下。

和血飲　治大便下血。

生地君，酒洗　知母臣，各忌鐵　地榆佐　木香使　宣連炒，使　柴胡佐，去蘆　升麻使　青皮佐　槐角臣，炒　黄柏炒，君　條芩臣，炒　木通臣，去皮　澤瀉臣　牡皮臣　梔子炒，君　犀角鎊，臣　側柏三錢

用水鍾半，煎八分，空心熱服。

加减槐角丸　治便血痔瘡。

槐角炒　冬青子各三兩　地榆　苦參各二兩

右爲末，糊丸如梧子大。每服八九十丸，空心滚白湯下。

當歸和血散　治腸風下血。

生地酒洗，忌鐵器　槐角炒　青皮去穰　荆芥　白术各六分　歸身酒洗　升麻各一錢　川芎四分

右爲末，每服三錢，側柏湯調下。

酒煮黄連丸　治血痢、腸風下血。

黄連十二兩，酒五分[1]，煮乾

爲末，麯糊爲丸，滚白湯下。

溺血

《脉經》云：便血則芤，數則赤黄。實脉癃閉塞，熱在膀胱。

《丹溪心法》云：屬熱與虚。又曰：下血之法，不可純用寒凉，必加辛味爲佐。久不愈者，後用温劑，必兼升舉。藥中加酒炒凉藥、酒煮黄連丸之類，寒因熱用故也。

有熱，四物加炒梔子、升麻、秦艽、阿膠珠。去腸濕熱，屬虚者，當散濕，四物加炮乾姜、升麻。凡用血藥，不可單行單止。

琥珀散　治溺血。

---

1 分：此劑量疑誤。酒爲液體，不用重量單位。若用重量單位，則用量過少，無法炮制，故疑此分當作“升”，或“鍾”。

梔子炒　生地忌鐵　小薊　滑石　通草　牛膝去蘆，各一兩　琥珀三錢

共爲末，蒲黄、淡竹葉、藕節、川歸、甘草各半兩，煎水調服。

升麻六一散　治小兒尿血。

益元散一兩　升麻三錢，爲末，拌勻

每服一匙，井花水擂側柏葉汁，空心調下。

咳逆[1]

《脉經》云：浮爲風，緊爲寒，數爲熱，細爲濕，遲爲寒。又曰：脉浮散者不治。又曰：咳逆者，因痰與熱、胃火者極多。

丹溪曰：有痰，有氣虚，有陰火。

咳逆，氣也，氣自臍下直衝上，出於口而作聲之鳴也。

《經》曰：諸逆衝上，皆屬於火。古方言胃弱而不及火，以丁香、柿蒂、竹茹、陳皮治之，未[2]審孰爲降火，孰爲補[3]虚。况人之陰[4]氣，依胃爲[5]養，胃土傷損，則木侮[6]之。陰爲火乘[7]，不得内守。木挾相火，故直[8]衝清道而不止。言胃弱者，陰弱也，虚之甚也。

柿蒂湯　治胃膈痞滿，咳逆。

柿蒂　丁香各壹兩[9]

右㕮咀，每服三錢，水鍾半，姜三片，煎服。

鄙續

胃火上衝而逆，隨口應起於上膈，病者知之，易治也。自臍下直冲，上出於口者，陰火上冲，難治，俗名爲之打呃是也。柿蒂爲引，不用丁香亦效。

1　咳逆：此病與下“咳嗽”均置於“血門”下，實誤，當移至“痰門”。爲保持原貌，今不改，僅予以説明。

2　未：原誤作“謂”，據《玉機微義》卷三十六改。

3　補：原脱，據補同上。

4　陰：原作“氣”，據改同上。

5　爲：原脱，據補同上。

6　木侮：原作“水海”，據改同上。

7　陰爲火乘：原作“陰火所乘”，據改同上。

8　直：原誤作“苴”，據改同上。

9　兩：原誤作“月”，乃處方劑量“兩”之俗寫致誤，今改。

咳嗽

《脉經》云：脉浮風，緊寒，數熱，細濕，房勞脉澀。右關濡者，飲食傷脾。左關弦短，疲極肝衰。浮短肺傷，法當咳嗽。五臟之嗽，各是本部浮緊虚寒，沉數實熱，沉滑多痰，弦澀少血。形盛脉細，不足以息，沉小伏匿，皆是死脉。惟有浮大而嗽者生。外症内脉參考稱停。

子和曰：《素問》言皮毛者，肺之合也，邪因而客之，則爲肺嗽。後人見是，斷嗽爲寒，更不參較他篇。豈知六氣皆能爲嗽，然可以辨其六者之狀[1]。

戴云：風寒者，鼻塞聲重，惡寒者是也；火者，有聲痰少，面赤者是也；勞者，盗汗出，兼痰者，多作寒熱；肺脹者，動則喘滿，氣急息重；痰者，嗽動便有痰聲，痰出嗽止。五者大概耳，亦當明其是否也。

《病機機[2]要》云：咳謂無痰而有聲，肺氣傷而不清也；嗽謂無聲而有痰，脾濕動而生痰也。咳嗽謂有聲有痰，因傷脾氣，動於濕而生痰咳嗽也。

主方

杏仁去皮尖　白茯去皮　橘紅去白　五味子　桔梗去蘆　甘草各五分

春作上升之氣，宜潤肺抑肝，加川芎、芍藥、半夏各一錢[3]、麥門冬去心、黄芩炒、知母去皮毛。春若傷風致嗽，鼻流清涕，宜辛涼解散，加防風、薄荷、紫蘇、黄芩、麥門各一錢。

夏多火熱，炎上最重，宜清金降火，加桑白、知母、黄芩、石膏、麥門冬各一錢。

秋多濕熱傷肺，宜清熱瀉濕，加蒼术、桑白各一錢、黄芩、梔子炒，各五分。

冬多風寒外感，宜散表行痰，加麻黄、桂枝、半夏、生姜、防風各一錢。

肺經素有熱者，再加黄芩、知母各五分。若發熱頭痛、鼻塞身重，加藁本、川芎、前胡、柴胡各一錢。

若有痰，加半夏、枳殻。風痰，再加南星姜汁制；濕痰，脾困少食，加白术、蒼术；有痰而口燥咽乾，勿用半夏、南星，宜加知母蜜水拌炒、貝母、瓜蔞仁、黄芩炒。若夏熱痰，或素熱有痰，加黄連、黄芩、知母、石膏。

---

1 斷嗽……之狀：此句原作："咳嗽爲寒，更不參較也偏。豈之六氣皆能爲嗽，然可以辯其疾之狀"，其中缺字錯字甚多，難以卒讀。今據《玉機微義》卷八《論嗽分六氣毋拘於寒》補正。

2 機：原脱，據《玉機微義》卷八補。

3 一錢：原爲墨丁，據本方加減用藥一般用量多作一錢補。

上半日嗽者，胃中有火，加貝母、石膏、黄連炒；五更嗽者，胃中有食、積痰。治法：黄昏嗽者，火浮於肺，宜正治，用寒涼藥加五味子、訶[1]子皮，斂而降之。若咳嗽久，肺虛，滋氣補血，加人參、黄芪、阿膠、當歸、生姜、天門冬、款冬花、馬兜鈴、芍藥之類。肺熱咳嗽，去人參，用沙參，此兼補氣血也。若午後嗽，屬陰虛，即勞嗽也，宜補陰降火，加川芎、芍藥、熟地、黄柏、知母、姜汁、竹瀝、天門冬、瓜蔞仁、貝母，此專補陰血也。

若火鬱嗽而痰鬱，火邪在中，須用開鬱消痰，訶子炒[2]、童便制香附、瓜蔞仁、半夏麯、海石、青黛、黄芩，爲末，煉蜜爲丸，噙化，仍服前補陰降火湯藥，若失則成癆也。若痰積、食積作咳嗽者，用香附、瓜蔞仁、貝母、海石、青黛、半夏麯、軟石膏、山查、枳實、炒黄連，末，蜜調噙化。

五拗湯[3]　治風寒咳嗽肺喘。

麻黄不去節　杏仁不去皮　荆芥穗　桔梗各等分

右用生姜三片同煎，溫服。咽喉痛甚者，煎後加朴硝少許。一方去桔梗、荆芥，用半夏、枳實等分。

鄙續

風寒咳者，鼻塞聲重，惡寒聲啞，屬寒，寒包熱也。喘急，遇冬則發，亦寒包熱也。火者，有聲痰少，面赤乾咯是也。肺脹而嗽，嗽則喘[4]滿，氣急息重是也。痰嗽者，痰出嗽止是也。胃中食積作嗽者，五更嗽多者是也。陰虛者，午後嗽多是也。肺火者，黄昏嗽多者是也。其肺在上，藥必久服方得取效，不可輕用粟殼、訶子、五倍之類劫之，以致成虛火之患也。

痰　門

《脉經》云：浮當吐，濇難開。脉大者，膈上有痰，可吐之。或伏或大者，痰。眼皮及眼下如灰煙黑者，如脉洪滑[5]。

1 訶：原誤作“柯”。
2 炒：原作“痰”，不通。據本書訶子有用“炒”制者，據改。
3 五拗湯：該湯應爲三拗湯（麻黄、杏仁、甘草）加荆芥、桔梗，此方缺甘草。
4 喘：原作“渴”，據肺脹特點，爲喘滿氣急，故改“渴”爲“喘”。
5 滑：此下有墨汙，遮蔽一字，疑爲“也”字。

丹溪曰：諸病尋痰火，痰火生異症。痰之爲物，隨氣升降，無處不到，有熱痰、濕痰、食積痰、風痰、老痰、寒痰。

二陳湯

陳皮去白　半夏湯泡　白茯去皮　甘草少許

用水二鍾，姜三片，煎一鍾，溫服。

潤下丸　降痰甚妙。

南星姜制　黄芩炒　黄連炒　甘草各一兩　半夏二兩，依橘制　橘紅半斤，以水化鹽五錢，調令勻，煮乾烘燥

右末，蒸餅丸如菉豆大。每服五六十丸，滚白湯送下。若加梔子，炒用。

竹瀝達痰丸

半夏泡七次，再用姜汁浸透，曬乾　陳皮去白　白茯去皮　白术炒，各二兩　大黄無灰酒浸透，各二兩　人参去蘆　礞石制　甘草半生半熟，各一兩　黄芩炒，三兩　沉香五錢

右末，用竹瀝一大碗，拌姜汁二酒鍾，和勻，入砂鍋内火熬一刻許，令熱。將前藥末調如稀醬樣，以瓷器盛之，曬乾，如此三次。仍以竹瀝和丸如小菉豆大。每服一百丸，滚白湯下。能運痰於大腸，從大便出。此藥不損元氣，主能運達如神。聞丹溪云：痰在四肢，非竹瀝、姜汁不能達也，信哉。

大[1]黄丸　治諸痰火有效。

大黄一斤，用好酒一斤，浸三日，濾去。一層柳葉，一層大黄，如此三層，蒸熟，取去柳，將大黄曬乾　川巴戟水浸去心，取淨肉四兩，曬

右爲末，取竹瀝打米糊爲丸，用沉香細末伍錢爲衣。每服五十丸，臨臥茶送下。次日見痰無糞。

除濕化痰湯　治女人濕熱白帶。

陳皮去白　半夏泡　赤茯去皮　黄柏炒，各一錢　甘草二分　南星姜汁浸　黄連炒　川芎各八分　白术煨，二錢二分　蒼术米泔浸，二錢半　香附童便浸一宿，炒黑色，一錢

用水鍾半，姜三片，煎八分，熱服。

---

1 大：原作“地”。按全方無地黄，且服藥後，“次日見痰無糞”，亦是大黄之力，地黄無此功，故據方劑組成改。

礞石滚痰丸

黄芩炒　大黄九蒸九曬，各四兩　礞石焰硝火煆，五錢　沉香貳錢半

右末，水糊爲丸，如梧子大，每服五十丸，白湯下。

加減潤下丸

南星姜制　粉草　黄連炒，各五錢　片芩炒　梔子炒　香附　半夏湯泡，各一兩　陳皮四兩，用鹽五錢泡水浸，去白

右末，米糊丸如梧子大。每服六七十丸，白湯下。

流經丸

桔梗去蘆，四兩　黄芩炒，一斤　當歸一斤，酒浸洗一宿，去歸，酒聽用　枳殼麸炒，四兩　礞石制，二兩　大黄用歸酒浸，共蒸三次，酒浸爲度，一斤　南星姜制，一兩　沉香一兩　硼沙兩半　半夏半斤，用白礬[1]、皂角、生姜共煮，無星[2]，去礬、角、姜，曬乾爲末用

右末，水丸如菉豆大。每服五六十丸，臨臥滚白湯送下。

加減二陳湯　化痰抑火開鬱。

半夏錢半，湯泡　陳皮鹽水浸一宿，曬乾，錢二分　白茯去皮，七分　甘草三分　黄芩炒，一錢　香附童便浸一宿，曬乾，錢二分　天花[3]一錢二分　蔞仁七分

右㕮咀，水二鍾、姜三片，煎八分，熱服。

化痰丸　清痰降火、利上焦之藥。

半夏麯二兩　黄連炒，兩半　茯神去皮心，二兩　黄芩炒　天花粉去皮　梔子炒，各二兩　黄柏去粗皮，炒兩半　陳皮二兩　當歸身酒洗，一兩　貝母去心，二兩　香附童便浸一宿，乾，兩半

右末，糊丸如菉豆大，每服一錢，食遠，滚白湯下。

噙化丸　化痰清熱，寧肺愈嗽。

天門冬一兩　海石煆，一兩　風化硝三錢　柿霜一兩　青黛五錢　瓜蔞霜一兩　黄芩酒炒一兩　連翹[4]去仁，五錢　橘紅一兩　桔梗五錢

右爲細末，煉蜜丸如龍眼大。食遠噙化。

---

1 礬：原省寫爲“凡”，今正。

2 星：半夏本無星，所謂“共煮無星”，指將半夏煮到内無“白心”，卽煮透，内外一色。

3 天花：卽天花粉、瓜蔞根。

4 翹：原作“喬”，乃諧音俗寫。誤名也，今正。

賽滚痰丸 下痰如神。

黑丑末四兩 明礬一兩二錢 大皂莢去皮弦[1]子，一兩六錢

右爲細末，以水爲丸，或米飲亦可。每服六七分，量人虚實，至一錢止，極效。

鄙續

熱痰、酒痰，面紅脉數。濕痰，肥人多有，其痰清。食積痰者，脾胃受傷，清氣不舒，飲食不化，五更嗽多，面黄者是也。風痰者，痰如白沫，多兼半身不遂。老痰者，積久稠粘，結于喉中成塊，咯吐不出者是也。寒痰者，遇寒則嗽、有痰者是也。治痰者，宜先順氣，氣降則痰降，不可專泥於痰也。

喘

《脉經》云：喘逆上氣，脉數有熱，不得卧者，難治。上氣，面浮腫，肩息，脉浮大者；微上氣，喘息低昂，脉滑，手足溫者生；脉澀，四肢寒者死。在寸沉實而緊，爲肺感風邪，亦有六部俱伏者，宜發散則熱退而喘定。左寸沉實爲實，左尺大爲腎虚。

丹溪論[2]：喘急者，氣爲火所鬱而火在肺胃也。喘須分虚實，久病是氣虚，用阿膠、人參、五味子補之；新病是氣實，用桑白皮、葶藶瀉之。

蘇子飲 治風寒咳嗽，定喘，神效。

紫蘇八分 乾葛一錢 前胡一錢 半夏泡，一錢 桔梗七分 陳皮八分，去白 杏仁一錢，去皮尖 羌活一錢 桑白皮八分 甘草三分

水鍾半，姜三片，葱一莖，煎八分，熱服，取微汗妙。

定喘散

鬱金三兩 甘草一兩 陳皮去白，二兩

共爲細末。每服一匙，滚白湯調下。

瀉肺湯 新喘宜用。

葶藶炒，一錢 桑白皮八分 陳皮去白，一錢 桔梗八分 石膏二匙 梔子炒，一錢 瓜蔞仁七分 半夏制，錢半 甘草三分

---

1 弦：原誤作“眩”。皂莢的“皮弦子”，指果實外層硬皮、連接兩片果莢的筋帶及種子。

2 論：原誤作“海”，義不通，據目錄改。

水鍾半，姜三片，煎八分，食遠熱服。

補肺湯　久喘宜用。

阿膠蛤[1]粉，炒一錢　五味子九粒　馬兜七分　天門去心，一錢　人參去蘆，六分　杏仁去皮，八分　半夏麯一錢　桔梗七分，去蘆　麥門去心，八分

水鍾半，煎八分，食遠徐徐服。

鄙續

火喘者，乍進乍退，得食則減。胃虛喘者，抬肩擷肚，喘而不休。痰喘者，喘急有痰聲也。氣喘急者，呼吸急促而無痰聲也。氣短氣虛者，氣不足息也。陰虛者，自小腹臍下火起而上逆作喘者是也。脉澀、手足冷者難治，手足溫者則易安也。

齁

丹溪曰：專主於痰，宜用吐法，亦有虛而不可吐者。必薄滋味，不可純用涼藥，必兼發散表藥。

五拗湯

麻黄一錢，去節　杏仁公翁盍虔米[2]　石膏二匙　甘草三分　半夏一錢

水鍾半，姜三片，煎八分，小杯徐徐熱服。

劫齁丸

用砒四兩，研爲末，以豬牙皂角四兩槌末，用水四碗，將砒懸煮，水盡爲度，取出曬乾。以青魚腦子一斤，同砒拌勻。又用半夏四兩爲末，共砒齊入陽城罐内，水盞封固，如法打火三炷香，冷定取出。上有靈藥，研爲末，麯糊丸如梧子大，硃砂爲[3]衣。每服一丸，空心冷茶吞。重者三五服，輕者二三服，哮止，妙。忌生冷、葷腥等物。如病人年老虛弱者，不可治。

治哮方

人言一錢　明礬二錢　半夏三錢　南星五錢，各制　青苔三錢

用青苔爲丸，如菉豆大，每服五七丸，茶清送下。

---

1 蛤：原誤作“粭”，無此粉，據文義改。
2 公翁盍虔米：此爲毫無意義的文字。按此方名，杏仁應“不去皮尖雙仁”才能稱“拗”。
3 爲：原誤作“仍”，據文義改。

驚悸

《脉經》云：心中驚悸，脉必代結。飲食之悸，沉伏動滑。又曰：寸動而弱，動爲驚，弱爲悸。陽脉微而浮，浮爲胃氣虚，微則不能食[1]，如恐怖之[2]狀，憂而迫所作也。寸口緊跳，陽浮滑，氣虚，是以悸。

丹溪曰：血虚有痰，有慮便動，屬虚。時作時止者，火與痰也。痰因火動，瘦人是血少，名爲怔忡。

益榮湯

治思慮過度，損傷心血，天君不寧，恍惚，夜間多夢，小便赤白濁。

當歸酒洗　茯神去皮木　黄芪　酸棗仁炒　人參去蘆　木香不見火　小草　紫石英各一兩　甘草五錢　麥門冬去心　白芍煨　柏子仁炒，各一兩

右㕮咀，每服八錢，水鍾半，姜三片，棗一枚，煎八分，食遠溫服。

安神丸　治勞神過度，以致心神不安。

硃砂水飛，二錢　酸棗仁炒，三錢　黄連炒，三錢　柏子仁二錢三　生地酒洗，一錢　當歸酒洗，一錢

共爲末，米糊丸如黍米[3]大。每服五十丸，滚白湯送下。

加减豬心血丸

硃砂　白芍煨　歸身酒洗　側柏各三錢　川芎　人參去蘆　陳皮去白　甘草各一錢　白术二錢　黄連炒，錢半

共爲末，以豬心中血爲丸，如粟大。每服五六十丸，食遠，竹茹湯吞下。

歸神丹　治驚悸怔忡及顛癎，神不守舍等症。

龍齒　琥珀　遠志姜制，各一兩　酸棗仁炒　羅參[4]　當歸　白茯去皮，各二兩　金銀箔各廿張　顆塊硃砂豬心血肉酒蒸

右爲末，酒打米糊丸如梧子大。每服三十丸，麥門冬湯送下，酸棗仁湯亦可。

硃砂安神丸

治心煩懊憹，心亂怔忡，氣亂，心下痞悶，食物反吐等症。

---

1 浮爲……不能食：原句作“微胃氣虚則不能食”。今據《證治準繩·雜病·神志門》同樣文句改。

2 之：原字殘，據補同上。

3 米：原誤作“光”，據文義改。

4 羅參：卽古代新羅人參簡稱。今用人參卽可。

硃砂四兩　黄連炒，五錢　甘草二錢半

右爲末，打糊爲丸如梧子大。每服十五丸，唾津送下。加柏子仁八錢、酸棗仁炒，一兩。尤效。

鄙續

怔忡者，乃心血不足也。心下不安，惕惕然如人將捕之狀。心跳亦是血少，有虚便動屬虚，時作時止屬火。瘦人多是血少，肥人多是痰病。亦有胃火薰蒸，神不安者，宜降胃火即安矣。

顛狂

《脉經》云：顛癇之脉，浮洪大長；滑大堅疾，痰蓄心狂。又曰：乍大乍小，乍短乍長，皆屬邪脉，神志昏亂。

《原病式》曰：所論甚精，蓋以世爲重陽爲狂，重陰者爲顛也，大概皆是熱耳。

《脉經》云：洪長伏爲風癇，弦細緩爲諸癇。浮爲陽癇，沉爲陰癇。虚弦爲驚，沉數爲實熱。弱沉小急實者，虚而弦急者，皆不治也。

珍珠五膽丸　治大人、小兒痰迷心竅，一切風痰。

半夏一兩五錢，姜汁泡七次　南星一兩五錢，切片，地上空一坑，用炭火燒熱入坑中，用老米醋一盞烹

待少時取出，卻將二味曬乾，取犍豬膽、雄狗膽、羊膽、雄雞膽各五個，鯉魚膽十個，以次浸，待膽汁乾，爲末，臨合時細加後藥：

白附子　珍珠制　琥珀　硃砂　薄荷各五錢　金箔五十張爲衣

右末，用薄荷二兩，煎湯、打糊爲丸，如菉豆大。合時忌婦人、雞、犬見。每服三五十丸，姜湯送下。

四制陳皮丸　治痰壅甚，久不愈。

陳皮去白，一斤分爲四處，一分乳制，一分童便制，一分酒制，一分鹽水制，俱浸曬乾　牛膽南星　白芥子　蘿蔔子　黄連各貳兩

右爲末，米打糊丸如梧子大。每服六十丸，滚白湯送下。

倒痰方

玄胡索一兩　皂角末五錢　青黛少許

每用少許，水調灌入鼻内，口含篤筒[1]，少刻痰即出。止可去上膈之痰，屡用如神。

梨汁飲 治痰壅甚。

梨汁一鍾 生姜汁半鍾 蜜半鍾 薄荷三兩，蘇州佳

共一處，重湯滚十數次，不拘時服。

治痰丸

大黄酒浸，九蒸九曬，四兩 香附制 桔梗各二兩半 石膏四兩 蘇子一兩 陳皮去白 梔子各三兩，炒 片芩炒 瓜蔞各二兩

右末，煉蜜丸如彈子大。每用一丸噙化，日追三四次，效。

碧玉丸 吐痰神效。

銅緑三錢 鐘乳粉五分

共爲末，葱汁爲丸如菉豆大。每服十丸，白湯送下，少頃痰吐如涌泉。

吐痰法

用鮮蝦一斤去鬚，淡煮令熟，入葱，先用熟食與患者，徐徐服之已盡，隨用蝦湯以服之。少頃，不吐，可用鵝翎蘸桐油些須，於舌上近咽喉探之，以吐爲度。

又法

用鹽入滚水内，將淡湯徐徐服一二碗，仍如前用鵝翎探吐之，痰出爲度。

鄙續

邪祟之症，似顛而非顛，有時明、有時昏。但心者一身之主，清淨之府，外有包絡，以羅之其中。精華之聚粹者，名之曰神。通陰陽，察纖毫，無所紊亂。稍有濁痰，流入其中以主宰，故昧其明，語言交錯，或精氣赤汁流通，遂去濁物，其言猶復舊也。此名爲痰迷心竅之患，或非邪祟也。若以符水治邪祟，用密其膚，以客其外，不治。此乃上膈之痰，理宜先用吐法，後當清痰順氣安神之藥調之，病即安矣。

痰多者，口有聲、有沫。火者，有熱，面赤脉數是也。癇乃痰疾，病似馬、羊、雞、犬、豬，故有五癇，應五臟，不必多配，大率主痰也。重陽者狂，罵詈不避親疏；重陰者顛，語言交錯不嘉。二病雖分陰陽，多主於熱與痰耳。

1 篤筒：或爲竹制之筒。

痰飲

《脉經》云：偏弦爲飲；不弦，但苦喘短氣；浮而細滑，傷飲。弦數爲寒飲，冬夏難治。沉弦爲懸飲，内痛。沉，留飲。

黄龍丸

南星制　半夏湯泡　賽靈茶[1]　朴硝　五味子　硼砂　薄荷　百[2]藥　煎　兒茶各一兩　硃砂　雄黄　好沉香　木香各三錢　松花三兩

共爲細末，先用槌梅膏二兩杵匀，徐徐下白砂糖，槌爲丸如芡實大，用金箔爲衣。每將一丸噙化，能生[3]津液，止咳嗽，化老痰，破滯氣，行瘀血，除堅積。一切痰火，皆有奇效。

痓症

丹溪云：因氣血内虚，四氣襲，不可作風癇治。大率與癇相似，比癇爲甚、爲虚，帶補，多是氣虚有火兼痰，用人参、竹瀝之類，不可用風藥。慎哉！慎哉！又曰：諸項強直，皆屬於濕。

余按：痓症發作，通身而戰掉，皆因氣虚挾痰火所致，正猶火炎而旋轉也。火能燥物而使氣液之不足。世人不諳，誤認爲風而用風藥。風能勝濕，是不足之中又見損也。《玉櫃金鑰》曰："休治風，休治燥，治得火時風燥了。"謂火爲標，謂風燥爲本，治其火則是散風而潤燥，何風燥之有哉？此痓症所以宜補氣而兼散痰。

祛痓如神湯　治陰陽二痓之症。

茯神八分，去皮　黄連炒，六分　香附米制，六分　人参六分　橘紅八分　甘草三分　南星制，五分　山梔仁炒，一錢　黄芪八分　半夏一錢

用水一鍾半，煎八分，入姜汁三匙，竹瀝半酒杯，食遠熱服。有汗者，名曰柔痓，参、芪倍加。

葛根湯

治痓病無汗而小便少，或惡寒者，名剛痓。

1　賽靈茶：來源制法不明，待考。

2　百：原誤作"白"，據字形及文義改。

3　生：原誤作"坐"，據文義改。

葛根四兩　麻黄去節，三錢　桂枝二錢　芍藥煨　甘草炙，各二錢

右吹咀，水鍾半，姜三片，棗一枚，煎八分，熱服取微汗。

陳皮飲

治痓病，有汗不惡寒者服之，此名柔痓。

芍藥煨六分　桂枝五分　陳皮去白，一錢　茯苓去皮九分[1]　乾葛七分　甘草二分　半夏湯泡，一分

右吹咀，水煎，入竹瀝半酒杯、姜汁一二匙服。二痓皆可用小續命湯加減服。如胸滿、口禁咬嚙、脚攣、卧不著床者，以大承氣湯下之無疑矣。

1　分：原脱，據本方諸藥用量推測補之。

卷之七

目　　錄

虚門

自汗

脉法　止汗散　當歸六黄湯

盗汗

戴先生論　東垣論　艾葉散　填臍散　鄙續

諸虚

脉法　丹溪論　戴方　補中益氣湯　四君子湯　四物湯　十全大補湯　地仙散　清熱湯　補陰丸　六味地黄丸　人參固本丸　八寶至靈丹　鹿角霜丸　大造丸　坎離丸

夢遺[1]

水陸二仙丹　固精丸　清心蓮子飲　神芎湯　鄙續

肺癰

脉法　又方　鄙續

肺痿[2]

内經辯　原病式論

惡心

惡心辯別論　加味二陳湯

嘔吐

脉法　丹溪論　廣考論

霍亂

脉法　丹溪論并方　六和湯　加減藿香正氣散　鄙續

關格

難經説　祖傳經驗秘方　鄙續

小便不通

治法

1 遺：原作“迁”，正文同，已改，注見正文。

2 肺痿：原互乙，據正文乙正。

淋閉

革薢分清飲　固本丸　鄙續

閉結

蜜導法　潤腸丸　鄙續

氣門

鬱

諸鬱論　越鞠丸　開鬱湯　鄙續

呃

止呃方　清痰降氣湯　加減蘇子降氣湯　木香檳榔丸

膈噎

脉法　治膈方　自論　治膈噎方　治梅核膈噎　砂粉丸　治膈食方　又秘方　五膈十噎方　又方　鄙續

翻胃

脉法　翻胃大約論　丹溪辯　自論　槿花散　霞天膏用法

嘈雜

丹溪論方　八寶安胃湯　越鞠二陳湯　清胃化痰丸

積塊

脉法　原病式説　大七氣湯　阿魏丸　治痞方　神力獨蒜飲　鄙續

虚　　門

自汗

《脉經》云：汗脉浮虚，或澀或濡，軟散洪大，渴飲無餘。

止汗散　治自汗之聖藥。

知母忌鐵，去毛　石膏　人參去蘆　地骨皮洗　甘草　葶藶　茯苓去皮　麻黄根　赤芍各兩半　杏仁去皮尖，炒五錢

右爲末。每服壹錢，浮麥煎湯調服。

當歸六黄湯　治盗汗、自汗如神。

黄連炒，六分　黄芩炒，七分　黄柏炒，八分　黄芪二錢　生地酒洗　熟地各一錢

右㕮咀，用水一鍾半，煎八分，食遠[1]熱服。

盜汗

戴曰：盜汗者，謂睡而汗出也，不眠則不能汗出。方睡熟也，溱溱然出焉，覺則止而不復出，似非若自汗而自出也。雜病盜汗，責其陽虛，與傷寒盜汗非比之，亦是心虛所致。宜斂心氣、益腎水，使陰陽調和，水火升降，其汗自止也。盜汗屬血虛、陰虛，小兒不須治。必須忌生姜。

東垣方：用當歸六黄湯，甚效，但藥性寒，人虛者只有黄芪六一湯妙。盜汗發熱陰虛，用四物湯加黄柏；兼氣，加人參、黄芪、白术。

艾葉散

專治心孔一片有汗，思慮多則汗亦多。病在心，宜養心血。

艾葉煎湯，調茯苓末一錢服之，極效。

填臍散

用五倍子爲末，以唾調填臍上，絹帛縛定，極效。

鄙續

氣虛自汗，腠理疏泄[2]，漬漬然出之無時，右脉軟弱，或濡而無力。濕甚生汗者，肥白多濕。濕熱病者有此也，脉沉而濡。痰病生汗者，内有痰涎，脉下沉滑。陽明胃熱則多汗，火氣上蒸胃口之濕，亦汗也。

盜汗屬陰，陰血不足，故睡中出汗，醒時卽止，脉數而無力。陰虛出汗，有相火病症者是也。當心部一塊出者，爲心液尤甚，乃思慮過度而成者也。自汗者，黄芪、人參之類。盜汗者，知母、黄柏、玄參之屬。小兒久汗，頭上如雨[3]者，不治。

諸虛

《脉經》云：平人脉大爲虛，浮大里虛，虛弱細微者，盜汗。大而無力陽虛，數而無力陰虛。寸弱而軟上虛，尺弱滑而澀下虛。尺滑澀疾血虛，兩關沉細

---

1 遠：原誤作“還”，據文義改。下同徑改。

2 泄：原作“瀉”，據《太平聖惠方》卷四《治心臟中風諸方》改。

3 雨：原誤作“兩”，據文義改。

爲虚。脉弱，骨肉相失，聲散嘔血，陽事不禁，晝涼夜燒者，死。

丹溪云：陰虚發熱難治。

戴曰：脉數而無力爲陰虚也。四物湯加炒栀子、黄柏、黄芩、敗龜板。兼氣虚，加人參、黄芪、白术。四物加黄柏，是降火補陰之藥，甚者必加龜板。喫酒發熱，難治。不飲酒人，因酒發熱，亦難治。酒發熱，用青黛、瓜蔞仁，每日同姜汁數匙入口中，三日而愈。陽虚發熱者，補中益氣湯。手足心熱，鬱火、火鬱，傷寒寒熱，當用表散。發熱柴胡，惡寒蒼术。若虚人用蒼术恐燥。若發熱惡風，人壯氣實者，宜先表散。發熱惡風寒，亦宜解表。

補中[1]益氣湯　治陽虚發熱，久患虚癆。

黄芪蜜炙，二錢　升麻五分　人參去蘆，一錢　白术七錢半，土炒　當歸酒浸，一錢　甘草五分　柴胡去蘆，五分　陳皮七分半，去白

每服一兩，水鍾半，煎八分，食遠溫服。

四君子湯

人參去蘆，錢半　白术土炒　茯苓去皮，各一錢　甘草五分

水煎服。如有汗，小水利者，去茯苓，加黄芪二錢；若無汗，小便不利者，依本方補氣藥也。

四物湯　治血虚之症。

當歸酒洗　川芎　白芍各錢半　熟地酒洗，二錢

水鍾半，煎八分，食遠服。如春，倍加川芎；夏，倍加芍藥；秋，倍加地黄；冬，倍加當歸。

十全大補湯　治氣血俱虚而夾寒暑者。

人參去蘆　當歸酒洗　甘草　白芍煨　川芎　白茯去皮　熟地酒洗　白术　黄芪等分　肉桂少許

水鍾半，姜三片，棗二枚，煎八分，食遠溫服。

地仙散

薄荷　防風去蘆　地骨皮各二錢半　甘草稍炙，一錢　烏梅肉七分半

右五味，用水煎三次，午後頓服。凡年四十以下患勞怯，不宜補藥，只先退潮熱，調理可愈。此方退熱如神，方外有接天梯之術，先用此藥。

1　補中：原書缺損，據分目錄補。

清熱湯 治癆病骨蒸潮熱。

北柴胡 前胡各去蘆,三錢

用水一鍾半,煎八分,濾去滓,仍入罐内,加童便三小杯,酒一杯,豬膽一個,豬脊髓一條入罐内,韭菜根洗去土,連鬚七根,再煎一二沸。

補陰丸

黄柏半斤,去粗皮,鹽水洗,炒 熟地酒洗 知母去毛皮,酒浸,炒 白芍煨 知母去毛皮,酒浸,炒 陳皮 當歸酒浸,各三兩 敗龜板酒炙,四兩 鎖陽 虎脛骨酒洗、酥炙,各一兩

右爲末,羊肉爲丸,如梧子大。每服五十丸,鹽湯送下。冬加姜半兩。

六味地黄丸

山藥去粗皮 山茱萸各四錢 澤瀉二錢 熟地酒洗,八錢 牡丹皮去骨 白茯去皮,各三錢

右爲末,煉蜜丸如梧子大。每服五十丸,滚湯下。

人參固本丸

天麥門各去心 生熟地各酒洗 人參去蘆,等分

右爲末,煉蜜丸如梧子大。每服五六十丸,空心,淡鹽湯送下。

八寶至靈丹

何首烏赤白,二斤,酒浸,竹刀切去皮,同牛膝蒸。

川牛膝半斤,去蘆,用黑豆三升,同何首烏蒸,取出,共搗成泥。

赤茯苓去粗皮,一斤,用牛乳五升,煮乾乳爲度,爲末。

白茯苓去皮,一斤,用人乳五升,煮乾,銀器煮,切作棋子塊。

兔絲子半斤,用酒浸洗,搗成泥,曬乾,爲極細末,聽用。

川當歸全用,去土泥,四兩,用無灰酒浸洗,曬乾爲末。

破故紙半斤,炒香爲度。

枸杞子酒洗焙乾,爲末,俱忌鐵器,半斤。

右爲末,煉蜜丸如芡實大。每服壹丸,日進三服,空心溫酒,午後姜湯,臨睡淡鹽湯送下。服至三五月後,必有異效也。

鹿角霜丸

黄柏半斤,去粗皮,用人乳拌匀,曬乾。如此三次,炒褐色。或六兩、七兩,隨時加減 人參去蘆 天麥門去心 生熟地酒洗,各二兩 鹿角霜八兩

右爲末，煉蜜丸如梧子大。每服六七十丸，加至百丸，空心淡鹽湯送下，或酒亦可。

大造丸

紫河車一具　川黄柏酒炒，兩半　杜仲酥炒斷絲，兩半　敗龜板酒炙，二兩　牡蠣煨　人參去蘆，各一兩　當歸身酒洗，二兩　牛膝去蘆，酒洗　天麥門去心，各一兩二錢　生地黄二兩五錢，用砂仁六錢、茯苓二兩，無灰酒煮至地黄心黑爲度，去砂、苓

右爲末，煉蜜丸如梧子大。每服七八十丸，空心，淡鹽湯送下。夏月加五味子七錢。

坎離丸

治上盛下虚，陰虚火動。此藥早間、晚間服之，最能滋陰降火。

肥知母去皮毛，二兩，酒、鹽各炒一兩，褐色，忌鐵器　川黄柏去粗皮，二兩，蜜炙火

右爲末，用山藥細末打糊，丸如梧子大。辰砂水飛過細末五錢，爲衣。每服五六十丸，臨卧蓮子湯送下。若陰虚火動，加地黄二兩，用茯苓二兩、砂仁六錢，酒煮，去苓、砂，將黄和爲丸。

夢遺[1]

水陸二仙丹　治遺精白濁。

金櫻子去毛去子，槌成膏，煮如蜜　芡實去殼曬乾，等分，研成末

將金櫻膏和芡實末丸如梧子大，每空心，滚白湯送下七八十丸，加秋石爲引，佳。若加蓮蕊、石蓮肉等分，名思仙丹，尤效。

固精丸　治心神不定，神虚包遺。

知母忌鐵　黄柏炒，各一兩　茯苓去皮　遠志各去心　牡蠣煨，煆　龍骨煨　芡實　蓮蕊各一錢

一方有茱萸肉三錢。共爲末，山藥糊丸如梧子大[2]，硃砂爲衣。每服五六十丸，空心淡鹽湯送下。

清心蓮子飲　治心熱，夢遺赤白，虚熱淋症。

人參去蘆　黄芪　石蓮子去殼　麥門冬去心　地骨皮　甘草　白茯去

1 遺：原誤作簡體“迁”，據該病内容改。下同徑改。
2 大：原誤作“火”，據文義改。

皮　車前子　黃芩炒，各等分

水鍾半，姜三片，煎八分，食[1]遠熱服。

神芎湯

治久遺，腎氣下陷，玉莖[2]不興，不時漏精。此藥升提腎水歸源。

升麻　川芎　人參去蘆　枸杞　甘草　遠志　黃芪　杜仲酥炒斷絲　白术　當歸身　地骨皮　破故紙等分

用水二鍾，家蓮子七個煎服。如無家蓮子，入蓮花鬚亦可。

鄙續

夢遺者，夜夢與人交而泄精是也。精滑者，自遺不知，皆相火所爲也。熱則流通，虛則下溜。又有濕熱、濕痰爲病，當審詳之。

肺癰

《脉經》云：寸數而實，肺癰已成。寸緩虛澀，肺痿之形。肺癰色白，脉宜短澀。死者浮大，不白而赤。

又方

連[3]翹去心　梔子炒，各一錢　茅根洗去土，三錢　片芩炒，八分　金銀花　苦參　紅棗各一錢

先以此洗之，後用白及[4]、生地忌鐵器、川歸各酒洗、桔梗、甘草爲佐使以補之。

鄙續

先以茅根洗肺之藥，繼以白及補肺之劑調之，安矣。

肺痿

《内經》曰：肺熱葉焦，五臟因而得之，發爲痿。乃心氣熱，生肺痿、骨痿，手足不任身。然治痿獨取陽明者，五臟六腑之海，主潤宗筋，宗筋主束[5]骨而

1　食：原誤作“人”，據文義改。

2　莖：原作“門”。“玉門”指女性陰户，此處當作“莖”，方與“不興”“漏精”相符，故改。

3　連：原作“蓮”，據《證類本草》所載藥物正名改。

4　及：原作“芨石”，“石”爲衍字，“白芨”乃誤名，據《證類本草》所載藥物正名改。下同徑改。

5　束：原作“來”，據《素問·痿論》改。

利機關也云。故陽明虛則宗筋緩滯不引，故足痿不用也。

《原病式》云：痿[1] 屬肺經，其肺主氣，氣病其氣膹鬱於手足，痿弱不收。特由肺經本燥，則血液衰少，不能榮養百骸故也。

惡心

惡心辨別論

惡心有痰有熱，皆用生薑，隨症佐藥。惡心者，無聲無物，心中欲吐不吐，欲嘔不嘔。雖曰惡心，實非心經之病，皆在胃口上，宜用生姜開胃豁痰也。

加味二陳湯

半夏湯泡　陳皮去白　茯苓去皮　芩、連炒，各壹錢半　藿香一錢　甘草三分　山梔仁炒，七分

用水一鍾半，姜三片，煎八分，熱服。

嘔吐

《脉經》云：浮而洪爲氣，浮而匿爲積，沉而遲爲寒。太陽脉浮，胃虛，匿而不食，恐怖[2] 者難治，寬緩者生。

諸嘔吐酸，皆屬於肝火。

又云：滑數爲嘔，代者霍亂。微滑者生，澀數凶斷。

丹溪曰：有聲有物謂之嘔吐，有聲無物謂之噦。胃中有熱，膈上有痰，二陳湯加炒梔子、黄連、生姜。有久病嘔者，胃虛不納穀也，用人參、生姜、黄芪、白术、香附類。嘔吐，朱奉議以半夏、陳皮、生姜爲主。

河間謂：嘔，火氣，火炎上，此特一端耳。有痰隔中焦，食不得下者，有痰逆者，有寒氣鬱於胃中者也。有濕滯心肺之分，而新食不得下，而反出者。有胃中有火與痰而嘔者。嘔吐之症，用藥忌瓜蔞、杏仁、桃仁、蘿蔔子、梔子，皆惡吐。丸藥帶香行散，不妨。諸般大吐，渴飲水者卽死，童便飲之最炒。

廣考云：《三因方》言：嘔吐症忌用利藥。此言其常。然大小腸、膀胱熱結

1 痿：原誤作“瘻”，據文義改。
2 怖：原作“悕”，據字形及文義改。

而不通，上作嘔吐、隔食，若不用利藥開通發泄，則嘔吐何由而止？或只嘔吐，大小便不閉澀者，此利藥又當所忌也。

鄙續

得食卽嘔，胃火也。食久則吐，脉遏胃寒也。不能納食，脉微而吐，胃虚也。宿食不化，新穀不消，食鬱也。痰氣壅滯，食不下，作嘔，痰氣也。

血病者，有物無聲謂之吐；氣病者，無物有聲謂之噦。血氣俱病者，有物有聲，謂之嘔吐。胃中有熱而作惡心、嘔酸，内有熱，脉浮大而滑數，煩渴是也。胃中有寒氣，作惡心清水，不渴，脉遲，或知受寒，或食寒物而作者是也。

霍亂

《脉經》云：滑數爲嘔，代者霍亂。微滑者生，澀數凶斷。又曰：滑而不勻，必是吐泄霍亂之候，脉代勿訝。

丹溪云：内有所積，外有所感，致成吐瀉[1]，仍用二陳湯加減，作吐以提起氣。此非鬼神，皆屬飲食，前人確論，乃陽不升、陰不降，乖隔而成。切莫與穀食，雖米飲一呷，入口卽死。必待吐瀉過三二時，直至飢甚，方可與粥食之。脉多伏欲絶，見成吐瀉不徹，還用吐提其氣，或用樟木煎湯吐之亦可。大法生姜理中湯最好，不渴者可用。如渴者用五苓散，有吐者用二陳湯探吐亦可。下者，轉筋[2]不住，男子以手挽其陰，女子以手牽其乳近兩邊，千金妙法也。轉筋皆屬於肝熱，四物湯加黄芩、紅花、蒼术、南星，煎服。乾霍亂者最難治，死在須臾，升降不通，當宜吐提其氣，極是良法。世多用鹽湯，此係内有物所傷，外有邪氣所遏。有用吐者，則兼發散之意。有用溫藥解散，不可用涼藥，宜用二陳湯加解散藥最妙。

六和湯 治霍亂極效。

杏仁去皮尖 半夏湯泡七次 砂仁 茯苓去皮 藿香 扁豆 人參去蘆 木瓜各一錢 甘草三分 香薷 厚朴 姜 棗

水鍾半，煎八分，食遠溫服。

---

1 瀉：原作“泄”，據《丹溪心法》卷二《霍亂》改。

2 筋：原作“觔”，乃“舠”之形誤，據文義當作“筋”，據改。

加減藿香正氣散

治霍亂轉筋泄瀉，及時令不正之疾。

藿香君　半夏君，湯泡　陳皮君，去白　紫蘇臣　大腹皮　茯苓臣，去皮　香附臣，制　桔梗佐，去蘆　蒼术佐，米泔浸　厚朴佐　白芷使　甘草使

水鍾半，姜三片，棗二枚，煎八分，食遠熱服。

如飲食所傷而致，加神麯、山查、麥芽各君。

如因於暑，加黄連臣、香薷君。如因於寒，倍加紫蘇、乾葛。

鄙續

霍亂之疾，切不可米飲服之，惟藿香正氣散斟酌加減有效。轉筋之疾，唐按院公云：挽陰牽乳之法不妙，唯忽然立起即止，此百發百中也。

關格

《難經》曰：關則不得小便，格則吐逆。《素問》云：謂人迎大四倍於氣口，名曰格；氣口大四倍於人迎，名曰關。乃二症也，蓋有格而不關者，亦有關而不格者。又或有人迎、氣口俱盛而吐逆不便者曰關格，丹溪則總言。

祖傳經驗秘方

治關格吐逆，小便不通，用藿香平胃散合五苓散，加姜、棗煎服，效。

鄙續

關則無出之由，格則無入之理，每忌下。予昔用霹靂蜜導法，屢醫數人皆效。蓋關甚者當通耳，宜詳審之。

小便不通

治法：小便不通，諸藥無效，或轉胞至死者，用豬尿胞一個，傾出尿，用鵝毛筒去頭尾，插入竅内，將線縛定，以口吹氣令滿胞，仍將管口放在小便上竅，手搓，其氣透里，小便即出。

又法：以豬膽連汁籠住小便，少頃汁入自通。

孕婦小便閉，是胎壓膀胱，用有力之人將婦倒提，以足朝天，一二次即愈。或溫[1]水浴之亦通。

1　溫：原誤作“慍”，不通，據字形及文義改。

又方:將鹽填臍上,用艾灸,内熱卽通。

淋閉

萆薢分清飲

治真元不足,下焦虚寒,小便白濁,頻數無度,漩[1]面如油,光彩不定;漩脚澄下,疑結如膏糊狀者。

石菖蒲[2]　益智仁　川萆薢　白茯　烏藥各一錢　甘草梢五分

水鍾半,入鹽一錢,煎八分,空心服。

固水丸　治淋濁。

蓮蕊　黄蓮炒,各二兩　茯苓去皮　砂仁　益智　半夏制　黄柏炒,各一兩　甘草三分　豬苓二兩五錢

右末,米糊爲丸,每服五十,空心溫酒送下。

鄙續

小便不禁,白者爲氣虚之症。氣虚不禁,右尺脉大是。尺脉洪大,小便黄赤,無痰,此多實熱。不禁不痛爲溺血,痛者血淋也。熱淋者痛甚,乃熱之故也。砂石淋者,乃砂石形狀也。勞淋謂虚故也。

氣血不能施化,以致小便不通。痰氣閉塞于下焦,亦令小便閉結也。

閉結

蜜導法:凡諸閉結不通,或兼他症,又或老弱虚急,不可用藥,用蜜入皂角末少許,同熬至蜜老,乘熱捻如棗子大,以紙筒爲骨,納入穀道中,良久卽通。

又法:豬膽一大個,入醋少許,用竹管插入膽竅内紮定,以筒入穀道半寸,用手擠汁入透卽通。

潤腸丸　能潤血燥大便不通。

當歸酒洗　桃仁去皮尖　枳殻去穰[3]　生地酒洗　火麻仁各一兩　厚朴六錢　條芩炒,一兩　大黄煨一錢

右末,煉蜜丸如梧子大。每服五六十丸,空心滚白湯送下。

---

1 漩:原作“旋”,據《世醫得效方》卷七《漩濁》改。

2 蒲:原作“莆”,據《日華子本草》“石昌蒲”改。

3 穰:原作“釀”,不通,據字音及文義改。

鄙續

血虛者，脉數而無力，以致大腸枯燥而閉。胃強脾弱者，亦兼血虛，老年之人多有之。有火者，面赤脉數，其閉結者，當下。脉數而無力，虛努迸痛不堪，此乃氣虛作閉。有風、有濕、有寒者，便宜詳審，分而治之，其候多面黄也。

氣　門

鬱

氣血沖和，百病不生，一有拂鬱，諸病生焉。《經》云：木鬱達之，謂吐之令條達也。火鬱發之，謂汗之令疏散也。土鬱奪之，謂下之令無壅滯也。金鬱泄之，謂滲泄解表利小便也。水鬱折之，謂抑之制其冲逆也。此治鬱大法，唯諸火所屬不同，故曰當看何經矣。

越鞠丸　解諸鬱神效。

香附制　蒼术制　神麯炒　川芎　梔子等分，炒

右末，水丸如菉豆大。每服五十丸，滚白湯下。

開鬱湯

蒼术米泔浸洗　蘇葉　陳皮去白　枳殼麸炒，各八分　撫芎六分　甘草三分　厚朴姜汁拌炒　半夏麯各七分　香附制一錢　桔梗去蘆，五分

水鍾半，姜三片，煎八分，食遠熱服。

鄙續

氣鬱者，脅痛脉沉澀者是也。濕鬱者，周身走痛，或關節痛，遇陰寒則發，脉多沉細也。火熱鬱，目瞀，小便赤[1]，骨髓中熱，肌膚熱，捫之烙手，沉數是也。痰鬱，動則喘，脉沉滑是也。血鬱，四肢無力，有便紅、脉沉是也。食鬱，噯氣腹飽，惡食，不能食，氣口脉甚是也。諸鬱藥，春加防風，夏加苦參，秋冬加吳茱萸、蒼术、撫芎。總解諸鬱，開鬱順氣之藥不可少也。

呃

止呃方　屢驗。

1 赤：原作“亦”，據字形及文義改。

香附君　陳皮君，去白　茯苓臣，去皮　甘草使　枳實君　桔梗臣　黄連佐，炒　紫蘇君　梔子君，炒　半夏臣

水鍾半，柿蒂九枚，姜汁二匙，煎八分，食遠熱服。

清痰降氣湯

治胃脘疼不止，俗名心痛，神效。

陳皮君，去白　藿香君　梔子君，炒　甘草使　茯苓臣　厚朴佐　半夏臣，湯洗[1]　枳殼臣　蘇梗臣　香附臣　蒼术佐，米泔浸　撫芎使　桔梗佐

水一鍾半、姜汁[2]二匙，煎八分，食遠熱服。

加減蘇子降氣湯

蘇子錢半　厚朴七分，制　前胡七分，去蘆　甘草三分　當歸　肉桂三分　陳皮去白，一錢　半夏麯一錢　香附米童便浸一宿，曬乾，六分

水鍾半，姜三片，棗一枚，煎八分，食遠溫服。

木香檳榔丸　降氣寬胸。

木香　黄柏炒　大黄煨　青皮麩炒　陳皮去白　檳榔　黄連炒　莪[3]术煨　枳殼麩炒　牽牛頭末　香附制

共爲末，以水爲丸，量虛實服之。

膈噎[4]

《脉經》云：沉緩而無力，或大弱，爲氣虚。數而無力，或澀小，爲血虚。數而有力，爲熱。寸關沉，或伏或大而滑數，是痰。寸關脉沉而澀，或尺微澀，翻胃。若緊澀者難治。

治膈方

單用藍靛，白湯化下數次，效。用藥之時，必要入藍靛，或青黛亦妙。

絳州一僧病噎不下食，臨危囑徒："吾胸中有何物，當視之。"歿後，徒如[5]

1 洗：原脱，據文義補。

2 汁：原誤作"汗"，不通，據字形及文義改。

3 莪：原作"莪"，無此藥名，據字形及文義改。

4 噎：原作"膣"，乃自造字。據字形及文義改。下同徑改。

5 如：原作"知"，据字形及文義，當爲"如"，故改。《太平御覽》引《廣五行記》作"依"，與"如"義近。

其言，遂開視胸中，得一物，形如魚而兩頭遍體有鱗。置器中，跳躍不止。戲以諸味[1]，皆隨化盡。時值夏中，藍多作靛。有一僧以靛置器中，蟲遂遶盤中走，須臾化爲水。上方本此，出東坡《海藏五行記》。

按：膈噎，病本難治，矧古方悉用香燥之劑，不知香能散氣，燥能耗血，非徒無益，適以害之。然則方何貴於存乎？曷謂丹溪補血、益氣、潤燥、和胃等藥，雖無成方，而立論已至得心應手，有不易之妙法在矣。識者詳之。

治膈噎方

此方昔大尹公三世得此疾，一方士傳此，服之果痊，刊施天下。

用白雄雞一隻，東流水喂三日，又用老米喂三日畢，又用山中四足蛇三條與雞食盡。以後又用倉米食三日。取雞拋下屎，陰乾，研爲細末，量人肥壯者一錢，瘦幼者七分，酒、花椒湯下。如腹有毒蟲，遇藥滿腹滚痛。若服兩次，其蟲必死，從大便而出。蛇用山中野地取者，但人家屋内者不用。蛇，俗名蛇絳頭。

治梅核膈噎

牙[2]硝三錢　孩茶[3]錢半

爲極細末，姜汁調服。

砂粉丸　治膈噎。

硃砂一錢　輕粉一錢　青黛二錢　木香少許　大黄量虚[4]實用

右末，煉蜜丸如梧子大。每服二錢，白湯送下。

又方　治梅核，喉中有痰，用四七湯加：

枳實　枳殼炒　桔梗去蘆

水鍾半，姜三片，煎八分，食遠熱服。

治膈食方

天靈蓋燒存性，再用牛腰子瓦培乾。俱爲末，等分，以米醋打糊，丸如菉豆大。每服二三十丸，好酒送下。愈後忌醋，如食又發。

又秘方　治膈噎氣。

1　諸味：原作"咏"，不通，據《太平御覽》卷七百四十一《咽痛并噎》引《廣五行記》改。

2　牙：原作"芽"，此藥卽馬牙硝的簡稱，故改。

3　孩茶：卽孩兒茶簡稱。

4　虚：原爲墨丁，據文義補。

木[1]香三錢　硇砂一錢　威靈仙五錢　黑鉛　水銀[2]各三名[3]　乳香錢半　硼砂一錢　五靈脂五錢　没藥壹錢五分　天靈蓋即人腦項，燒，五錢

將鉛化開，入水銀炒乾，共前藥爲末，煉蜜丸如菉豆大。每服三十丸，燒酒送下。

五膈十噎方

男用叫驢尿，女用草驢尿一碗，將獨蒜一個搗爛，以醋調服。早服一次，午服一次，晚服一次。服時必須塞住患者鼻孔，恐惡心。

又方　治膈噎有痰凝結，不拘新久。

驢尿不拘多少，熬成膏子。每服一匙，蜜二匙、姜汁四匙，和匀急服。良久，或吐、或泄痰片，或帶瘀血，安。

鄙續

氣虚者，右脉必緩而無力；血虚者，左脉必數而無力。痰者，寸關沉滑而大者是也。氣滯結者，寸關脉沉而澀是也。胃中有火，不能停食，脉必數而有力也。鬱傷脾胃而生痰，痰與氣轉，升而不降，飲食不下，氣留於咽嗌者也。稿[4]於上則噎，水飲可行，食物難入，或可少食，名之曰噎；其稿在下而與胃相近，食雖可入，難進入胃，良久則出，名之曰膈，又名反胃。名雖不同，病出血耗所致。若大便如羊糞者，大腸無血故也，不治。年高者，不治。氣血俱虚，則口中多出沫，沫大出者必死。

翻胃

《脉經》云：沉滑者吐逆，小弱而澀者胃反。又云：寸緊赤澀者，其人胸滿，不能食而吐，止爲下之，故不能食。設言未止者，此爲胃反，故尺微澀者是也。

翻胃大約[5]有四：血虚、氣虚、有熱、有痰爲病，必用童便、韭汁、竹瀝、牛羊乳汁、姜汁。如氣虚，入四君子湯。右手脉無力，血虚，入四物湯。左手脉

1　木：原誤作“水”，無水香藥名，據《證類本草》“木香”改。
2　銀：原簡作“艮”，據《證類本草》“水銀”改。
3　名：此是誤字，當爲劑量。水銀直接服用有毒，故不敢妄測。
4　稿：即“槁”之通假字，枯槁也。
5　翻胃大約：此下三段論述皆出《丹溪心法》卷三《翻胃》，然分目錄列爲“翻胃大約論、丹溪辯”兩個標題。

無力，切不可用香燥之藥，若服之必死，宜薄滋味。

治反胃，用黄連三錢、生姜汁浸，炒山查肉二錢、保和丸二錢，同爲末，糊丸如麻子大，胭脂爲衣；用人參湯、竹瀝再煎一沸。一服六十丸。有痰，二陳湯爲主。寸關脉沉，或伏而大，如有氣結，宜開滯導氣之藥；寸關沉而澀也，有内虚。陰火上炎而反胃者，作陰火治之。

年少者，四物湯清胃脘，血燥不潤[1]便故澀，《格致[2]餘論》甚詳。老年不能正治[3]，亦用參、术，關防氣虚胃虚，四君子加蘆根、童便，或參苓白术散，或韭汁、牛羊乳，或入驢尿。又有積血停於内而致者，當消息逐之。大便澀者，治常食兔肉則便利也。翻胃卽膈噎，膈噎乃翻胃之漸，年高者不治。

論曰：膈噎翻胃之症因火，成來有漸，病源不一。有因思慮過度而動脾火者，有因忿怒而動肝火者，有因久食煎炒而生胃火者，有因淫欲妄作而起腎火者，皆火氣炎上，薰蒸精液成痰。初則痰火未結，咽膈乾燥，飲食不得流利，爲膈爲噎。久則痰火已結，胃脘不開，飲食雖進，停滯膈間，須臾便出，謂之嘔吐。至於胃之下脘不開，飲食雖進，停滯胃中，良久方出，名翻胃。丹溪曰"年高者不治"，蓋少年氣血未虚，用藥劫去痰火，病不復生。老年氣血已虚，不能運化而生痰。血虚則不能滋潤而生火故也。又云：其《局方》尤用香燥之藥，豈合宜乎？夫症屬熱燥，故不宜用香燥之藥。蓋香燥散氣耗血，而滋味助火生痰也。

余嘗聞霞天膏加於補虚藥中，以治此症。一人則吐瀉以出積血，一人則吐瀉以去積痰，俱獲病安及思食，而彼人俱不能節戒肥甘，遂致病復。殊不知此症挾虚，雖然病去，脾胃尚弱，肥甘難化，故其噫嘻得是症者，可不知所謹哉？可不知所懼哉？若以斯膏吐瀉，宜用[4]人參煉膏補之。

槿花散 治翻胃。

苡干葉[5] 韭菜汁 白槿花陰乾爲末

---

1 潤：原作"閏"，據《丹溪心法》卷三《翻胃》改。

2 致：原作"治"，據《格致餘論》原書改。

3 不能正治：《丹溪心法》作"雖不治"。

4 用：原作"周"，不通，據字形及文義改。

5 苡干葉：此非藥名。據《古今醫統大全》卷二十七《嗝噎門•槿花散》："用千葉白槿花陰乾爲末。"則"苡干葉"當爲"以千葉"，應與"白槿花"相連。因該書在其中插入"韭菜汁"，導致出現"苡干葉"僞藥名。千葉，卽花重瓣。

右用老米湯調服三五口，不轉再服。

霞天膏 備見雜方。

余先君憨仙翁用此倒倉治丁縣丞之痰，隨吐隨瀉，吐出綠痰如蛇狀，其病卽安，拔去病根，活八十餘歲，是其驗矣。

嘈雜

丹溪曰：痰因火動，食[1]鬱有熱。大法：芩、連、梔子、南星、半夏、陳皮。熱加青黛、梔子、生姜炒黃連，乃必用之藥。有人用二陳湯加撫芎、蒼术、白术、梔子。濕痰氣滯，惡心，三補丸加蒼术，倍加香附。眩暈嘈雜，乃火動其痰，二陳加梔子、芩、連。昔一人心嘈索食，以白术、黃連、陳皮作丸，滚白湯下數服，愈。

嘈雜，是痰因火動，治痰爲先，姜汁黃連，痰藥，用梔子、黃芩爲君，南星、半夏、陳皮爲佐。熱多加青黛。若治痰氣鬱，不喜食，三補丸加蒼术、木香、香附。按：蔣氏子條云：眩運嘈雜，是火動其痰，二陳湯加梔子、黃芩之類。

八寶安胃湯　治嘈雜有火有痰之症。

梔子炒，一錢　黃連炒，七分　條芩炒，一錢　半夏一錢，湯泡　陳皮八分，去白　甘草三分　香附八分，制　川芎七分

水鍾半，姜三片，煎八分，食遠熱服。

越鞠二陳湯　治肥人嘈雜多痰。

陳皮八分，去白　甘草三分　茯苓七分，去皮　半夏一錢，湯泡　桔梗五分　香附七分，制　撫芎六分　蒼术八分，米泔浸　白术八分　南星一錢，制　梔子炒，一錢　黃連炒，六分

水鍾半，姜三片，煎八分，食遠熱服。

清胃化痰丸

石膏二匙　甘草二分　桔梗五分，去蘆　梔子炒，一錢　香附制，七分　黃連姜炒，八分　枳實炒，八分　陳皮去白，八分　半夏麯一錢

水鍾半，煎八分，食遠熱服。

---

1 食：原作“介”，不通，據《丹溪心法》卷三《嘈雜》改。

積塊

《脉經》云：脉來細而附骨[1]者，積也。脉見寸口，積在胸[2]中；微出寸口，積在喉中。關上，積在臍旁。上關上[3]，積在心下；微下關，積在少腹。尺，積在氣街[4]。脉右積在右，脉左積在左。脉兩出，横在中央。各以其部分之也。

論曰：積者，五臟所生；聚者，六腑所成也。積者，血凝[5]也，其始發有常處，其痛不離其部，上下有所終始，左右有所窮變。聚，陽氣也，其始發無根本，上下無所留止，其痛無常處，謂之聚。故以是别知積聚也。

《原病式》曰：癥者，腹中堅硬，按之應手。水體柔順而下，反堅硬如地者，亢則害承乃制也。瘕者，中能硬而聚散無其常，故其病未及癥也。《經》曰：血不流而滯，血聚内凝而爲瘕也。小腸移熱於大腸，乃爲虚癥。大腸移熱於小腸，爲兩熱相搏，則血溢而爲伏瘕。血澀不利，月事沉滯而[6]不行，故云爲瘕。虚與伏同。

大七氣湯

治積聚伏於癥瘕，隨氣上下，發作有時，心腹疼痛，上氣室塞，小腹脹滿。

益智　陳皮去白　三棱醋拌炒　莪术各酒洗　香附各錢半　桔梗去蘆　肉桂　甘草　青皮去穰　藿香葉各三分

右㕮咀，每服九錢，用水煎服。

阿魏丸　治病積氣塊等症，屢驗。

阿魏二錢，磨水　山查肉一兩　青皮一兩　莪术五錢，醋炒　鱉甲一付，醋炙，末

右除魏另磨水，俱研細末，神麯糊丸如梧子大，每服五六十丸，空心滚白湯下。

治痞方

消痞爲血水，雖屢用末爲血水，其大小不爲恙。

---

1 附骨：原作“伏”，據《脉經·平五臟積聚脉證》改。
2 胸：原作“胞”，據改同上。
3 上：原誤作“下”，據改同上。
4 街：原誤作“衝”，據改同上。
5 積者血凝：《難經·五十五難》作“積者，陰氣也”。
6 不：原脱，義正相反。據《素問病機原病式》補。

用豬㴭脾[1]七個，新鍼七個，每一鍼刺一脾，濫[2]爲度。用皮硝七錢，每一錢擦一脾，瓷器盛七日，鐵器焙乾。又用水紅花七錢，將脾爲末，無灰酒空心調下。一年以下者，一料可愈；五年以下者，二料；十年以下者，三料卽安。

神力獨蒜餅 治痞疾如神。

用蓍葉[3]獨蒜、川山甲，同好醋研成餅，量人大小痞貼之，兩炷香爲度，其痞化膿血，從大便出。

鄙續

五臟爲積，六腑爲聚。積在本位，聚無定處。在左血凝，在右氣滯。有痰成塊在中，痰、血、氣三者所結也。

五臟之積，其名：心爲伏梁，肺積息賁，肝積肥氣，脾積氣痞，腎積奔豚，各在所部，分經之治。積塊之症，阿魏之藥主之多效。予見一方士，以霸藥下一尹價腹中數鱉且活，此事實可異也，故記之以廣其傳焉。

---

1 脾：原作“皮”，據《古今醫統大全》卷三十四《痞塊門》治痞方改，與下文“脾”相合。豬㴭脾，疑卽豬胰臟，俗稱聯貼。

2 濫：《古今醫統大全》卷三十四“治痞方”無此字，疑爲“爛”字音誤。

3 蓍葉：蓍草之葉與蒜葉相差甚大，故此蓍葉義不明。

卷之八

目　錄

諸頭疼

脉法　丹溪辯　清空膏　川芎茶調散　選奇方　清上[1]芎芷飲　鄙續

眼目

東垣説　四寶膏　蕤仁散　洗肝散　爛弦[2]風眼方　神仙八寶丹　歸龍湯　洗眼方　眼藥方　桑葉湯　四物龍膽湯　流氣飲　五膽羊肝丸　還睛丸　三花五子丸　紫[3]金膏　冬青膏　眼膏方　菊花散　膏子藥　洗眼明目[4]方

耳病

王節齋論　開竅飲　鄙續

鼻病

王節齋論　飛霞方　丹溪辯　憨仙治法　辛夷[5]散　鄙續

諸　頭　疼

脉法：頭疼陽弦，浮風緊寒。風熱脉數，濕細而堅。氣虛頭痛，雖弦必澀。痰厥則滑，腎厥兼實。云寸口脉中短者，曰頭痛。

丹溪曰：頭痛多主於痰，痛甚者火多，有可吐可下者。

清空膏

治諸頭痛，惟血虛頭痛難治。血虛頭痛，自魚尾上攻頭痛，用川芎當歸湯，古方有追涎藥，及偏正頭痛，年深不愈者，風濕熱頭上壅及腦痛，并皆治之。

川芎五錢　柴胡七錢　黄連炒　防風去蘆　羌活各一兩　甘草炙，兩半　細挺黄芩三兩，去皮酒制，兩半

---

1 上：原作“止”，據正文改、

2 弦：原作“眩”，據文義改。

3 紫：原作“千”，據正文改。

4 明目：正文方名無此二字。

5 夷：原作“荑”，此非該藥名正規用字，今改。

爲末，每服二錢，於盞内入茶少許，湯調如膏，抹在口内，少用白湯送下。臨臥如若頭痛，每服加細辛二分。如痰厥頭痛，脉緩，减羌活、防風、川芎、甘草，加半夏一兩五錢。如偏正頭疼，服之不愈，去羌[1]活、防風、川芎一半，加[2]柴胡一倍，如發熱惡寒而渴，此乃陽明頭痛，只宜白虎湯加吳茱萸、白芷。白虎湯方見暑門。

川芎茶調散

治諸風上攻，頭目昏運疼痛，鼻塞聲重。

荆芥　川芎　白芷各二兩　薄荷四兩　羌活　甘草各一兩　細辛五錢　防風二錢半

右爲末，每服三錢，食後茶清送下。

選奇方

治眉骨痛不可忍，大有奇效。

羌活　防風　甘草夏生，冬炙　半夏姜制七次，各二錢　酒芩一錢，冬月不用，有熱用之

右㕮咀，每服五錢，水一鍾，煎六分，食後熱服。内入酒三五匙，引藥上行。

清上芎芷飲

治六經頭疼。昔范友一龍頭疼將死，如此二三年，諸藥不效，服此而安。

川芎臣　白芷臣　知母臣，去毛皮　黄柏臣，炒　柴胡佐　桔梗佐，去蘆　薄荷臣　甘草使　梔子君，炒　連翹君　生地臣，酒洗　石膏二匙　條芩炒，君　細茶一撮　香附米使

水一鍾半，煎八分，食後用小杯作五六次熱服。

鄙續

氣虚頭痛者，耳鳴，九竅不利也。濕熱頭痛者，頭重如石，屬濕也；風寒頭痛者，身重惡寒，寒邪從外入，宜汗之也。偏頭疼者，手少陽、陽明經受症，左半邊屬火、屬風、屬血虚，右半邊屬痰、屬熱也。真頭疼者，腦盡而疼，手足冷至節者不治也。少陽頭痛者，往來寒熱也。陽明頭痛者，自汗，發熱惡寒也。

---

1 羌：原字類“尤”，據本方前列藥名有“羌活”改。

2 加：原脱，據後云“一倍”補。

太陽頭痛者，有痰重或腹痛，爲之痰癖也。少陰經頭痛者，三陰三陽經不流行而足寒氣逆，爲寒也。厥陰頭痛者，或痰多厥冷也。血虚頭痛者，夜作苦者是也。眉輪骨痛，骨痛痰火之徵也，又云：風熱與痰也，有肝虚羞明，眉眶痛者，亦痰火之徵也。

眼　目

東垣曰：能近視不能遠視，陽氣之不足，陰氣之有餘，廼氣虚而血盛。血盛乃陰火有餘，虚者氣弱也，此老人桑榆之相也。能遠視不能近視，陽氣有餘，陰氣不足，血虚氣盛。血虚氣盛，火有餘，元氣不足。火也，元氣、穀氣、真氣之賊也。元氣來者則氣和，細細如綿；邪氣來也，緊而強，如川之水不可遏也。

四寶膏　治暴風，有翳膜熱壅者。

蕤仁去細心膜，二錢　白硼沙三錢　片腦三分　硃砂二分

共爲末，用蜜調成膏，點眼，效。

蕤仁散　專治翳瘴，妙不可言。

淨蕤仁一兩

用紙包筆管碾去油，加白硼砂一錢、麝香三分，同搗極細，收入瓷器貯之，聽用。

洗肝散

治風毒攻上，暴作赤目腫痛，癮澀多淚。

大黄煨　薄荷　當歸酒洗　羌活各二兩　防風二兩，去蘆　川芎　甘草各一兩

爲末，每服三錢，食遠，熱水調服。

爛弦[1]風眼方

銅綠末不拘多少，粗碗將天茄子取汁一二碗，先將汁少許入碗，用綠末一順擂一二時，澄清，泌[2]去浮水。又添茄汁，如前擂五七次爲妙。後半乾覆碗，以艾火熏金黄色，括丸如黄豆大。每用一丸，入酒[3]鍾内，用乳一半、水一半，合半杯於甑上蒸，待飯熟取起搽弦，一日六七次。天氣熱，露一宿，洗時溫洗，妙。

1　弦：原作“眩”，據文義改。
2　泌：原作“畢”，據字音及文義改。
3　酒：此下底本缺頁，據抄本補校點。

神仙八寶丹　治諸眼疾及翳瘴神效。

蘆甘石一兩，童便浸七次，煅七次，爲灰，研細，水飛淨　黄丹一兩，飛七次　珍珠五錢，蚌蛤盛之，鐵線縛合，火中煅過，爲末用　硃砂五錢二錢半入藥，二錢半爲衣，飛過　麝香　片腦各三錢

用福蜜一兩五錢，以銅鍋熬去膜，絲綿濾過，先下砂、射、珠、丹，次下腦石俱完，隨熱丸如菉豆大，少冷即成塊，不就修藥，須用天色晴明成收開吉日，或清[1]明、端午、中秋、重陽四節，切忌生人、女子、雞、犬、穢汙之地，必須靜處，兩人方能成就。以瓷罐盛貯多年，愈堅愈好。將井花水濃磨點之，點法照常，故不盡録。

歸龍湯

治大小翳暲，怕日羞明，立效。

當歸酒洗　生地酒洗，忌鐵　菊花　知母去毛，忌鐵　黄柏各八分　防風去蘆　黄連炒　白芍煨，各七分　荆芥　川芎　黄芩炒　梔子炒　羌活　薄荷各六分　甘草三分　龍膽草一錢

水鍾半，煎八分，食遠熱服。

洗眼方

洗爛弦風眼，一二次愈。

海桐皮君　防風君，去蘆　歸尾酒洗　黄柏臣，炒　五味子君　銅青臣　膽礬　輕粉各少許

先將七味煎之，待熟，入輕粉一滚，乘熱洗，效。

眼藥方

治眼翳障攀睛，神效。

蘆甘石五錢　硼砂　琥珀　血竭各一錢　光明砂五錢　麝香　明礬　枯礬　銅青各三分　雄膽　珍珠腐制[2]　硃砂　皮硝　乳香　膽礬　輕粉炒褐色，各五分

爲末，紙節過，點眼。

桑葉湯　專洗光人眼目昏花，神效。

---

1 清：原作“晴”，據字形及文義改。
2 腐制：即珍珠與豆腐同煮的炮制法。

立冬之日收採桑葉，懸起自乾。洗時忌葷腥物，謹守清淨齋戒，不忌者此方不效。洗眼日斯開後：

正月初五日　二月初一日　三月初五日

四月初八日　五月初五日　六月初七日

七月初七日　八月初八日　九月三十日月小廿九

十月初十日　十一月初十日　十二月初一日

四物龍膽湯　治目赤暴發，作雲翳痛。

川芎　當歸無灰酒洗　芍藥　地黄各二錢半　羌活　防風各錢半，去蘆　龍膽　防己各一錢

分二服煎，痛甚加生地、當歸。如大便閉，加大黄。煩躁不得眠，加山梔。熱痛赤腫，小柴胡湯加大黄、生黑豆、當歸。不泄，加朴硝。

流氣飲

治肝經不足，内受風熱上攻，眼目昏花，視物不明，當風多淚，怕日羞明，堆眵[1]赤腫，隱[2]澀難開，或生翳障，倒睫，眼弦赤爛，及婦人血風[3]眼，時行暴赤眼，暴胞紫黑，應有[4]病眼。并皆治之。

大黄炮　川芎　菊花　牛蒡子炒　細辛洗去土　防風去蘆　山梔炒　白蒺藜　黄芩炒　甘草炒　玄參去蘆　蔓荆子　荆芥　木賊　蒼术各一兩　草決明兩半

爲末，每服二錢，臨臥用冷酒調下。

五膽羊肝丸　治内瘴。

用牛、羊、豬、兔、青魚膽各一枚、羊肝一具，搗爛入。

川芎　川椒炒，八錢　當歸酒洗　木賊童便浸三宿，各兩半　楮實　黄連炒　蟬退去翅足　草決明各五錢　薄荷五錢　菊花　荆芥　蜜[5]蒙花各三錢　蛇退一條　白蒺藜炒　蔓荆子炒黄，各二兩　天花粉二錢　地骨皮一兩　夜明砂淘，三兩

爲末，煉蜜丸如梧子大，每服五六十丸，食後滚白湯下。

1　堆：原作“推”，據《太平惠民和劑局方》卷七“流氣飲”改。

2　隐：原作“瘾”，據改同上。

3　眼：原脱，据補同上。

4　有：原作“作”，據改同上。

5　蜜：原作“密”，據《證類本草》卷十三“蜜蒙花”改。下同徑改，不出注。

還睛丸

治眼生瘴膜，怕日羞明。

川芎　白术　羌活　白蒺藜炒　防風去蘆　生地忌鐵　當歸各酒洗　木賊去節　天麻　羊角[1]　青葙子　蜜蒙花　兔絲子各一兩酒洗　熟地三兩，酒洗　蟬退五錢，去翅足　車前子　菊花各一兩

爲末，煉蜜丸如梧子大，每服七十丸，空心淡鹽湯，或食後白湯下。

三花五子丸

治五臟風熱風毒上攻，肝虚頭痛，時見飛蠅或翳瘴，并效。

蜜蒙花　旋覆花　甘菊花　石決明　草決明　枸杞子　牛蒡子　地膚子　兔絲子酒浸蒸過，等分　甘草少許

爲末，煉蜜丸如梧子大。每服三十丸，麥門湯下。

紫金膏　點一切諸患眼疾，神效。

人參八分半　赤芍三錢　黄芩二錢九分　大黄四錢半　黄連炒，一兩八錢　黄柏二錢七分　牙皂一錢二分　珍珠五分　荆芥三錢三分　血竭五分二釐　硃砂四分三釐　没藥七分　國丹[2]飛過，六錢　麝香分半　甘石一兩一錢　硇砂五分一釐　冰片分半　輕粉三分半，另研　乳香七分　雄黄五分二釐　膽礬五分三釐　硼砂一錢　熊膽三分　青鹽一分三釐

用水三碗，將人參等藥入砂鍋内，卻將丹及細藥篩過，方下煎至半乾。入輕粉及濾過蜜七錢，滚二三次，待冷入熊膽、片腦等。收起入瓷罐内，埋在土中七日，放陰處任用。忌鐵器。

冬青膏　治一切眼疾。

黄連炒　當歸酒洗　甘草　黄芩炒　防風去蘆　黄柏炒　薄荷各[3]四兩　草烏　川烏各一分　雪水二斤　冬青葉二千皮　米醋一斤

浸七日，熬如金色様點眼，去川、草烏尤效。

眼膏方

雲南石氏眼科章，貧道雲遊遇此方。

---

1 羊角：原爲小字，此非炮制法，雖可能指形似羊角，但極少置於天麻之後，故當爲一獨立藥物，一般指羚羊角。

2 國丹：卽“虢丹”音變，又名黄丹、鉛丹。

3 各：原誤作“冬”，據字形及文義改。

羊腦、蘆甘稱四兩,童兒小便淬松黄。

三兩撫丹鍋内煉,水飛七滅莫心慌。

更加乳香并没藥,硼、硇、石膽、白丁香。

麝粉、血砂、皮硝[1]是,烏、鈴、片腦與雄黄。

金石藥分十八味,一錢一味細推詳。

防風去蘆　黄連炒　當歸酒洗　蕤仁　菊花　黄柏炒　訶子各四兩[2]　荆芥　薄荷各半斤

水半桶,浸一七或十日,放鍋熬至一半,濾去渣,再熬至一二碗,放銅鍋内。入好蜜一斤,化開濾過,與藥水同熬如稀糖樣。卻下黄丹、甘石再熬,後下餘藥,慢火略熬,離火待溫,方下片腦,瓷罐盛貯,黄蠟封口埋土中。如用取出,點雲翳諸眼疾,神效。

菊花散

治眼目赤腫痛難開,麻豆後或濕熱,加桃、李。

黄芩炒　大黄煨　菊花　甘草　防風去蘆[3]　當歸各等分

爲末。每用三四[4]匙,食後茶清調下。

膏子藥　治内瘴神效。

龍膽草　蟬退去翅足　夏枯草　青葙子　草决明　木賊　蔓荆子　蒺藜各四兩　穀精草　珍珠制　夜明砂　羚羊角鎊　蛤粉各二兩　生地三斤　石决明六兩,鹽水煮

右珍珠用水洗淨,紙包濕,外用黄泥固,煅紅,冷定取出,爲末。用時每膏半酒杯,入珠末二三分攪勻。服前粗藥煎水二遍,去渣不用。將水放鍋内,文武火煎成膏,入蜜半斤,入罐,埋地下三日,出火毒。服一二匕有效。羚羊角不煎,與珍珠同入膏服。

洗眼方

膽礬二分　銅青三分　麝香二釐　水粉少許

用水一鍾,煎半鍾溫洗,一日三次。

---

1 硝:原作“焇”,無皮焇藥名,據文義改。

2 兩:原作簡體“万”,據全方用藥劑量,當作“兩”,因改。

3 蘆:原作簡體“声”,據文義改。

4 四:原作“田”,據文義改。

耳 病

王節齋曰：耳鳴症，或鳴甚如蟬聲，或左或右，或時閉塞，世人多作腎虚，治之不效。殊不知痰火上升，鬱於耳中而爲鳴，鬱甚則壅閉。若愈此疾，但審其平昔飲酒厚味，上焦素有痰火，只作清痰降火治之。大抵此症多因先有痰火在上，又或惱怒而得。怒氣上升，少陽之火客於耳也。若是腎虚而鳴者，亦是膀胱相火上升[1]故也，其鳴不甚，其人必多欲勞怯之症耳。

開竅飲 治聹耳、重聽等疾。

甘草三分 麥門冬一錢，去心 木通八分，去皮 升麻五分 前胡八分，去蘆 赤茯苓七分 桑白六分 甘菊八分 生地一錢，忌鐵 蔓荆子七分

水鍾半，姜三片，棗一枚，煎八分，食後溫服。

鄙續

氣閉者，少陽、厥陰，耳不鳴，是熱與氣滯也。腎虚耳閉者，間或有之。或老年，或相火動者，是水不能勝真火，難治。

鼻 病

王節齋曰：鼻塞不聞香臭，或但遇寒多塞，略或多寒，便不時舉發者，世俗皆以肺寒[2]而用解表通竅辛溫之藥，不效。殊不知此是肺經素有火邪，火鬱甚則喜得熱而惡[3]見寒，故遇寒便塞，遇感則發也。法當清肺降火爲主，而佐以通氣之藥。若如常鼻塞不聞香臭者，再審其平素，只作肺熱治之，清金瀉火消痰。或丸藥噙[4]化，或末藥乾調，緩服久服，無不效矣[5]。此予所親見而治驗。其平素原無鼻塞舊症，一時感寒風而致窒塞、聲重、流清涕，自作風寒治也。

---

1 膀胱相火上升：原作“膀光目穴上升”，難明其義，今查類似論述可見於《馮氏錦囊秘錄·雜症大小合参》卷六，故據改。

2 寒：原脱，據《明醫雜著》卷三“鼻塞”補。

3 喜得熱而惡：原作“苦得熱而”，據改同上。

4 噙：原作“不”，據改同上。

5 緩服久服無不效矣：原簡作“緩服無效”，義正相反，今據改同上。

飛霞方

治貴人鼻中肉贅，用白礬末加硇砂少許吹其上，頃刻化[1]水而消，與清肺湯、瀉白散服，愈。此厚味壅濕熱，蒸於肺門，如雨霽之地，突生芝菌也。

丹溪曰：酒滓鼻是血熱入肺，治用四物加陳皮。又曰：桑白皮、紅花酒炒、黄芩煎，將好酒數滴，調五靈脂末同服。《格致餘論[2]》中於上藥有茯苓、生姜。氣弱者加黄芪。

先君憨仙翁見一人面如橘皮者，如此肺中必有蟲也。五臟之蟲上行，唯肺蟲下行最難。當用獺爪爲末，調藥於初四、六日治之。每月此二日肺蟲上行也。

辛夷散

治肺爲四氣所干，鼻内壅塞，涕[3]流不已，或氣息不通，不聞香臭，鼻淵之症。

川芎　甘草　藁本　升麻　細辛　防風去蘆　白芷　木通去皮節　辛夷花各等分

爲末。每服三錢，清茶調下。

鄙續

面鼻皆黑，酒毒之病，乃血熱入肺經之症。若鼻塞不利，乃肺主皮毛，寒邪傷肺，宜汗散之。若鼻生息肉，膏粱過多，肺氣壅盛之故也。若鼻淵，膽移熱於腦，故鼻流清涕如水是也，用辛夷散有效。若鼻不聞香臭，肺經有痰，滯於竅中，宜清肺化痰也。暫時者，乃風寒所鬱，不在此論耳。

---

1 化：原作“花”，據文義改。

2 格致餘論：原作“格至論”，據其引文出《格致餘論》改。

3 涕：原作“悌”，據文義改。

卷之九

目　錄

口症

既濟丹　龍石散　地𧍜方　石綠[1]散　口瘡方　一粒丹　紅褐散　二黄膏　兒茶散　連礬散　如神散

牙齒

自辯　搜風湯　牙藥方　固齒白玉膏　清胃湯　擦牙散　治牙疼四症　血餘散　又方　愈痛方　馬牙酒　神水方　固齒湯　神仙散　烏鬚擦牙方　鄙續

咽喉

十八症　愈咽方　犀角湯　芩連飲　吹藥方　甘梗湯　冰雪散　詩方　鵝礬散　雞子膏　吹藥　竹參湯　朴連散　一字散　硼梅丸　如神散　卻風散　又方　硼砂丸　肫胵[2]散　治喉神效方　又方　愈痛方　六瓣散　三因玉鑰匙　乳鵝方　龍膽散　奪命散

肩背痛

脉法　豁痰湯　肩背痛辯　通氣散　防風湯　當歸拈痛湯

胃脘痛　附心病

脉法　丹溪説　積痰痛方　萬靈散　木香散　天王補心丹　安膽湯　養心丹　白龍丸　安神丸　鄙續

諸疼痛

脉法　王節齋論　手拈散

腹疼

脉法　鄙續

脅痛

脉法　抑青丸　加味推氣湯　鄙續

腰痛

脉法　姜膠膏　茴香散　煨腎散　鄙續

---

1 綠：原作“錄”，據正文改。
2 胵：原作“脛”，據正文改。

痿症

論　補陰丸　五倍湯　清燥湯

脚氣

脉　論　脚氣説　南北論　東垣説　不治症　防己飲　清燥湯　強筋丸　椒囊方　行氣湯　四制二妙丸　除濕飲　遠行健步散　治濕氣方　脚氣冲心法　鄙續

疝氣

脉　丹溪辯　守效丸　秘方　附子湯　愈痛方　丸藥方　玉鐶笑來丸　鄙續

口　症

旣濟丹　治口舌生瘡。

黄連五錢　乾姜二錢

爲末搽上，流涎即愈。

龍石散

治大人小兒上膈壅毒、口舌生瘡、咽嗌腫塞之病。每用少許摻貼患處，嚥津。小兒瘡疹，毒氣上攻口齒，先用五福化毒丹掃，後仍用此藥摻貼，立效。

硃砂一錢　生腦子[1]二錢半　寒水石煆通赤，三錢二分半

爲末，每服一錢，夜臥摻帖。

地蠶方　即蛸草蟲、蠐螬蟲。

治大人、小兒口瘡，用諸藥不效，搽此而安。

用糞土内地蠶一條，切去一頭，將觔翻[2]轉里面。先將口嗽淨，以地蠶摻患處，涎出爲度。少頃又取翻轉，又搽，不過三五次即愈。茅屋者效。

石綠[3]散　治走馬口疳，神效。

銅綠　滑石飛過　杏仁去皮尖，各等分　枯礬少許

1 生腦子：卽龍腦香，簡稱腦子、冰片等。
2 翻：原簡省作“番”，今用正字。下同徑改。
3 綠：原誤作“錄”，據方中用藥改。下同徑改。

爲末，先將口漱淨，患處摻上，待涎出吐三次即愈。不許吞入腹内，恐毒氣入内耳。

口瘡方

人中白煆過，一錢　銅綠三分　枯礬少許

爲末，先將患處洗淨，搽，極效。

一粒丹　治風、蟲、客寒三般牙，不能飲食，呻吟無已者。

胡[1]椒九粒　菉豆十二粒

用布裹擊碎，以絲綿包裹，於痛牙上咬定，良久吐去涎沫，立愈。

紅㲲[2]散　治口疳神效。

紅褐燒灰，二分　雞肫皮二分，不下水者　地骨皮　枯礬各二分

爲末搽之，吐涎愈。

二黄膏　治走馬疳瘡。

用黄柏一塊，去皮蜜炙數次，聽用。黄連或二兩或四兩，熬成膏。將蘆甘石二兩如法煆似松花色，入連膏待乾用。後如瘡惡，用滚水淬過，半熟入口，噙數次，吐出。將制黄柏五分，又入制過蘆甘石一錢、麝香三釐，入二次待吹入前藥，入片腦一釐、枯礬或膽礬一二分吹上，極效。

兒茶散　治走馬疳瘡。

孩兒茶　硼砂各一錢　片腦一分　蘆甘石五分

爲末。每用五七分，搽上即安。

連礬散

黄連君　枯礬　銅綠　乾姜俱少

爲末，先用象子碗[3]裝鹽燒過，入滚水洗口，後用末藥搽上，有效。

如神散　治口喉俱生瘡熱。

甘草　枯礬各等分

爲末，吹入口中噙漱，吐再吹，有吞之亦可。

1 胡：原誤作“葫”，葫乃大蒜之名，據此藥名正字改。

2 㲲：毛織物。然方中用“褐”，乃粗布。以紅色織物治口瘡，唐宋本草醫方皆有記載。

3 象子碗：即橡子殼，碗狀。《瑞竹堂經驗方》卷十《髪齒門》刷牙藥，即用橡子殼裝青鹽煆燒。

牙　齒

余[1]見今之凡病齒者，或曰胃火，而不知齒屬陽明經，合手足而言之也。原大腸傳送，氣化行焉，壅則齒浮，虚則宣露，夾風則上攻頭面，乾㱪則變齵脱，是獨可輕乎哉？況胃脉行乎上齒中，而大腸之脉行於下齒逢中，且善惡寒熱，其性則反，又有大相反者。通而治之，獨名於胃，焉何哉？

搜風湯　治風牙疼痛。

蒼耳根　金銀花　小麥　花椒　荆芥穗各等分

共一處，煎水漱口卽愈。

牙藥方　漱口止痛湯。

艾葉五錢　川椒四錢　黑豆一撮　葱白二根

煎水漱之，立時卽止。

固齒白玉膏[2]

專治牙齒動搖，疼痛不止，肉不固齒，及出血牙宣疳臭，鬚髮赤白，眼目不明。此膏每夜臨臥時清茶漱口淨，上下貼一條，至一月後，齒動再牢，鬚髮重黑，永無疳疾。老少皆可貼，終身無動搖之患矣。

防風去蘆　當歸酒洗　牙皂去弦　青鹽洗去泥，煅　芎藭各五錢　升麻去鬚　白芷　地骨皮去骨，各一兩　細辛洗　藁本各三錢　白姜蠶四十九條，燒

將前藥桑柴火燒存性，用長流水燒滾，淋汁半碗聽用。白龍骨一兩，煨　陽起石五錢　炭火煅七次，入前藥汁内，共用桑柴火焙乾藥汁，同二味研爲細末，方入定粉一兩、白珍珠末二錢、象牙末五錢、麝香三分，再同研爲末，用黄蠟三兩五錢，入瓷罐化開，入前末藥攪匀，放冷取出，鋪無灰紙上，用熨斗刷匀，剪作條兒，長三四寸，闊二三分，以有藥面每貼在上下二牙根睡之，妙。

清胃湯　治牙齗腫痛。

牡丹皮　條芩炒　梔子炒，各一錢　升麻去鬚，七分　桔梗五分　石膏二匙　甘草二分

水鍾半，煎八分，食遠徐徐熱服。

---

1 余：本卷分目錄“牙齒”項下首爲“自辯”，故此“余”卽指作者張四維。

2 白玉膏：此下底本缺葉，文樞堂本有，據補此葉。

擦牙散　治牙疼極驗。

槐枝多用　白芷五錢　防風五錢，去蘆　川芎三錢

先將此四味煎水十數沸，去渣後，好鹽三五斤，桑柴燒火煎乾，瓷器盛之。每日清晨擦牙，溫水噙漱。風蟲牙皆可治之。

治牙疼四症

畏冷水，乃熱症，宜用牙硝、姜黄、雄黄、荆芥并風藥。

怕熱者，乃冷症，宜用乾姜、蓽撥、細辛。

不懼冷熱者，風牙也，宜用牙皂、姜蠶、蜂房、草烏。

有孔者，蛀蟲牙也，宜用雄黄、石灰、砂糖。

凡用藥須溫水漱之，再審寒熱虚實方可用。

血餘散　治風牙、蟲牙，神效。

枯礬　槐子　花椒　牙皂　頭髮灰各等分，爲末[1]

每擦牙痛處，流去清涎，然後用水漱淨，不可吞。

又方　治風蟲牙痛。

信[2]飛　細辛　草烏　川烏各一錢，爲末

每用二三釐，燒酒調漱，後用川椒湯解。如有蟲，則隨酒内出。

愈痛方

胡椒　花椒　牙皂各七分，爲末

用米泔漱口，將藥搽上，閉口一時，取痰涎出，佳。

馬牙酒　忌鐵器

白馬牙燒紅，淬好燒酒七次，以酒漱齒數次，效。

神水方

防風去蘆　蜂房　細辛　甘草　花椒　丁香各等分

煎水漱口，常常漱之自安矣。

固齒湯　治風牙。

藁本　槐花各一錢　升麻　防風去蘆　白芷各八分　甘草　川芎各三分　細辛　獨活各七分　當歸五分[3]

---

1 末：原誤作“夫”，據文義改。

2 信：指“信石”，即砒石，精制品爲“砒霜”。

3 分：原脱，據本方藥物劑量規模補。

水鍾半，姜三片，煎八分，食後熱服。

神仙散 治牙根腫爛臭水，立愈。

芥菜杵，不拘多少，燒灰存性爲末，敷之即愈。

治口瘡方

諸藥不效者，及小兒滿口生白胎瘡。

苦參末，一錢 硼砂煆過，八分 玄明粉一錢

用好京墨磨薄荷自然汁，調和，鴨毛刷在口瘡上，一夜即愈，神效。

又方 治口瘡。

用江南竹刮青一塊，蜂蜜一盞，入竹青在内，放飯甑中蒸過，去竹青，用蜜汁調兒茶末一錢、片腦一釐。

烏鬚擦牙方

槐角半斤 青鹽四兩

化水浸槐角十餘日，入砂鍋内煮，待焙乾取起。加生熟地各二兩、白芷、破故紙各一兩，爲末。每日早晨擦牙嚥下，妙。

鄙續

火熱牙疼虚腫，上屬陽明胃經，下屬手陽明大腸經。蟲牙者，其病在齒，或一個兩個作痛者是也。風牙者，或連腮腫痛，或遇風寒尤痛者是也。當以散風之藥治之。

齒雖骨之餘，床乃二陽明經所過之地也，不可執之於腎。但老年齒落，乃腎虚血虚之病也，難拘於治法耳。

咽[1] 喉

喉十八症

十八咽喉君要道，雙鵝乳鵝生喉竅。

牙涎風毒牙齦[2]腫，重舌之風舌必腫。

魚口風如魚吸水，舌黃舌腫色黃濃。

1 咽：原脱，據目錄補。

2 齦：原作“垠”，據字音及文義補。下同徑改。

牙根作痛咬牙禁,木舌腫如豬舌同。

積毒塞喉風熱痓,纏喉風熱繞喉攻。

連珠五七相連起,更有蛩蜞蠱毒風。

搶食[1]口中多發泡,崩砂甘口齒齦崩。

毒名蜂子腮洋爛,松子風令滿口紅。

走注瘰癧或氣閉,連腮連齒獵頰風。

喉病者,一陰,君火心主之脉氣也;一陽,相火三焦之脉氣也。二脉格外喉,然氣熱於内,結甚則腫脹,甚則痹也。纏喉風屬痰熱,喉瘡屬火熱。陰虚火上沖,亦令喉内生瘡,難治。

愈咽方　治咽喉神效。

升麻兩半　防風去蘆　桔梗去蘆　連翹去心　羌活　黄芩各一兩　大黄煨　荆芥去梗　朴硝　甘草　紫蘇　川芎各五錢

水鍾半,姜三片,燈心十根,煎八分,食後熱服。

又方　**犀角湯**

玄參　升麻　桔梗去蘆　犀角鎊　木通去皮　甘草　黄芩炒　黄連炒　枳殼　薄荷　陳皮　大黄煨,各等分

水引同前。

芩連飲　治咽喉腫痛。

黄芩炒　黄連炒　玄參去蘆　前胡　防風　柴胡各去蘆　桔梗　竹青　山藥各一兩　半夏湯泡　陳皮去白　大黄煨　甘草　朴硝　薄荷各五錢　荆芥七錢

同前水引煎服。

咽喉吹藥方

訶子炒　膽礬　明礬枯,各三分　硇砂　盆硝各五分　薄荷　甘草各一分　牛蒡子二分,爲末

每用五分,吹入喉内,先擦舌上,後用清茶下。

甘桔湯　專治咽喉。

甘草　桔梗去蘆　薄荷　防風各等分

---

1 食:原作“十”,據文樞堂本改。

水鍾半，煎八分，食[1]遠服。

冰雪散　專治咽喉痰甚壅塞。

燈心灰存性，二錢　硼砂二錢　片腦少許共[2]爲末

每服少許，吹入喉中，有涎吐出爲妙。

治咽喉詩方　與第一葉三分參用

細辛不拘多少，巴豆只用半邊。

不問咽喉急閉，莫管乳鵝雙單。

將來新舊塞鼻，腫毒當時消安。

此藥妙物價非廉，萬兩黄金何算。

鵝礬散

連鵝蛴[3]一個，燒存性，入枯礬一分，爲末。吹毒處，痰出取效。

雞子膏　治喉閉，熱腫疼痛。

輕粉　鉛粉　百草霜

用皂角槌碎，將雞子清調敷腫處，神效。餘用雞子清搽敷，有效。諸毒可用。

吹藥方　治喉腫痛。

片腦六分　膽礬　血竭　輕粉各九分

爲末，以瓷器收貯，用時少取吹在患處。先用皂角煎湯，次下石灰滚四五沸，待溫嗽口，吐出涎沫，方可吹前末藥。

竹參湯　治咽喉疼痛，立效。

玄參　木通去皮　大黄生用　竹葉葉　燈心等分

水鍾半，煎八分，食後服。

朴連散　治纏喉風閉塞。

用臘月初一日大小不等豬膽五六個。

姜蠶炒　薄荷　朴硝　黄連炒　青黛　白礬各五錢

---

1 食：原作“十”，據文樞堂本改。

2 共：原作“去”，據文樞堂本改。

3 連鵝蛴：此三字卽“連蛾蜜”（連蛾繭，卽蠶繭中還有蠶蛹）。其中“鵝”乃“蛾”之音誤，“蛴”乃“蜜”（繭）之異寫。《本草綱目》卷三十九載“蠶繭”用治癰疽可代鍼，一枚可出一頭，亦可治口舌生瘡。

裝在膽内，上縛定，外用青紙包了。將地掘一孔，方一尺，上用竹竿横吊此膽，懸定在内。後立春日取出，春風吹去膽皮，青紙研爲末，蜜收。吹入喉，神效。

一字散　治喉疼痛不止。

片腦一字　姜蠶半分，炒　硼砂二分半　明礬二分　牙皂七分半

爲末，每用一字，吹喉卽安。一方加黄連末一錢。

硼梅丸　治喉閉。

用鹽霜梅肉　硼砂各一兩

搗爲泥，丸如圓眼，噙化。

如神雄硼散　治喉閉腫毒、單雙鵝。

雄黄錢半　硼砂七分　硃砂　蟾酥各三分　膽礬二分　片腦　蜈蚣　麝香各少許

爲末，入罐收之，勿令泄氣，每用半釐吹，妙。

卻風散

治咽喉生瘡腫痛，纏喉風閉，單雙乳鵝，急喉痹，木舌重舌之症。

膽礬　片腦各二分半　姜蠶炒　苦丁香卽甜[1]瓜蒂　燈草灰各五分

若病不退，加雄黄、牙皂、焰硝、蘆甘各三分。

爲末，每用少許，吹入喉中。如痰急解，用生艾尾葉，米醋同擂取汁，噙漱去痰，立愈。

又方

用臘月豬膽，以白礬入内，風中吹乾，研末吹愈。

硼砂丸　治口臭、口舌生瘡。

寒水石十兩與白硼砂，片腦二錢麝香二錢皂角四兩佳。

甘草二兩浸汁熬膏用，和成丸藥可堪誇。

爲末，甘草汁丸如麻子大，噙化。

肫胵散　治喉閉乳鵝。

用雞肫胵[2]，用黄，不犯水，陰乾爲末。以竹筒灌吹患處卽安。

---

1 甜：原作“田”，無田瓜，據字音及文義改。

2 雞肫胵：卽雞肸皮，又名雞内金。

治喉痹神效方

山豆根一兩　熊膽一錢　硼砂五錢　胡黃連五錢　姜蠶五錢，炒　片腦三分　麝香三分　黄芩一兩，炒　黄柏一兩

右爲細末，吹入喉内，神效。

又方

用鴨嘴膽礬碾爲細末，醋調灌下卽安。

愈痛湯　治咽喉腫痛不可忍。

梔子炒，君　片芩炒，君　玄參去蘆，君　連翹去仁，君　桔梗君　防風去蘆，臣　荆芥去根，臣　薄荷去根，臣　黄連炒，臣　石膏二匙　甘草佐[1]

右㕮咀，水鍾半，煎八分，食後小杯作五六次熱服。

六瓣[2]散　治喉痹水米不進。

白礬三錢，末，又火化汁，入巴豆三個，作六塊，銚中熬枯，去豆仁，研末。

如牙關緊急不能張口吹藥，仍令病者用鼻孔下進，亦愈。

三因玉鑰匙　治風熱喉痹及纏喉風。

焰硝一兩半　硼砂半兩　片腦一錢　白姜蠶一錢

右爲末，以竹管吹半錢許入鼻中，立愈。

又加雄黄二錢，名金鑰匙，每用五分吹入喉中，卽愈。

乳鵝方　治急喉風，乳鵝閉塞。

用新牛膝根一撮，艾葉七皮，搗碎，入乳和勻取汁，令病人仰卧，將汁灌入鼻内，須臾痰涎卽從口鼻出愈。

余凡遇喉中腫痛，單用川牛膝根研爛，取汁和涼水服之，有效。土牛膝亦可。

青龍膽散

治咽喉閉塞腫痛，并雙單鵝，神效。

用好鴨嘴膽礬末，盛於青魚膽内，陰乾爲末。吹入喉口，極效。一方加川椒七粒。

奪命散　治急喉風。

---

1 佐：原笔誤作“位”，據字形及文義改。

2 瓣：原作“辨”，方中有“巴豆三個作六塊”，卽“六瓣”，本卷分目錄亦作“瓣”，故改。

五倍子燒存性　密陀僧各三錢　片腦五分爲末

每吹入喉中卽安。

肩背痛[1]

《脉經》云：洪而大，脉促上緊者，肩背痛。沉而滑者，痰痛。

豁痰湯　治肩背疼痛。

陳皮八分　甘草二分　茯苓六分　海桐皮八分　半夏一錢　枳殼八分　桔梗七分　赤芍藥七分　香附七分　蒼术七分　姜黄五分　梔子炒，一錢　川芎五分　條芩炒，一錢

水鍾半，姜三片，煎八分，食遠熱服。如痛甚，加朴硝二錢，頭劑。

肩背痛　有因風熱乘肺，手太陰經肺氣鬱甚不行，病則煩頷腫，項肩顬肘臂外後臁痛，汗出，小便數而欠者，皆風熱乘肺也。小便遺失者，皆肺經虚也。

通氣散　治風熱乘肺，背肩疼。

防風　藁本　獨活[2]　羌活已上通經血　黄芩　黄連二味降火，各等分

右爲末，每服肆錢，神效。

通氣防風湯

治肩背痛汗，小便數而少，風熱乘肺，肺氣鬱甚，宜瀉風熱。

檳榔　甘遂　芍藥　威靈仙　澤瀉　亭歷各二兩　乳香　没藥各一兩　大戟[3]炒，三兩　陳皮四兩　牽牛頭末，一兩

右末，米糊爲丸，每服六七十丸，湯下。

當歸拈痛湯

治濕熱諸痛，肩背沉重，胸膈[4]不利，足脛痛腫。

羌活　甘草　黄芩炒　茵陳各一錢　人参去蘆　升麻　苦参去蘆　乾葛　防風去蘆　蒼术各三分　知母　茯苓　澤瀉　豬苓各五分　白术錢半　當歸身酒浸洗，五分

水二鍾，煎一鍾，隨病上下，溫服。

1　肩背痛：此病與“胃脘痛”當置於下“諸疼痛”之後。原文如此，謹予説明。
2　活：原作“滑”，據字音及文義改。
3　戟：原作“戰”，據字形及文義改。
4　膈：原作“膈”，據字形及文義改。

胃脘痛 附心病

脉法　右手實者，痰疾積也。大是久病，緊實，不大便者，下之痛甚者，脉必伏。陽微陰弦，脉短而數者，心病。若細而遲沉者，可治。堅大而實，浮大而長，滑而利，數而緊，皆難治。

丹溪云：心痛卽胃脘，有熱厥、寒厥、大實、死血、食積、痰、蟲。

按《機要》云：熱厥心痛，身熱足寒，甚則煩燥而吐，額自汗出，脉實，可汗利，刺[1]太溪、昆侖。寒厥心痛，手足厥，通身冷汗，便溺[2]清利，不渴，氣脉微熱弱者，可溫，术、附。陽厥心疼者，寒邪塞心包也，良姜、菖蒲、辛熱者治[3]之。大實心疼，卒然發痛，大便或閉，久而住悶，心腹高起，按之則痛，不能飲食，可服煮雄丸。蟲痛者，痛則心腹，發則腫聚，往來上下行，痛有休作[4]，腹熱無常處出，面色乍青乍白乍[5]赤，嘔吐清水；痰積者，隱隱然，得辛熱湯暫止[6]。

戴氏曰：死血痛者，痛有常處，不動移者。是若痛甚，欲大便，利[7]後痛減者，食積也。學者須當審疾發於疑似之間，辨熱於隱微之際，使一舉而萬全，豈[8]不美哉？

積痰痛方

滑石　蒼术米泔浸　山梔炒　香附童便浸，各一兩　南星湯泡　枳殼　青皮各去穰　木香　砂仁各五錢　半夏湯炮，五錢　螺螄殼用牆上年久者，研碎，炒，一兩

春加川芎，夏加黃連，秋冬加茱萸各五錢。姜汁浸炊餅爲丸，如菉豆大。每用五六十丸，姜湯送下。

萬靈散　專治蟲痛如神。

檳榔末三錢

於十六日待蟲頭向上，米湯下，立效。

---

1 刺：原脱，據《丹溪手鏡》卷中“心腹痛”補。
2 溺：原作“弱”，據改同上。
3 治：原作“至”，據字音及文義改。
4 痛有休作：“休”誤作簡體“体”字。《丹溪手鏡》此句作“往来無有休止”。
5 乍：原作“午”，據上下文義改。
6 止：原作“上”，據《丹溪手鏡》卷中“腹痛”改。
7 利：原作“去”，據改同上。
8 豈：原作“起”，據字音及文義改。

木香散

治心氣痛并蟲疼。

木香　莪术去毛，醋浸炒　甘漆炒煙盡，各等分

右爲末，醋湯調下一錢，卽安。

天王補心丹

寧心保神，益血助精，壯力強志，令人不忘，除怔忡，定驚悸，清三焦，化痰涎，祛煩熱，療咽乾，育養心神。

五味子　柏子仁　天門冬　麥門各去心　酸棗仁去殼炒，各一兩　生地黃四兩　當歸身酒洗浸用，一兩　黃連炒，二兩　人參　玄參[1]　丹參　桔梗　遠志去心　白茯苓去皮，各五錢

爲末，煉蜜丸如梧子大，硃砂爲衣。每服二三十丸，臨臥時燈心竹葉湯送下。

安膽湯　治心膽驚怯，健忘。

半夏湯泡　竹茹　枳實　茯苓各一錢　陳皮錢半　遠志七分　甘草二分　石菖蒲五分

水鍾半，姜三片，煎八分，食遠服。

養心丹　勤政勞心，痰多少睡，心神不足。

黃連炒，六分　白茯去皮，八分　茯神去心，八分　麥門冬去心，一錢　當歸酒洗，八分　芍藥七分　甘草三分　柏子仁一錢　遠志六分　陳皮七分　人參去蘆，八分　酸棗仁炒，一錢

水鍾半，蓮肉四錢去心，煎八分，食前服。

白龍丸　治急心痛。

陳倉麥麵二斤，寒水石末二斤，滴水爲丸如彈子大，雲母石爲衣，陰乾。每服二丸，用炭火燒紅，入燒酒內研細，服之卽止。

硃砂安神丸　治心神恍惚。

黃連炒，錢半　硃砂飛，一錢　生地酒洗　當歸身各酒洗，七分　甘草五分

共爲末，米糊丸如菉豆大，每服三十丸，食遠白湯送下。

鄙續

真心痛，手足青至節者，不治。胃脘痛亦在心之分，故俗名心痛，日久不

1　玄參：此下原有"各"字，當衍，刪之。

食，亦無害也。蟲動痛者，必面上白斑唇紅，痛後便能食，時作時止是也。因怒而飲食卒痛，便閉悶，心胸高起，手不可按者，實痛也，可下[1]。痛可按者，虚痛也，不可下，傷寒有動氣不可下，此也。

諸疼痛

《脉經》云：沉、弦、細、動，皆是痛症。心痛在寸，腹痛在關，下部在尺，脉象顯然。

王[2]節齋曰：凡治心腹痛，但是新病，須問曾服何飲食，因何傷感，有無積滯，便與和中消導之藥。或日數已多，曾多服辛溫燥熱之藥，嘔吐不納，胸滿，口舌乾燥，大小便澀，則内有鬱熱矣。或原有舊病，因感而發，綿延日久，見症於前者，俱用開鬱、行氣、降火、潤燥之藥，川芎、香附、山梔子、黄連、姜汁之類，甚者再加朴硝。心腹久痛，須于溫藥内加苦寒之藥，溫治其標，寒治其本也。

手拈散 方見濕門。

治心脾氣痛，諸痛俱治。

腹痛

《脉經》云：脉細小弦急爲濕，滑爲痰，陰。弦緊，或實或伏者，可下。若細小遲者生，堅大而疾、浮大而死。痛而喘，滑而利，數而緊者，難治。臍下或大痛，不治。若細小急中腹痛，陰弦則腹痛，弦急小腹痛，尺緊臍下痛，尺伏小腹痛，癥瘕尺實，小腹痛，小水當利。心腹痛，痛不得息，細小遲者生，疾者死。腹痛脉大長者亦死。

鄙續

食痛，脉弦，右關大甚，欲大便去後則痛或減是也。痰痛者，痰因氣滯，脉滑，痛則小便不利是也。熱痛者，時痛時[3]止者是也。寒痛者，綿綿而痛是也。

1　下：原作“行”，據下對文“虚痛也不可下”改。

2　王：原誤作“九”，據本書數引“王節齋”改。

3　時：原作“持”，據上下文義改。

死血痛者，痛有常處而不移，夜間甚者是也。虚痛手可按，實痛手不可按是也。臍下忽大痛，人中黑者，必死。

脅痛

《脉經》云：大者腎虚，澀爲瘀血，緩爲濕，或伏爲痰。尺沉腰痛，右尺浮沉而弦沉爲滯，弦爲虚，沉弦而緊爲寒，沉弦而浮爲風，沉弦細而澀爲濕，弦而澀，閃朒[1]。

抑青丸　治肝氣痛。

黄連姜汁拌炒

爲末，米糊丸如粟米大，每服四五十丸，姜湯送下，滚白湯亦可。

加味推氣湯　治右脅疼痛，脹滿不食。

姜黄一錢　枳殼一錢　甘草三分　半夏七分　陳皮八分　桂少許

水鍾半，姜三片，煎八分，食遠服。

鄙續

右脅一條杠起作痛者，食積也。悠悠痛不止者，虚痛也。兩脅痛屬肝氣，久則有死血爲患也。左脅痛，肝有餘，有氣滯也。右脅痛乃脾氣痛。當用理氣豁痰之藥，須分左右用藥方效。左脅有塊作痛者瘀血也，右關脉沉澀，主右脅痛，屬脾經，氣滯病也。右脅痛有塊，乃氣滯痰之病也。

腰痛

《脉經》云：尺脉[2]沉，腰背痛。若腰痛，時時失精，飲食減少，其脉沉滑而遲，可治。

姜膠膏

用生姜自然汁四兩、水膠[3]一兩，同煎成膏。用厚紙攤貼腰眼，及治諸痛并脚氣痛，神效。

茴香散　治腰痛。

---

1 閃朒："朒"原誤作"納"。閃朒乃外傷筋骨損傷類疾病。

2 脉：原作"浮"，浮沉同見，不通。據《脉經》卷二《平三關病候并治宜》改。

3 水膠：即牛皮膠、黄明膠。

杜仲一兩，炒去絲　破故紙五錢　小茴香四錢　木香一錢

爲末，每服二錢，好酒調下。

煨腎酒　治男、婦、小兒腰痛。

犍豬腰子三個，内去筋膜；杜仲去粗皮咀，炒斷絲，爲末；川椒去目，炒燥爲度。各等分，火燒鹽三錢，和勻，放二錢入腰子内，紙包，慢火燒熟，空心酒送下。

鄙續

腎虛者，血虛而痛之不已，或悠悠痛，多在腎腧者，真腎虛也。瘀血痛者，日輕夜重者是也。濕痛者，或遇天陰久坐而發者是也。濕痰流注者，脉滑或伏者是也。腎虛者，腰重如帶五千錢，身腰冷如冰，飲食如常，小便自利，宜流濕化痰之藥治之。腰乃腎之府，腰痛則腎虛憊矣。

痿症門

痿症論　五痿之症，古方特立篇名，所論甚詳，後代概多缺略。考其所由，皆因混入中風條内故也。痿症不可作風治之。肺痿者，專主養肺氣、養血與治金。亦有食積、死血妨礙不得下降者。陳無擇謂痿因内藏不足所致，誠得之矣。然痿之所不足者，乃陰血之不足也，而醫方多用補血驅風之劑，豈免實實虛虛之故耳？可當慎哉。

補陰丸

黄柏半斤，鹽炒　知母酒炒　熟地各三兩　白芍煨　陳皮　牛膝各二兩　瑣陽　當歸各兩半　虎骨酥炙，一兩　敗龜板酥炙，四兩　加川芎一兩　蒼术一兩

右爲末，酒煮羊肉爲丸，如梧桐子大，每六七十丸，白湯送下。

五痹湯　治諸風寒濕痹，手足緩弱，頑麻不仁。

羌活　姜黄　白术　防己各等分　甘草減半

用水二鍾，姜三片，煎服。

清燥湯方 見脚氣門。

脚 氣 門

脉法 浮爲風,濡細爲濕,洪數爲熱,遲澀爲寒,微滑爲虚,牢堅爲實。浮爲表,沉爲里,沉弦爲風,沉緊爲寒,沉細爲濕,沉數爲熱結。因氣散,因憂緊,因怒細,因悲左寸乍大乍小乍無,與左尺絶者,皆不治。

丹溪論 有溫熱,有食積流注,有風濕、寒濕。

按《三因》云:自汗走注,爲風勝。無汗,攣急掣痛,爲寒勝。腫滿重著爲濕勝,煩渴熱勝爲暑勝。四氣兼中者,但推其多[1]者爲勝,又須分表里以施治也。蓋古無脚氣之説,《内經》名厥[2],二漢間名緩風,宋齊之後謂之脚氣,名雖不同,其實一也。初得不覺,因他病乃作,始發或奄然大悶,雖三二日方覺,先從脚起,或緩弱疼痹,或行起忽倒,或日脛腫滿[3],或足膝枯細,或心中忪[4]悸,或小腹不[5]仁,或舉體轉筋,或見食吐逆,惡聞食氣,或胸滿氣急,或遍體瘦[6]疼,此其候之不同也。初覺卽灸所覺處二三十壯,隨愈。此乃奇[7]妙無窮良法也。

脚氣説 脚氣從濕從下,須提起其濕[8],在下之藥,隨氣血用。

南北論 南方之人自外而感,北方之疾自内而致。蓋南方之人當風取涼、醉房,久坐濕地,或履風濕毒氣,血氣虚弱,邪氣併行,膚腠邪氣盛,正氣少,故血氣澀,澀則痹,虚則弱。病發熱,四肢瘦疼煩悶者,因暑月冷濕得之;四肢結轉筋者,寒月冷濕得之。北方之疾,因潼酪醇酒之濕熱下注,積久而成腫滿疼痛也。治宜下藥,泄越其邪。

東垣説 濕淫所勝,治以苦溫。以苦辛散之,透關節勝濕爲佐;以苦寒泄之,流濕清熱爲臣。宜當歸拈[9]痛湯,服之立愈。

---

1 多:原作簡體"灵"字,據《三因極一病證方論》卷三《叙脚气論》改。
2 内經名厥:原作"内之明厥",據《玉機微義》卷二十三《脚氣門》改。
3 满:原作"服",據改同上。
4 忪:原作"松",據改同上。
5 不:原脱,據補同上。
6 瘦:原作"三",據改同上。
7 奇:原作"下",據文義或爲"奇""其"等字,今取"奇"爲正。
8 須提起其濕:原作"煩提起濕",據《醫學正傳》卷四《脚气》改。
9 拈:原作"粘",音同義不同,據該方原名改。

不治症　入心則恍惚謬妄，嘔吐，食不入，眠臥[1]不安，脉左乍大乍小乍無者，不治。大口屬心，心絶故也。入腎則腰脚痛，小便不通，呻吟，目額黑，冲胸而喘。左尺絶者不治。空心屬腎，腎絶故也。

防己飲

黃柏炒　蒼术米泔浸　白术　防己　生地酒洗　檳榔　川芎　犀角炒　甘草　木通去皮　黃連炒去鬚

如熱，加黃芩；時令熱，加石膏；痰，加竹瀝、姜汁、南星；大便閉，加桃仁；小便澀，加牛膝。

用水一鍾半，煎捌分，空心服。

清燥湯

治濕熱成痿，以燥金受濕之邪，是絶寒水生化之源，絶則腎虧，痿厥之病大作，腰以下痿軟，癱瘓難行。

生地酒洗，忌鐵　麥門冬去心　黃芪蜜炙　蒼术米泔洗　白术　陳皮　澤瀉　人參去蘆　升麻　五味子　神麯炒　豬苓　黃柏酒炒　白茯苓去皮　川連　柴胡　甘草　當歸身無[2]灰酒洗，等分

用水一鍾半，姜一片，煎八分，服。

強筋丸

治兩足痿弱軟痛，或如火焙，從踝下上冲腿胯等症，因濕熱所成者。

蒼术四兩　黃柏炒，四兩　牛膝二兩　敗龜板酥炙，一兩　防己一兩　歸尾二兩　虎脛骨酥炙，一兩　一方加附子二錢

爲末糊丸如梧子大，每服七十丸，空心姜湯下。

椒囊方　治脚氣奇效。

用川椒二斤，塞[3]於疏囊中，置大踏上，跣足踏椒囊上。蓋椒性熱，辟去寒濕，甚有理。一人用之月餘，效，真奇也。此椒囊添入檳榔末、熱艾，三味尤[4]效。

行氣湯　治風濕脚氣。

---

1 眠臥：原作“眼”，據《醫學正傳》卷四《脚气》改。

2 無：原作“飲”，不通，據文義改。

3 塞：原作“飲”，據字形及文義改。

4 尤：原作“九”，據文樞堂本改。

熟地黄忌鐵[1] 黄芪蜜炙[2] 杜仲炒 牛膝去蘆 五味子 白术 陳皮 當歸酒洗 五加皮 續斷[3] 萆薢 人参去蘆 柴胡去蘆 升麻去蘆,各等分 甘草少許

水鍾半,姜三片,煎八分,空心服。

四制二妙丸

滋陰降火,開胃進飲食,盡除周[4]身之濕,股體痿弱,并皆治之。

黄柏四斤成片,一斤酥炙一十三次,一斤人乳浸[5]一十三次,一斤童[6]便浸一十三次,一斤米泔浸一十三次 無油蒼术一斤,四兩川椒炒,四兩破故紙炒,四兩五味子炒,四兩 川芎炒

去炒藥四味,用蒼术同黄柏爲煉蜜爲丸,如梧桐子大。每服三十丸,早酒下,午茶下,晚白湯下。黄柏得五[7]斤,刮去皮,淨四斤;蒼术得斤半,粗米泔浸過,去皮,淨一斤。

除濕飲 治風寒暑濕,足常履之所致。

木瓜 檳榔 白芷各半兩 半夏麯 厚朴 蒼术各二兩 藿香 陳皮 白术 茯苓各一兩 甘草六錢

右㕮咀,用水鍾半,姜三片,棗二枚。不拘[8]時服。

遠行健步散

防風 細辛 草烏

右爲末,梭[9]鞋底或草鞋内,遠行脚不酸疼,神效。

治濕氣湯

羌活 紫蘇 黄柏炒 芍藥煨 木瓜 澤瀉 木通去皮 防己 檳

1 鐵:原作"朕",不明其義。據本書地黄下炮制,當爲忌鐵,故改。
2 蜜炙:原作"密",據本書黄芪常見炮制法改。
3 續斷:原互乙,今據該藥正名乙轉。
4 周:原作"迴",據文樞堂本改。
5 浸:原作"漫",據字形及文義改。下同徑改。
6 童:原作"至",據本書卷十五改。
7 五:此前有"一"字,據文義,乃衍文,删之。
8 拘:原作"俱",據字音及文義改。
9 梭:古醫籍同類方用藥法,或作"摻",或作"鋪"。"梭"字發音近"撒"。此數動作皆可將藥末撒佈鞋内。

榔　蒼术炒　枳殼去穰　甘草　香附童便浸，各[1]等分

痛加木香，腫加大腹皮，熱加黄連、大黄。水煎服。

脚氣冲心，四物湯加炒黄柏。又以附子末，津調貼涌泉穴，外用艾灸，以引其熱也。

鄙續

濕氣者，腫痛或脛強。夾濕熱者，走濕積流注於下則爲脚氣。脚氣之症有四：浮弦起於風，濡弱起于濕，洪滑起於痰，弦澀起於少血，遲沉起於寒濕。初起者類傷寒，唯脚有患者異耳。婦人病此者，多因血海虚而得之。男子得此，多因腎水虚耳。男女固有分罰，用藥則無異也。大率以溫熱之藥爲主，兼以補腎、補血之劑，方得取效。

疝　症

《脉經》云：寸口弦緊爲寒疝。弦則胃氣不行，氣不行則心寒，緊則不飲食。寸口遲緩，遲爲寒，緩爲氣，氣寒而摶，摶緩而痛。沉緊、豁大爲虚，弦緊摶皆疝，視在何部而分之，其藏：心脉微滑爲心疝，肝脉滑爲㿗疝，腎脉滑之癃㿉，大急沉爲腎疝。肝脉大急沉，爲肝疝。心脉摶急爲心疝。肺脉沉摶爲肺疝。脾脉緊爲脾疝。寸弦而緊，弦緊相摶，爲寒疝。趺陽虚遲爲寒疝。

丹溪曰：疝氣，睾丸連小腹而痛也。有痛在睾丸者，痛五樞穴邊者，皆足厥陰之經也。或無形無聲，或在形如瓜，有聲如蛙。自《素問》而下，皆以爲寒，蓋寒收引，經絡得寒則引而不行，所以作痛。然亦有踢冰徒涉[2]，經身不病，此者無熱在内故也。大抵此病始於濕熱在經，遏而至久，得寒氣外束，不得疏散，所以作痛。若只作寒論，恐爲未備。或曰：厥陰經濕熱何由而致？余曰：大勞則火起於筋，醉飽則火起于胃，房勞則火起於腎，大怒則火起於肝。積之已久，子能令母虚，濕氣便盛，濁液凝聚，併入血絡，流于厥陰。厥陰屬肝，爲將軍之官，其性急速，火性又暴爲寒所束[3]，宜其痛之太暴也。嘗以烏

1　各：原作"合"，據文樞堂本改。
2　徒涉：原作"淑收"，疑爲"涉水"之誤。朱丹溪《格致餘論·疝氣論》原作"徒涉"，據改。
3　束：原作"速"，據《格致餘論·疝氣論》改。

頭、梔子作湯服之，其效亦敏。後因此方隨形症加減，無不驗。但熱又分多少，而濕者腫[1]，多癩病是也，其痛亦輕，但重墜牽引耳。

守效丸 治癩之要藥，不痛而鎮墜。

蒼术一兩 南星八錢 半夏八錢 白芷五錢 川芎五錢 枳實五錢 山查三錢

爲末糊丸如菉豆，每服五六十丸，空心下。

秘方 治諸疝。

枳實五錢 梔子一兩炒[2] 茱萸五錢 橘子一兩 山查五錢 桃仁五錢 青皮一兩 荔核八錢 桂枝三錢

有瘀血，加川烏二錢，水煎服。

止痛附子湯 治疝氣作痛。

蒼术 香附俱鹽炒 黄柏炒，各爲君 青皮 益智 桃仁 玄胡索已上爲臣 茴香炒 附子鹽炒 甘草已上爲使

爲末作湯，服後一痛過，更不再矣。

平肝愈痛方 治疝氣疼痛不止。

柴胡君 黄芩炒，臣 青皮君 小茴香炒，君 甘草使 梔子炒，君 香附臣 玄胡索臣 山查臣 黄柏炒，佐 柑核臣 枝核[3]臣 川練[4]肉佐

水鍾半，煎八分，空心服後丸藥，除根。

丸藥方

生地 熟地忌鐵 當歸各酒洗 白芍煨 知母忌鐵 五味子 黄柏炒 香附制 山查 玄胡索各等分

爲末，米糊丸如梧子大，每服三四十丸，空心茴香湯下。

玉鐶笑來散 治小腸疝氣，其效如神。

荔核四十九粒 陳皮連白九錢 硫黄四兩共爲末

用鹽水煮糊丸，如菉豆大。遇痛時空心酒服九丸，良久再服，不過三服見效，痛則仍服之。又能治心氣痛。

---

1 濕者腫：原作“治濕則腫”，據改同上。

2 炒：原作“砂”，據文樞堂本改。

3 枝核：即荔枝核。

4 練：通“楝”，“川練”即“川楝”，按例不改。下同。

鄙續

寒疝者，囊冷結硬如石，陰莖不舉，或控睾丸而痛者是也。水腎者，腎囊腫痛，陰汗時出，囊或腫如水晶，或痒而搔[1]出黄水，或小腹按之作水聲者是也。筋疝者陰，腎莖腫脹，或膿或痛，里筋縮或莖中痛，外痒，或梃縱[2]不收，或白物如水晶出者是也。血疝者，其狀如黄瓜在小腹，而傍横骨兩端約中，俗云便癰也。氣疝者，上連腎腧[3]，下及陰囊，或因號哭忿怒，氣鬱而脹，以鍼出氣而愈也。狐疝者，其狀如仰瓦[4]，臥則入腹，行出囊中，狐則晝出穴而溺，夜則入穴而溺，此症如狐相類也。㿗疝者，陰囊腫縋，如升如斗，不痒不痛，得之地氣卑濕，故江淮人多有之也。

1 搔：原作"瘙"，據字音及文義改。
2 縱：原作"從"，據字形及文義改。
3 腎腧：原作"背軀"，部位過高，據《醫學正傳》卷四《疝氣》改。
4 仰瓦：原作"卯"，文樞堂本作"卯"。據改同上。

卷之十

目　錄

婦人科

產前

脉　論　子和説　丹溪辯　有驗方　益母飲　女聖丸　豆酒湯

崩漏

論　辯　香附丸　蠶砂散　通經丸　煨腎散　活血湯　通經飲　當歸飲　愈崩散　通滯湯　平肝湯　川芎湯　歸髮散　管仲湯　定風膏　愈紅散

催生

催生丹　佛手散　催生方　灸法　順生湯

產後

脉　辯　紅棗湯　止運方　逐汗湯　澤蘭散　破血湯　益母丸附膏法　脱癩方　通神散

婦　人　科

產前

《脉經》云：男女之别，以左右取。左疾爲男，右疾爲女。沉實在左，浮大在右。右女左男，可以預剖。離經一至，沉細而滑。陣痛連腰，胎卽時脱。血瘕弦急而大者生，虚小弱者卽是死形。半產漏下，革脉主之。弱卽血耗，立見傾危。又曰：左手沉實爲男，右手浮大爲女。左右俱沉，實生二男；左右俱浮大，生二女。脉左偏大爲女，左右俱大產二女。脉俱浮生二女，若俱沉生二男。大抵以尺脉爲主。

論

經脉不行，多有脾胃損傷而致者，不可便認經閉血死，輕用通經之藥。有此症，須審其脾胃少食惡食、泄瀉疼痛。或因誤服汗下，致尅傷於中氣，以致血而不行者。只宜補養，用白术爲君，茯苓、芍藥爲臣，佐以黄芪、陳皮、麥芽、甘草、撫芎、當歸、柴胡等藥，土甚則生血而經血自行矣。又飲食積滯而損脾胃，亦宜消積補脾。若脾胃無病，果有血塊凝結，方以行血通經之劑。

張子和云：大凡婦人難産者，皆因燥澀緊斂，故産户不得開通，宜先於降誕月，自月之日，用長流水調益[1]元散，日進三服，生必易産，後亦無虚熱之症，血不和之疾。未入月，不宜服，以滑石滑胎故也。

丹溪曰：婦人經病，有月候不調者，有月候不通者。然調不通之中，有兼疼痛，有兼發熱，此分爲四也。然四者之中，若細推之，不調之中，前者不及。有過月者爲虚，不及者爲熱也。不通之中，有血滯，有血枯，血滯宜破血，血枯宜補血。疼痛之中，有常時作痛，有經前、經後作痛者，則常時、經前作痛爲血積，經後爲血虚也。發熱之中，有常時發熱者，則常時血虚有積，經行有血虚者爲熱也，此謂而有八焉。大抵經病，内因憂思忿怒，外因飲食停寒，何則？人之氣血周流，忽因憂思忿怒所觸，則鬱結不行。人之經前、産後，忽遇飲冷形寒，則惡露不盡。此經後不調、不通作痛、發熱之所由也。調氣而破血，開其鬱而補其虚，涼其血而清其熱，治之有道也歟。抑嘗知氣行血行，氣止血止，余故治血病以行氣爲先，香附之類是也。

有驗方

治蕭秀才乃[2]正行經未及二日，有鬱受寒，腹并背痛將死，一服卽安，故著之。

桃仁君，去皮尖[3]　赤芍君　牛膝君，去蘆　歸尾君，酒洗　紅花君　陳皮臣，去白　青皮臣，去穰　紫蘇臣　木通佐，去皮　藿香佐　香附佐，制　川芎佐　白术佐，土炒　五靈佐　桔梗使

水鍾半，煎八分，入炒靈脂。空心溫服。

益母飲

治王友乃正月内四肢拘攣，語言蹇滯，一服安。

防風君，去蘆　荆芥君　益母草君　當歸身尾，君，酒洗　薄荷皮　陳皮臣，去白　半夏君，湯泡　赤芍藥臣　茯苓佐，去皮　白芷佐　香附佐，制　枳殼佐，去穰，麩炒[4]　甘草使　川芎使　童便一杯

---

1 益：原脱，據《儒門事親》卷十一《婦人·火類門》補。

2 乃：疑此字爲女性代詞，如"婦"或"女"。下同。文樞堂本徑將"蕭秀才乃"改爲"曾有一婦人"，此有損原義，不取

3 尖：原作簡體"灾"字，據文義改。

4 炒：原作"沙"，據文義改。

水鍾半，姜三片，煎八分，入童便熱服。

女聖丸　治女子婦人諸症，屢效。

香附米一斤分作四制：

一分鹽水、姜汁浸透，煮熟略炒，主降火清痰，下部血；

一分，水、醋浸透，煮熟略炒，主斂氣補血；

一分童便浸七日，洗過，不燭隔乾[1]，主降陰，大退虛煩；

一分山梔仁四兩同炒，去梔仁不用，主鬱火，清肺熱。

右爲末，各重四兩，淨拌匀[2]，酒糊丸如梧子大，每服六七十丸，隨症換引下。

古云：女中之聖藥，以其氣香則竄，無滿氣也。味苦則降，無邪火也。其性勇毅發暢，可解婦女鬱結多怒。偏《本草》只言益母，世俗都言耗氣，男子不敢服。

經水過期，酒下；血滯，紅花煎湯下；

頭運，薄荷湯下；胎前諸病，艾湯下；

産後諸病，當歸、川芎各一錢，煎湯送下；

胞滿脹，姜湯送下，或荆芥加姜汁亦可；

白帶，小茴香或木香煎湯送下。

此症非冷，乃自庚辛金來，主忿怒氣所致也，其餘病症與男子同。隨意用引不能者，只用滚白湯送下。

豆酒湯　治婦人女子反張。

大豆五升　清酒一斗

將豆爲末，用鍋猛火炒豆煙，以酒摻之，去渣熱服。

崩漏

論

婦人赤白帶下之症，多是怒氣傷肝。夫肝屬木，脾屬土，肝邪乘脾，木氣

1 不燭隔乾：義晦。文樞堂本作“不炒隔乾”。《壽世保元》卷七同名方作“不炒爲末”。“燭”音同“煮”，“隔”形近“陰”，疑作“不煮陰乾”。

2 匀：原作“句”，據文樞堂本改。

剋土，則脾受傷而有濕，濕而生熱，熱則流通，所以滑濁之物滲入膀胱，從小便而出。古人作濕寒，而以辛溫之藥治之者，非也。而丹溪作濕熱，而用苦寒之藥治之者，是也。雖古人曾用辛溫之劑而愈，殊不知用苦寒之藥，是正治之法也；用辛溫之藥，是從治之法也。蓋濕熱拂鬱於内，肚腹疼痛，赤白帶下，非辛溫之藥從治而能開燥乎？然濕熱未曾佛鬱，但止赤白帶下而無腹痛之症，不若用苦寒之藥并治之爲當也。

丹溪辯：帶下，赤屬血，白屬氣，主治燥濕爲先。漏與帶俱是胃中痰積流下，滲入膀胱，無人知此，只宜升提，甚者上必用吐以提起氣，下用二陳湯加蒼术、白术，仍用瓦龍子[1]。又曰：赤白帶下，皆屬血出於大腸小腸之分。肥人濕痰，海石、半夏、南星、黄柏、川芎、蒼术、椿皮。一方無椿皮，用青黛。瘦人白帶少，如有者是熱，用黄柏、滑石、川芎、海石、椿皮。若無海石，蛤粉亦可。又一方青黛作丸子服。

赤白帶下，炒黄荆子爲末，酒調下二錢，米湯亦可。又治心痛，羅先生法，或十棗湯，或神祐丸，或玉燭散，皆可服。實者可行，虚者不可峻攻。若血虚者，加四物湯；氣虚者，參、术、陳皮間與之。濕盛者，用固腸丸[2]。相火動，于諸藥中少加黄柏。滑[3]加龍骨、石脂。帶下者，加葵花花白者治白帶，花赤者治赤帶。性燥者，加黄連。若痰氣帶[4]下，蒼术、香附、滑石、蛤粉、半夏、茯苓爲末、丸服。寒月少加乾姜，臨機應變。服藥必須斷厚味。

香附丸　屢驗。

治女人怒氣傷肝諸症及經不調之疾。

香附半斤：四兩童便制，四兩米醋制，各[5]浸一宿，曬乾爲末，忌鐵器　貝母去心，一兩　半夏五錢或一兩，泡七次　枳實去穰，麩炒一兩　條芩炒，兩半　甘草去粗皮，五錢　枳殼去穰，麩炒一兩　白术土炒，兩半

平肝調經，加柴胡去蘆，二兩淨、黄連炒，六錢、青皮去穰，二兩。

各爲末，老米糊丸如梧子大。每服五六十丸，食後滚白湯下。如飲食少

1　瓦龍子：即瓦壟子，又稱瓦楞子、魁蛤。

2　固腸丸：原作“潤腸光”，據《丹溪心法》卷五《帶下》改。

3　滑：《丹溪心法》卷五《帶下》其下有“者”字。

4　帶：原作“滯”，據改同上。

5　各：原作“谷”，據文樞堂本改。

進，麥芽煎[1]湯送下。

蠶沙散 治月信不通。

用蠶沙不拘多少，擂水服即通。

通經丸 治婦女經事不通，臍腹疼痛，或成血瘕。

莪术炮 歸尾酒洗 青皮 桃仁去皮尖 乾漆炒去煙 乾姜炮 桂心等分 大黄 川烏 川椒炒出汗，各一半

右爲末，將一半用醋熬成膏，和餘末一半，盛石臼中杵爲丸，如梧子大。每服五十丸，醋湯或酒空心送下。

煨腎散 治白帶屢效。

用豬腰子一對，切開去筋膜，分爲兩片，内用竹刀碎劃開。一副入天麻三分，麻紥住，於瓦銚内香油煎熟。空心用無灰酒下。

當歸活血湯 治經血氣滯過期。

白茯去皮 赤芍 天門去心[2] 麥門各二錢，去心 香附醋浸 歸尾無灰酒洗 生地酒洗 熟地各一錢，酒洗 蒲黄一錢 川芎 白芷各五分

水鍾半，煎八分，空心服。

活血通經飲

治經水不通，年久身體發熱，將成乾血癆之疾。

桃仁去皮尖 柴胡去蘆 黄芩炒 赤芍 三棱 莪术醋炒 玄胡各二錢 厚朴姜制 牛膝去蘆 歸尾酒浸 香附制 蘇木各一錢 牡皮錢半 紅花五分

同前煎服。

當歸飲 專治經水不通。

歸尾酒洗 玄胡 牛膝去蘆 赤芍 桃仁去皮尖[3] 紅花 蘇木各一錢 甘草 桔梗各二分 澤瀉三分 生地無灰酒洗 川芎 條芩炒，各五分 香附制 白术 柴胡去蘆 乾漆炒盡煙，各七分 三棱煨 莪术煨 蒲黄生 五靈各八分 牡丹 陳皮各六分

同前煎服。

---

1 煎：原誤作“前”，據文義改。
2 心：原脱，據文義補。
3 尖：原誤作“火”，據文義改。

愈崩散　治血山崩，又治心胃痛。

用羊糞燒灰存性。每服三錢，空心滚白湯調下。

通滯飲　治婦人經水不通。

蘇木　紅花　桃仁去皮尖　赤芍　牛膝各一錢　三棱醋炒　莪术各七分　玄胡　大黄各八分

水鍾半，煎八分，空心服。

活血平肝湯　治赤白帶下及血山崩。

當歸酒洗　條芩各一錢炒[1]　川芎少許　地榆炒，一大撮　白芍煨　黄連炒[2]　香附各八分，制　柴胡去蘆　青皮各七分　生地錢半酒洗

同前煎服。

川歸湯　治血少氣滯，經閉不行。

當歸酒洗　牛膝各一錢　熟地酒洗　香附各八分，制　青皮　陳皮去白　蘇木　紅花　川芎各七分　甘草二分　白茯六分，去皮　白术五分

同前煎服。

歸髮散　治血山崩。

用婦人油頭髮　千年石灰　歸身各錢半，酒洗

右爲末，用無灰酒調服。

管仲湯　治血山崩漏之疾。

烏梅去核三兩五錢，半生半熟　管仲制過去毛

用酒、水各一鍾，煎湯，露一宿，溫服。

定風膏　治赤白帶下。

定風草[3]爲末，豬腰子一對，用竹刀劃開，搽上藥末，香油煎熟。好酒服下。如不知定風草，以天麻代之。

愈紅散　治血崩。

用棉花子不拘多少，燒存性，每服三錢，空心無灰酒送下，二三服卽安。

又方

用木耳焙焦爲末。每服三錢，空心白酒調下，二三服卽安。桑樹上耳尤效。

---

1 炒：原誤作“妙”，據文樞堂本改。

2 炒：原誤作“杪”，據改同上。

3 定風草：卽天麻别名。

催生

催生丹　療産婦生産不順，産育甚難，或逆或大。

十二月兔腦去膜，碾如泥　通明乳香研碎　母丁香各一錢　麝香二分半

各末，拌匀，入兔腦髓和丸如芡實大，陰乾，油紙密封。臨産服一丸，溫水送下。男左女右，手中握藥出，神驗。

佛手散　催生神驗。

治婦人五七月孕，因事築磕着胎，或子死腹中，惡露下，疼痛不已，口禁欲絶。用此藥探之，若不損則痛止，子母俱安，胎損便隨下。

當歸六錢，酒洗　川芎四錢

水鍾半，煎令泣欲乾，入酒一大盞，只煎一沸。去渣溫服。口禁灌之，如人行五里再服，不過二三服便生。

催生方

鴿糞二把　皮硝一把　百草霜二把　童便一大鍾

用白酒二鍾，煎至一鍾。胎死用此方，活者減半，服卽生。

又方

白芷三錢，燒存性　滑石一錢　百草霜半[1]錢

右爲末，童便調下。

又方

用黄葵子一合，炒，擂細，酒下。

昔方庠友寵胎死腹中，余以此與服，卽下。

催生灸法

急於産母右脚小指尖頭，以艾灸如麥粒大三壯，立産。并胎衣不下者，用此法屢效。

順生湯

當歸錢半，酒洗　厚朴五分，制　枳殼六分　甘草三分　蘇葉五分　貝母一錢，去心　荆芥八分　川芎一錢三分　黄芪八分　羌活五分　芍藥錢二分　兔絲子一錢四分，酒洗

---

1 半：原作“千”。千钱卽百兩，如何服得？今據本方諸藥用量，“千”字之形，并參《本草綱目》卷七“百草霜”用量（二錢以下），姑改作“半”。文樞堂本徑改作“二錢”。

右因婦人難産甚，有七八日生不下者，而制此方以調飲食，順生育。又不催生，又不安胎，臨産之月二三服，聽其自然，不拘横生、倒産、血運、陰[1]脱、無乳、血塊疼痛等症，并皆治之。每服用水二鍾，姜三片，煎八分，食遠熱服。

産後

産後三：發熱、惡寒、血運。

《脉經》云：黑氣起及衄者危，發喘者不治。

丹溪曰：産後當大補氣血，雖有他症，以末治之。沉弱者大，浮大者死。又曰：産後發熱惡寒，皆是氣血虚甚。左手脉不足，多用補血藥；右手脉不足，多用補氣藥，切不發表。如腹痛，當去惡血。若腹滿者，非惡血也。

紅棗湯　治産後笑不止，即血燥上沖。

用小紅棗不拘多寡，甘草煎湯任意服。

止運方　治産後血虚，角弓反張。

用荆芥穗瓦焙乾，碾細末。或酒煎炒豆汁下，或童便亦可。

逐污湯　治小産後胞痞血氣痛不止，作嘔作渴。

當歸酒洗　赤芍[2]　藿香各一錢　人參去蘆　玄胡各八分　熟地　生地各酒洗　枳殼各六分　川芎七分　甘草二分　麥門四分　加桂少許

水鍾半，煎八分，食遠溫服。

澤蘭散　治産後咳嗽。

用澤蘭爲末。每服二三錢，酒調下，效。

當歸破血湯

赤芍　白术土炒　蘇木[3]　紅花　桃仁各一錢　川芎　陳皮　香附童便制　牛膝各八分　乾姜炮　肉桂　枳殼各五分，炒　歸尾錢半，無灰酒洗

水鍾半，煎八分，空心熱服，加無灰酒一杯爲引。

---

1 陰：原作“明”，不通。文樞堂本作“陰”，義長，據改。

2 芍：原作“苟”，據文樞堂本改。

3 木：原脱，據文樞堂本補。

益母丸

用益母草不拘多少，即茺蔚子。其葉類火麻，對節而生，方梗凹面，四五六月有，節節間開花紫色，處處有之。此草生二種，白花者不是。於端午、小暑或六月六日花正開時，連根收采，陰乾。用時忌鐵器。用石臼搗爲末，煉蜜爲丸如彈子大，每服一丸，各照後開湯引送下。若量加全當歸、赤芍尤妙。其藥不限丸數，以病癒爲度，日服三五次。如梧子大者，每服七十丸。若熬膏尤佳，治法於後：

煮熬膏法：

益母草不拘多少，依前法採洗淨，入石臼内搗爛，濾取汁，入砂鍋内[1]，文武火熬成膏，如黑沙糖色爲度，入瓷罐内收貯。每服用一匙，妙。

胎前臍腹刺痛，胎動不安，下血不止者，水煎秦艽，米湯送下，或當歸湯亦可。

胎前、産後臍腹刺痛作聲，或寒熱往來，狀如瘧疾者，溫米湯送下。

臨産并産後，各先用一丸，童便、酒下。安魂定魄，氣血自然調順，諸病不生。又能破血痛，養脉息，調經絡，功效如神。

産後胎衣不下，落在胞中，及産前一切産難、横生、死胎，經日不下，脹滿腹中，心悶疼痛者，炒鹽湯送下即順。

産後中風，牙關緊急，半身不遂，失音不語者，童便、無灰酒各半調下。

産後氣喘咳嗽，胃膈不利，惡心，口吐酸水，面浮腫，兩脅疼，舉動失力者，溫酒送下。

産後兩太陽穴痛，呵欠心忪氣短，肌體羸瘦，不思飯食，血風身熱，手足頑麻，百節疼痛者，溫米湯送下。

産後眼前黑暗，血運血熱，口渴煩悶，如見鬼神，狂言，不省人事者，薄荷自然湯下。如無生汁，濃煎乾薄荷湯及童便[2]、酒各半送下。

産後面垢顔赤，五心煩熱，或結成血塊，腹臍奔痛，時發寒熱，有冷汗者，童便、酒各半送下。溫薄荷湯亦可。

---

1 内：原誤作“肉”，據字形及文義改。

2 便：原作“使”，據文樞堂本改。

產後餘血惡露不盡，結滯腹臍，刺痛[1]，惡物上沖，心胸滿悶者，童便、溫酒各半送下。

產後未經滿月，血氣不通，咳嗽不止，四肢無力，臨臥自汗，月水不調，久而不治，則爲骨蒸之病者，童便、好酒各半送下。

產後大小便不通，煩燥口苦，薄荷自然汁下。如無鮮者，乾薄荷煎湯亦可。

勒奶痛或成癰，爲末，水調塗乳上，一宿自愈。或生搗爛敷上亦可。

血山崩漏者，糯米湯送下。

產後鼻衄，口乾舌黑者，童便、酒各半送下。

產後痢，米湯下，或木香湯亦可。

產後瀉血者，水煎紅棗湯送下。

產後赤白帶下者，阿膠煎湯下。

婦人久無子息者，每服溫酒下一丸，服至一月，決有效驗。

產功雖多，有胎者，不宜多用，尤恐動胎。余故書之於此，後學當照古方斟酌用之，勿泥可也。

治脫癩方　自制，屢驗。

黃芪蜜炙　白术　白芍煨　生地各一錢　人參去蘆　陳皮　條芩炒　青皮各七分　川芎　升麻各六錢　香附八分　當歸一錢，酒洗　柴胡去蘆　黃柏各七分，炒

水鍾半，煎八分，空心熱服，四劑見效。

通神散

馬鳴肝卽晚蠶沙，半斤　香附子半斤

先將香附入砂鍋內，炒令青煙起，將濕手巾蓋覆。又炒取一個大者，折斷輕虛，中存一星。方入馬鳴肝同炒，存性爲度。以紙鋪於地下，傾藥於紙上，以瓷盆蓋一時，去火毒，爲細末聽用。炒時春夏存烟焰，秋冬盡烟焰是候。

如婦人小腹疼，加炒過蒲黃三錢，黃隔紙二層炒爲末，入前藥內。每服一匙，隨症用引下：

---

1 痛：原作“病”，據文樞堂本改。

常服用生地黄四兩取汁、生姜四兩取汁，合酒調服，神妙不可盡述。

產後潮熱，惡露不下，童便調服。血氣痛，暈悶，歸尾湯下。血氣冲心，艾醋湯下。

潮熱煩，譫語，惡露不散，不省人事，生地湯加童便下。五心煩熱，燈心、蘇葉煎湯下。惡心不止，藿香、生姜湯下。小便疼痛不通，滑石、木瓜[1]煎湯下。

1 瓜：原作“个”，无此藥。文樞堂本作“瓜”，據補。

卷之十一[1]

1 十一：原脱，據該書體例補。

目　録

小兒科

形氣論　察色歌　延生第一方　青金散　抱龍丸　神妙定命散　地龍丸　黄龍湯　不二丸　辰沙江子丸　啓脾丸　辨論　察色驗病法　察色驗生死　推拿掌法圖　六筋治病法　治症脚法　看病之法

痘疹科

論小兒瘡痘之由、瘢疹之由　論瘡痘所忌　論瘡痘輕重　論瘡痘五不治　論痘疹之候　論瘡痘初起疑似未真不宜服藥　論瘡痘有疏密煩[1]躁用藥法　痘疹看顔色法　瘡痘分虚實　痘不可汗下　論表里治法　預防湯　平解湯　加減升麻湯　犀角鼠粘湯　古方辰砂散　葛根解毒湯　川芎紫草湯　升麻紫草湯　活血當歸湯　草茸地黄湯　陳皮枳實湯　黄芪白术湯　厚朴檳榔湯　甘草地榆湯　復生引經散　鄙續　驗方

小　兒　科

形氣論

夫人之有生也，禀天地之陰陽，假父母之精血，交感凝結，以爲胞胎也。乾道成男，坤道成女，始自襁褓，以至髫齔。迨其成童，與夫壯年，豈易然哉？故一月之孕，有白露之稱。二月之胎，有桃花之譬。及其三月，則生右腎爲男，陰包陽也；先生左腎爲女，陽包陰也。其次腎生脾，脾生肝，肝生肺，肺生心。以推[2]其勝己者，腎屬水，故五臟由是爲陰。其次心生小腸，小腸生大腸，大腸生膽，膽生胃，胃生膀胱，膀胱生三焦，以生其已勝者，小腸屬火，六腑由是爲陽。其次三焦生八脉，八脉生十二經，十二經生十五絡，十五絡生一百八十絲絡，絲絡生一百八十纏絡，纏絡生三萬四千孫絡，孫絡生三百六十五大穴，大穴生八萬四千毛竅，則耳目口鼻、四肢百骸之身皆備矣。

---

1 煩：原作“顔”，據字形及文義改。
2 推：原作“佳”，據字形及文義改。

所謂四月形相全，五月筋骨成，六月毛髮生，正謂此也。至七月則遊其魂，而能動左手。八月遊其魄，而能動右手。九月三轉身，十月滿足，母子分解。其中有延月生者，必生貴子。不足日月生者，必生貧薄之人。

誕生之後，有變蒸之熱，長其精神，壯其骨髓，生其意智。三十二日一變蒸，生腎氣焉。六十四日二變蒸，生膀胱之氣焉。腎與膀胱屬水，其數一也。九十六日三變蒸，生心氣焉。一百二十八日四變蒸，生小腸之氣焉。心與小腸屬火，其數二也。一百六十日五變蒸，生肝氣焉。一百九十二日六變蒸，生膽氣焉。肝與膽屬木，其數三也。二百二十四日七變蒸，生肺氣焉。二百五十六日八變蒸，生大腸之氣焉。肺與大腸屬金，其數四也。二百八十八日九變蒸，生脾氣焉。三百二十日十變蒸，生胃氣焉。脾與胃屬土[1]，其數五也。變蒸巳畢，一其歲焉，齒生髮長，神智有異於前也，故曰齒乃骨之餘也，髮乃血之餘也，爪乃筋之餘也，神乃氣之餘也。吁！人身之難得也如此。或方其幼也，猶如水面之泡、草頭之霜，氣血未定，易寒易熱，腸胃綿脆，易飢易飽，爲母者調攝不得其宜，必不能免[2]乎吐瀉驚疳之病矣。及其長也，嗜欲既開，不能修養，是以六氣迭侵於其外，七情交戰於其中，百憂累其心，萬事勞其形，一融[3]之氣，安能無病焉？小兒之瘡疹，大人之傷寒，尤當慎歟。

察色歌

紫熱[4]紅傷寒，青驚白色疳。黑時因中[5]惡，黃色困[6]脾端。

虎口亂[7]文多，須知[8]氣不和。色青驚積聚[9]，霍亂瀉如何。青黑慢驚發，入掌内吊多。三關忽通度，此症必沉疴。

又曰：小兒脉大多風熱，沉細原因乳食結。弦長多是隔氣風，弦數驚風

1 土：筆畫殘缺，作“上”，據文義改。
2 免：原作“兄”，據《古今醫鑒》卷十三《形氣發微論》改。
3 融：《古今醫鑒》諸書作“蝸”。
4 熱：《玉機微義》卷五十《論色脉法》作“風”。明代諸書作“風”者多，“熱”者少。
5 中：原作“重”，據《玉機微義》卷五十《論色脉法》改。
6 困：原作“因”，據改同上。
7 虎口亂：原作“又黑”，據《醫方集宜》卷八“看紋歌訣”改。其他明清醫書亦存此歌。
8 知：原脱，據補同上
9 聚：原作“衆”，據改同上。

四肢掣。浮洪胃中似火燒，沉緊腹中痛不歇。虚濡有氣更兼風，驚脉芤多痢大血。前大後小童脉順，前小後大[1]必氣噎。四至疼來苦煩滿，沉小腹中痛切切。滑主露濕冷所傷，弦長客忤分明説。五至夜甚浮大盡，六至晝甚浮夜别。息數平和八九至，此是前人真妙訣。

延生第一方

小兒初生之時，臍帶脱落後，取置新瓦上，用炭四圍，煅烟盡，放土地上，瓦盞蓋之，存性，研末。預將辰砂透明者爲極細末，水飛過。臍帶約有五分重，砂二分五釐，生地、當歸身煎濃汁，一二蜆殼，調和前二味，搽兒齶上間、乳母乳頭上一日，至脱藥下盡，次日大便遺下穢污濁垢之物，終身永無瘡疹及諸疾患，生一子得一子，極妙法也。

青金散　治小兒急慢驚風、吐瀉。

礞石煨過　青黛各五錢　辰砂二錢

右爲細末，每服五七分，涼茶送下。

抱龍丸　治小兒風痰，昏搐多驚，屢驗。

天竺黄　辰砂　雄黄各四錢　香附三分　南星姜汁浸二日，六[2]錢

右末，煮甘草糊爲丸如芡實大。三歲一丸，薄荷湯下。南星爲末用，臘八日填入牛膽中，陰乾百日後聽用。

神妙定命散　治臍風，撮口唇青，口出白沫。

赤脚蜈蚣半條，酒炙令乾　川烏頭尖三個　麝香少許另研

右將麝末二分，和匀二藥，每服半字，金銀花、薄荷湯下。

地龍丸　治小兒急驚風。

用蚯蚓一條、石子街石頭一個，將蚯蚓用竹刀切斷二節，動者用後。將硃砂爲末，滚上搗爛，以蜜調水服之。

黄龍湯[3]　治小兒急慢驚風。

用防風通聖[4]散去滑石、石膏、芒硝，加全蝎、茯神、遠志、羚羊角、白术，水煎服。

1 大：原誤作“六”，據文樞堂本改。
2 浸二日六：原字残损，據文樞堂本補正。
3 湯：此下有“下”字，據文義當衍，刪之。
4 聖：原誤作“腎”，據此下“如神百點膏”引此方名改。

又方

硃砂　雄黄等分爲末

用蚯蚓一條滚過前末，刮下爲丸，聽用。

不二丸　治急慢驚風，轉筋肚疼，吐瀉熱麻。

天仙子不拘多少，洗淨，乾碾爲細末，蜜和一處，搗作餅，每一個重五分，金箔爲衣。臨用將棗一枚去核，將藥放棗肉内，用紙包水濕，放在火内煨熟，棗香取藥出，碾末，將棗泡湯調服。一看小兒面上如吃酒者樣，可治；如白者，不治。

辰砂江子[1]丸　治急驚風，有驗。

辰砂一錢　南星三分，制　巴豆一個去油

共爲末，米糊丸如芥菜子大。每服三五七丸或十丸，薄荷湯下。

啓脾丸

能消食止吐瀉，除疳消脹安肚疼，常服益胃，生肌健脾。

人參去蘆　白术　茯苓去皮　山藥去皮　蓮肉各一兩，去心　甘草　山查去核　陳皮去白　澤瀉各五錢，去毛

右爲末，煉蜜爲丸。空心米湯送下四十丸。

辯論

余論小兒有五等之分：百日之内，名曰赤子。一周、二歲，名曰嬰兒。三四歲，名曰孩兒。五六歲至七八九歲，名曰小兒。十歲至十五歲，名曰幼童。若遇所傷，名曰驚風疾也。至十六歲出幼而無驚風。或稟元氣不足，尚有驚風之患。

其幼童、小兒有痰，可以診脉而用藥治之。惟嬰兒、赤子不能言語，榮衛未均，難以診脉，名爲啞科。以男左女右第二指節紋三關赤脉爲主，一曰寅關，二曰卯關，三曰辰關。假如寅關起尺脉，不過於卯關者，其病易治。若連過於卯關者，雖然難治，病重尚可。如卯辰三關通過，其病難治。

或三關侵過而無疾者，或三關無赤脉而驚風者，何以别之？但看面上氣色方可知也。面乃諸陽之首，五臟形色現於面也。且直視觀物而不轉睛者，面慘[2]黄而洒淅惡熱，乃慢病之驚，最惡症也，宜速救之，十全一二。面帶紅

---

1 江子：即巴豆别名。

2 慘：原作“摻”，據文義及字形改。下同徑改。

色，兩顴骨赤，精神恍惚，發熱如火，廼心之病也。面慘白，眼珠光而無神，大便時瀉，洒淅寒熱，乃肺之病也。眼鼻眶青暗，憂憂不樂[1]，作寒作熱，乃肝之病也。面帶黎黑，精神倦怠，要睡不睡，時或咬牙，身溫煩躁，乃腎之病也。

養嬰兒者，必須看觀眉心，青黑者驚，藏於内也。上眼胞侵過白氣紋者，二三月而亡。淚堂青氣侵過鼻梁者，一月死。上下眼胞赤脉亂紋侵過鼻梁及兩顴骨者，或黑氣如梨斑、罩過兩目者，亡之必矣。雖然如此，亦有可救，宜審視明白。嬰兒忽大叫一聲，倒地僵直者，或不省人事，角弓反張者，此卽痰火甚，助其驚也，是謂之急驚發搐。縱有湯丸，無以進之。卽用拿掐之法，十可合於八九。且夫人骨骼以實，肌膚完密，經絡備矣。若或急病，以鍼補瀉之法，開其關竅之血滯也。小兒骨格未成，元氣虛弱，肌體欠實，所以用拿掐之法代之。古云："若要小兒安，受些饑與寒。"乳母酒食厚味，俱能令嬰兒之病，當防患於未然。苟務姑恤而成痼疾，悔之晚矣，良可痛哉！

察色驗病法

青，病在肝。紅，病在心。白，病在肺。黑，病在腎。黃，病在脾。若青兼紅，肝與心二臟之病。面色青者痰也，紅者熱也，白者寒也，黑者腎敗也，黃者脾氣弱也。哭者病在肺肝，笑主心而多痰，啼主肺而有風，吐者主腎虧也。

察色驗生死

面上紫色，心氣絶，五日亡。面上赤，目陷，肝氣絶，三日死。面黃白，肢節腫，脾氣絶，九日危。面白併入奇輪，肺氣絶，三日斃。齒如熟黃豆，骨氣絶，一日死。面如黑炭，呻吟，腎氣絶，四日亡。口張唇青、毛枯脉絶，五日死。春紅防夏，夏白防秋，秋黑防冬，冬青防春。紅白難救，青白可治。大[2]凡足趺[3]腫，大小便不禁，目不轉睛，此死症也。面帶微黃，病將愈，乃生意也。

五指稍頭冷，氣驚不可當。若逢中指熱，必定是傷寒。中指獨自冷，麻痘疹相傳。男左女右手，分明子細看。要知兒病死與生，察其顏色辨其音。唇

1 樂：原作"藥"，據文樞堂本改。
2 大：原作"火"，據文樞堂本改。
3 趺腫：原作"趹踵"，據字形及文義改。

青耳黑應難救，若聲不響赴陰君。

聲輕者，氣弱也。重濁者，痛也，風也。高叫者，熱將狂也。聲急者，神驚。聲塞者，痰聲。戰寒聲噎者，氣不順。喘者，氣促。噴嚏者，受風。呵欠者，倦怠，陰陽相雜也，又主風。耳鏦者脉主瘊[1]。兩耳色青黑，横過髪際，主臍下痛腎歸[2]。兩耳紫微赤，主肝氣吹耳聾。兩耳前後黄，主驚入腎。黑色咬齒，從毛遶耳者死。耳瘡者，腎經熱。鼻門黑色旋毛者，主小便不通。鼻孔乾燥氣粗者，主鼻血、積血。鼻青者，主傷乳。印堂青，主夜啼，胎中受驚。人中青，主食乳不亦化。鼻準頭紅直上，主熱發斑。或夜啼鼻燥者死[3]，氣遶口鼻者死。鼻下赤，或生瘡瘍、疳熱症。

推拿掌法圖[4]

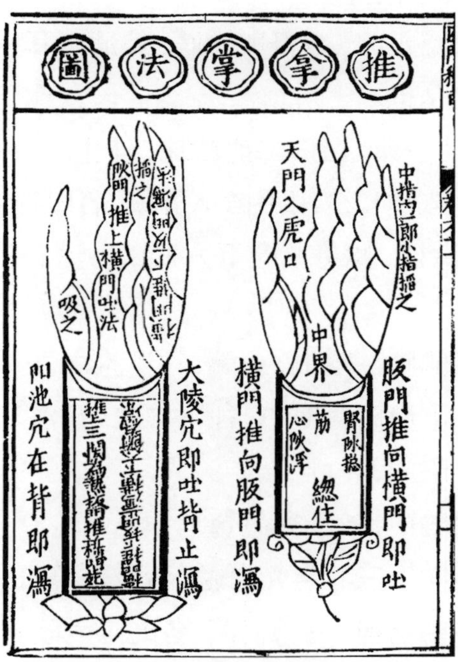

圖 10　推拿掌法圖

1　耳……主瘊：此句義晦，未能溯得其源，存疑。

2　腎歸：義晦。考《幼幼新書》卷三《察形色治病》引《惠眼觀證》作“疝氣腎吊”。

3　死：其下原有“死”字，據文義當衍，删之。

4　推拿掌法圖：下圖原文之異體字、錯字均參《醫門正宗》金陵文樞堂本改，不逐一出注。

六筋治病法

以男左女右手，分三陰三陽，外呼内應，五臟六腑，卻病拿掐之。

第一筋赤色，浮陽屬火，以應心與小腸，主霍亂，外通赤龍，反則燥熱，卻向手中界推之，則陽火散也。

第二筋青[1]色，乃陽屬木，以應肝膽王，溫和通兩目，熱乃赤澀，生眵多淚，卻在坎位掐之，目自明矣。

第三總筋，屬土，五行以應脾胃，主溫暖，外通四大板門，反而生腸鳴、霍亂、吐瀉、痢疾之症，卻在[2]中界掐之，則肢舒暢也。

第四赤淡黄筋，居中分界，屬土兼備，以應三焦，主半寒半熱，外通四大扳門，周流反側，壅塞之症，卻[3]向中宫掐之，下元氣通，除其閉塞之患耳。

第五白筋，乃陰屬金，以應肺與大腸，外通鼻竅，主微涼反側，胞膈脹滿、昏沉、生痰氣，卻在中界掐之妙。

第六黑筋，乃重濁屬水，以應腎與膀胱，外通兩耳，主冷氣，久而生尫彨羸昏迷[4]，卻在坎[5]位掐之是也。

用手掐小兒中指第一節，名曰二龍戲珠，外止吐，内止瀉。用口咬小兒大指頭第一節，名曰天龍入虎口。用手撚小指頭，名曰蒼龍擺尾。

推上三關，爲熱爲補，除寒；退下六腑，爲涼爲泄，除熱。卽是，曰大板門。

陽池穴，在手大指側腕一陷中，止瀉，往下推之。

腕骨穴，在手指側下起高骨節中，往下推之，止瀉。

大陵穴，在内横紋陷中，止吐瀉。

夾白穴，在手内股陷中，治小兒急驚。

手三里穴，在曲池穴下三寸起光肉處，治急慢驚風。

已上拿掐之法，左轉爲補，右轉爲瀉，各九陽六陰，男女皆同。

---

1 青：原作“青”，據文樞堂本改。

2 在：原作“則”，據《鍼灸大成》卷十《六筋》改。

3 卻：原字類“卸”，據改同上。

4 久而……昏迷：内有自造字，致文句不通。此句《鍼灸大成》卷十《六筋》作“反則主尫羸昏迷”。可參。

5 坎：原作“邊”，據《鍼灸大成》卷十《六筋》改。

治症脚法

委中穴，在足膝後横紋陷中。

承山穴，在足股小肚尖，揉之。

僕參穴，在脚後跟，治小兒急驚就死、手脚掣跳之症。用口咬，名曰猛虎吞食。左轉爲補，右轉爲瀉，就揉之。

涌泉穴，在足掌中，治小兒吐瀉、慢驚，揉之。

大敦穴，在足大指頭去爪甲一分，小兒鷹爪驚，揉之。

翻溪穴，在足躍陷中，小兒内吊驚，往後仰指揉之。

看病之法

先看是何經，先將主病穴掐之，次各掐通。夏秋用青蒿、生姜油粉，春冬用胡荽、葱油粉張熱，遍身擦之，五七遍愈。

中膝穴，在三里下三寸，大筋内冲骨外臁。小兒急驚，於此掐之就揉。凡掐要九九數，左轉爲補，右轉爲瀉。女人反掐就揉。

内關穴，在掌後横紋上一寸五分，治小腹疼痛、一切驚風。

嬰兒月内無盆驚，肚急青筋笑不停[1]。指下工夫按穴用，管教時刻得安寧。玉堂、乳根、中脘、洋鳩尾、承關，左右掐之，靈。或燈火爆之。

落臍失顧受風驚，面青口撮笑無聲。中脘一穴當先掐，關門左右掐方寧。

先看牙齦上下，或有白泡，用溫水浸絲綿包指頭重擦，或破有血出，用金頭蜈蚣燒存性，爲末擦之，囟門、頰[2]車、承漿、中脘、關門，掐而揉之，燈心爆之[3]。

小兒月内口禁驚，原因胎里受傷情，水分下脘合一穴，囟門四穴效如神。口角反弓兒欲飲，管教喜色滿門庭。

夜夜兒啼不止聲，爹娘無計好憂心。不知産内傷和氣，卻在門傍貼紙文。肚上青筋頻火爆，伏龍肝末搽之寧。以水粉、桃皮爲末，擦太陽眉心，用燈火、伏龍肝爲末，將香油調塗心口卽安。

---

1 停：原作“渟”，據字形及文義改。

2 頰：原省作“夾”，今據此穴正名改。

3 燈心爆之：卽民間療法“醮法”，俗稱“打燈火”。其法用油燈之燈心（多用燈心草之髓心）點火，快速點燒穴位，發出爆裂聲。上文“燈火爆之”亦卽此義。

小兒得患急風驚，一驚就死怕殺人。玉堂乳根鳩尾穴，承關左右囟門同。天龍入虎口、猛虎吞食法治之。内關中界各穴掐揉，燈心爆之。

痘　疹　科

論小兒瘡痘之由　一名百歲瘡

小兒瘡痘，皆因母胎養之時，不曾忌口，或食煎煿，或食毒物，是以五臟、六腑、血氣、皮肉、筋骨，一身之間，俱有穢毒。小兒在胞胎之中，漸染此毒。遇傷寒、時氣而發爲水泡膿血之瘡，名曰“五穢液毒”。所謂五穢者，一曰五臟六腑，二曰皮膜筋肉，三曰血氣骨髓。此瘡痘者，三穢液毒之所成也。

論小兒斑疹之由　俗名麻子。

小兒斑疹之症，是肺胃之所發也。肺脾二經自身蘊積邪毒，或因時氣，或因風寒客邪搏擊，發於皮膚。其狀斑駁，如蚊蚤所咬，或如麵片，遍體有之。凡發紅斑，十生一死，黑斑九死一生。

論瘡毒所忌

小兒如未出痘疹，發熱之時，不分是痘否，切忌行房。

論瘡痘有輕重

瘡痘輕分作幾出，大小不等，頭面胸少，肥滿光澤，根窩紅活。所謂大小不等，二日三日始出，如粟米、如黍米、如大豆，此不必服藥。瘡痘重毒一次齊出，稠密如蠶種，紫黑灰白，口渴身溫，腹脹頭溫，足冷寒戰咬牙，驚悸氣促。

瘡痘五不治

一痒塌[1]寒戰不治，二紫黑喘渴不寧，三灰白頂[2]陷腹脹，四頭溫足冷飲水，五咬牙氣促寒泄。

1　塌：原作“搨”，誤也。痘瘡初起痒甚不休，瘡壞皮脱，其毒復陷，謂之痒塌。據改。

2　頂：原作“項”，非也。“灰白頂陷”指痘瘡頂尖部色灰白，且凹陷，因改。

論小兒瘡痘之候

或曰瘡痘之出，有因傷寒而得，有因時氣傳染而得，或竄眼驚扯之症，或口苦咽乾、肚腹疼痛，或煩躁狂恣，或自汗下痢，或發熱、不發熱，臉赤唇紅，頭疼身熱，喘嗽痰涎，噴嚏呵欠，乍寒乍熱，症候多端，未易辨也。須以耳冷、骫足冷驗之，又不若耳後紅脉赤縷爲真。又曰：身熱，尻骨鼻尖俱冷，呵欠喘嗽，面赤眼澀，鼻鳴，方是出痘之候。以予言之，竄眼驚搐、口苦咽乾、肚腹疼痛、發熱頭疼、煩躁狂恣、昏睡喘嗽、噴嚏呵欠、唇臉俱紅、尻骨鼻尖手足時冷、鼻鳴氣急、眼澀生眵，庶可爲候。餘皆傷風、傷寒等症，泛而不切，將信將疑。若妄投湯藥，豈不誤耶？余意頭額胸前最可驗之，何也？其瘡痘起自心，主於胃而發於肺，《經》曰：諸瘡痛痒，皆屬心火。火炎上至頭額，又胸前去心火不遠，如是瘡痘，必先於此二處紅點發出，正所謂向陽花木易爲春之驗歟。

論瘡痘初起疑似未[1]真不宜服藥

或曰：小兒身熱，是否瘡痘，便宜發散，以升麻葛根服之。予意若是瘡痘，二三日就見明白，輕者不必服藥，重者須要斟酌，豈可不察是否，便服發散之藥？况葛根傷風、傷寒則可，若是痘瘡，非所宜也。

瘡痘有疏密煩躁

小兒瘡痘，初出時看面、前胸、額，疏稀者易治；稠密者，急宜解毒，如紫草、烏犀、黄芩、連翹、鼠粘子之類。或用古方黄連解毒湯亦可，或犀角地黄湯。但牡丹皮一味，非瘡痘之藥，宜去此服之，仍以淡蜜水調滑石末，以羽潤之。濕者常去其濕，用防風、荆芥、鼠粘之類也。

瘡痘看顏色

豆灰白不發者，作寒看。紅凸齊綻者，作熱看。其要在解毒、和氣、活血、溫中、安表而已。寒者溫之，熱者減之，減不可多。蓋痘非熱則不能發也，宜以溫和之劑扶而佐之。其灰白者，亦作血氣不足看，沃以人參、白术、當歸、

---

1 未：原作“木”，乃未字缺筆，據卷首分目錄補。

川芎、紫草之類，使其發出而紅活也。色黑與中陷而外起者，是爲血氣虛甚，毒發不透，須以紫草、鼠粘子、人参、白术、酒洗當歸、蜜灸黄芪、陳皮、厚朴之類，補氣益血，調胃解毒。黑陷甚者，子和方燒人屎，蜜水調服，灰白陷伏者亦可。如漿好而色淡者屬血少，用紫草、川烏、當歸、熟地、香白芷之類。如將好而色紫者靨，血熱，則用生地、生犀、黄芩、黄連之類。又有色全白，將靨時如豆殼者，乃因飲水、食冷過多，結靨不齊，俗呼倒靨，一名側靨，須服實表之劑，如黄芪、川芎、當歸、栝蔞根、白芷之類，皆能長肉藥也，蓋肉滿則靨自落，不勞力也。

瘡痘分虛實

痒者爲虛，痛者爲實。灰白者爲表虛，紅綻者爲表實。吐瀉少食者爲里虛，不吐瀉、能飲食者爲里實。虛者益之，實者損之，損其有餘，益其不足。虛者再損，其變莫療；實者再益，不是潰爛而難結痂，則是結癧而全眼疾。務使損益得中爲善矣。

論痘不可汗下

痘發於表，如妄汗之，重令開泄榮衛，一氣風邪乘間，他症作矣，不可汗下也。瘡痘根於里，起於心，主於胃，胃氣若實，百體隨暢。如妄下之，胃氣一虛，血氣衰少，瘡痘不發。其痘黑陷青紫者，百祥丸下之。又云：下後身熱氣暖，欲飲水者，可治。穀不消，或寒戰者，少時便定，時睡，瘡復發透，如未見時，以硃砂一錢爲末，預以蜜水調服，多者可減，少者可無。如熱毒熾盛，則加山豆根、黄連、犀角，一以使之發出，一[1]以使之毒解。如眼有赤脉赤色、赤腫生眵，加黄芩、黄連，倍加蜜蒙花、蟬退之類。如眼角青寒與血氣虛少，色白不發，則加人参、川芎、當歸、木通、蜜灸黄芪、火煨白芍，倍加露蜂房之類，切不可用姜、附辛熱、肉桂等藥，如異攻散之類是也。如冷瀉則加厚朴、陳皮、白术、史君子、砂仁之類。如里急後重，則加枳殼、檳榔之類。如驚搐反目、手足風牽，乃是熱極制金，不能平木而風生矣，宜加黄連、黄梔以瀉南方之火，黄柏、知母以補北方之水。如宿食不消，則加枳實、厚朴、砂仁之類。如大便

---

1 一：原作“入”，據上句“一以”，此句當與之呼應，故改。

不通，則加杏仁、青皮、桃仁之類。如小便不通，則加木通、白芍、車前、梔子、黄連之類。如小便白濁，則加史君子、韭子、桑螵蛸之類。以上諸藥，寒不至寒，熱不至熱，能服此消息，隨病加減，手足眼目之餘毒，皆保其必無矣，豈有不能保其生者哉？

論表里治法

或曰：瘡痘已出未愈之間，其瘡不光澤，不起發，根窩不紅者，謂之表虚，急以十二味異功散救之。蓋欲急治其表也，不知表者根於里之所發也。大凡里實則表實，里虚則表虚，相因而相胥[1]者矣。要之看法雖有表里之分，而治法則當自里及表，蓋里可以該表，而表豈能該里哉？如能治其里，則表在其中矣，合内外而一道也。若曰專治其表，豈不誤哉？其所謂表里者，何也？夫瘡痘主於脾而發於肺，脾主肌肉，肺主皮毛。脾與肺者，里之謂也；肌肉、皮毛者，表之謂也。所以看法雖有表里之分，而治法則在於里，其可以歧二之耶？况異攻散有姜、桂大辛之藥[2]，以表治之，吾恐潰爛而不可收拾。至若他症，變作輕則殘疾，重則損命，可不慎哉？

或又曰：異攻散表里俱虚者亦可治。夫表既不可治，又豈能治其里哉？以愚論之，若表若里，俱不可用也。人又曰：有屬寒而不發者，若非異攻等散，丁香、木香、附子、姜、桂之熱藥，將何以發之耶？况丁香、木香，瘡家所忌，姜、桂、附子，大辛有毒，若服此，瘡雖發而必有餘毒，如前所云。所謂餘毒者，何毒也？姜、桂、附子之毒也，既服毒藥，豈可嫁禍於瘡痘之毒哉？不若用溫和之爲君。若是不發，其中有用炙者則炙之，黄芪、甘草之類也；用煨者則煨之，白芍藥、肉豆蔻之類也；用炒者則炒之，鼠粘子、白术、枳殼、枳實之類也；用酒制者則酒制之，如川當歸之類也。更能調飲食、適溫暖、避風寒，則自然起發，肥滿紅活光澤而靨矣，尚何慮其不發也哉？

預防湯

治小兒瘡痘，未出之時服之，預防患難。

---

1 胥：通“須”，按凡例不改。

2 藥：原作“朱”，據文義改。

山豆根　鼠粘子研　苦参各一錢　黄連錢一分，炒　升麻一錢　生犀一錢　蜜蒙花八分　紅花子十粒研破

右㕮咀，用水隨意煎服。如痘重者，亦可減輕。

平解湯　瘡痘并疹皆治。

升麻一錢　蟬退七分　紫草茸錢二分　露蜂房一錢一分　枳實九分　黄芪七分　荆芥穗八分　蜜蒙花一錢　鼠粘子一錢一分，炒，研　苦參一錢一分

用水二鍾，黑豆五十粒，煎八分，半飢時服咀。内用枳實者，瘡痘主於脾，使之理脾胃、長肌肉。如毒氣壅盛，使之得以疏通而映去之。用黄芪者，瘡痘發於肺，使之理肺氣、補皮毛，三焦不得虚弱，排膿止痛。皆安表和中之藥也。

加減升麻湯

治小兒瘡疹未出，發熱心煩，坐卧不寧，神效。

甘草五分　升麻一錢　白芍一錢，煨　紫草茸一錢　生犀七分，鎊　連翹一錢，去心　木[1]通七分，去皮　鼠粘子一錢，研　蟬退八分，去翅足　厚朴錢一分，制　苦參錢一分　露蜂房一錢

用水二鍾，煎八分，飢時服。

犀角鼠粘湯

治瘡痘齊凸，毒氣火盛，心中煩悶，乃和解瘡毒之藥。瘡痘密者，疹子甚，宜服之。

枳實一錢　連翹一錢，去心　犀角一錢，鎊　露蜂房一錢　秦艽一錢　升麻八分　蟬退八分，去翅足　紫草茸一錢三分　梔子錢二分，炒　黄連錢二分，炒　苦參錢一分　山豆根一錢　黄芩錢一分，炒　鼠粘子一錢一分，研　煎服。

古方辰砂散

辰砂一錢爲末，蜜水調服。

辰砂乃辰州所出之砂，故名辰砂。其次宜州、階州皆可用也。信州砂亦有牆壁光芒，破之作砒氣，服之殺人，不可用也。痘多者可少服，少者可無。

葛根解毒湯

被世恐瘡不發，牢熱，異攻散、良姜、官桂、附子等熱藥而發之，往後瘡

1 木：原作“本”，無“本通”藥名，據文樞堂本改。

毒、藥毒一併大發，如火熾甚，不可收救。或至眼目雙瞎，或至爛落牙齒，或至爛穿兩頰，或至胸腹腫毒，或至手足發癱。瘡毒不消而藥毒不散，竟致殞滅。父痛母傷，號天泣地，醫者歸之天亡。噫發瘡毒而或至死者，天也；用毒藥以殺人者，人也。人殺之，豈可歸之天亡哉？余嘗曰：庸醫殺人子孫微矣。故制此方，不惟解服藥大熱之毒，其瘡痘如有心煩未透者，使其發出，已透者，亦能減輕，俾毒藥除而瘡痘愈，兩全無害，遭毒者監之。

犀角錢二分，鎊　葛根二錢　黃連錢二分，炒　山豆根一錢一分　黃芩錢二分，炒　梔子錢一分，炒　甘草錢半　露蜂房一錢　荆芥七分　連翹錢三分，去心　紫草茸錢二分　鼠粘子一錢一分

水鍾半，煎八分，食遠服。

川芎紫草湯

治瘡痘灰白色，不紅不發頂陷，不是屬寒，則是氣血俱虚。此藥極能除寒，又能補虚，屬寒屬虚，皆可服之，使其發出而紅活也。四肢不發，再加：

滑石　菖蒲各錢二分　龍骨一錢，火煆過，研用　川芎錢二分　當歸錢三分　苦參錢二分　紫草茸錢半　蜂房錢三分　蟬退八分　厚朴錢一分，制　鼠粘子二錢炒，研　白芍一錢，煨　白术一錢　升麻一錢　栝蔞根一錢　木通一錢，去皮　黄芩一錢，炒　白芷一錢　枳殼一錢去穰，炒

用水二鍾，煎八分，半飢時服。如色黑中陷而倒靨者，血氣俱虚，毒發不透，服此亦宜。

升麻紫草湯

治靨黑陷。夫黑者，譬之如火，活則爲火而爲紅，死則爲炭而爲黑。蓋因瘡痘太盛，血氣不勝，熱發不透，以致不充滿，頂陷不紅活而黑焦，則是黑者，火之死也，故其狀也，如煨燼之木也。若謂土不勝水，變黑歸腎，則誤矣。然此黑陷乃不活之痘也。嘗考之本草經[1]有云：麻黄，瘡痘靨黑之藥，取汁乘熱服之，避風，同其瘡復出。故又以麻黄爲君，而以紫草等爲臣、爲佐、爲使，大率解瘡毒、補氣血、扶脾胃之劑也。

1　本草經：此非漢代《神農本草經》。漢代尚無瘡痘之病，何來麻黄治痘之説？此泛指作者所見之本草書也。

蟬退八分　升麻一錢　川芎一錢　紫草茸錢半　人參七分,去蘆　陳皮一錢　白术一錢　鼠粘子錢半　厚朴錢一分　蜂房錢半　黄芪炙,八分　黑大豆十五粒　麻黄去節[1],二錢　當歸酒洗,一錢

水鍾半,煎八分,將飢時服。

活血當歸湯

治痘血少,將好而色淡者。

苦參　丹參　天麻　白芍藥各一錢,煨　白芷　牡丹皮　人參去蘆　五靈[2]脂各一錢　川芎　地黄酒洗　當歸酒洗　紫草茸各錢二分

用水鍾半,煎八分,臨飢時服。

草茸地黄湯

治瘡痘有全白色,將靨時如豆殼,結靨不齊者。

白术　厚朴姜汁炒　槐皮　熟地黄各一錢,忌鐵　當歸酒洗　川芎　苦參　栝蔞根各錢二分　白芷　黄芪炒　蟬退去翅足　鼠粘子炒,各一錢　細辛　甘草各五分　紫草一錢二分

用水鍾半,煎八分,食遠服,使之血紅活,肉肥滿。

陳皮枳實湯　治痘瘡、宿食不消,服此神效。

陳皮錢二分　升麻八分　鼠粘子一錢一分　烏藥　枳實　青皮各去穰　紫草茸　砂仁　神麯炒　草果去殼　厚朴姜制　桔梗各一錢

水鍾半,煎八分,臨臥服。

黄芪白术湯　治瘡痘水瀉如神。

紫草　白术炒　蜂房　白芍藥煨　烏藥　豆蔻　阿膠蛤粉炒　史君子各一錢　陳皮　苦參　厚朴去粗皮　鼠粘子各錢一分　澤瀉八分　砂仁　黄芪各一錢三分

用水鍾半,煎八分,將飢時服。

厚朴檳榔湯　治瘡痘紅痢神效。

厚朴去粗皮　白芍煨　枳實麸炒　白术東牆陳土炒　陳皮　蒼术米泔水浸　檳榔雞心者佳　鼠粘炒,各一錢,同前煎服。

---

1 節:原作"下",據文義改。

2 靈:原作"昊",或簡體"灵"之形誤,據文樞堂本改。

甘草地榆湯

地榆　砂仁　檳榔雞心者佳　鼠粘子炒　厚朴姜汁浸炒　黄連炒　枳殼麩炒　紫草茸　黄芩炒　白芍煨　栝蔞仁　山豆根各一錢　甘草五分　烏梅半個

用水一鍾半，煎八分，半飢時服此劑。因紅白多寡未定而制。但下主藥，須看痢之顔色：如紅多白少，以黄連爲君，或加二分或三分，看紅白色而加之。如白多紅少，以厚朴爲君，加法如前，看白色分而加之；若紅白相等，依此方兩平之，萬無一失也。

復生散[1]

略覺相似，先服經驗復生散一服，俾多者可稀，稀者可無。

次服升麻葛根湯一服，以疏其膚肉傷起者，斟用内加清導藥。

但見紅點，便不可發散解表之藥，卽服：

補氣益榮湯　自制，屢驗，奇效。

人參去蘆，三分　當歸身酒洗，一錢　甘草二分　白术一錢　紫草去蘆，一錢　鼠粘子八分　陳皮八分

用水一鍾，煎四分，無時服。

如灰白頂陷，倍加人參。蒼黑，氣粗、氣涌、氣促，肺熱者，忌服。

如不紅澤光潤者，倍加歸身。血實紅甚者，不宜多服。

如痒手抓者，倍加牛蒡子。

如外面濕痘，松花粉細細撒之，卽乾結痂。

如渴，用麥門止渴飲。

止渴飲

麥門冬去心，君　人參去蘆，立[2]

右㕮咀，用水煎湯。徐徐服之，其渴卽止，神效。

患者之家，宜當禁忌，先須於：

患痘房門外燒皂角并粗糠烟於室内，先燒紅棗烟，隨用銅錢燒紅，將好滴乳香於其上，常常細細燒之，不可缺也。改穢惡、止豆痛、發豆毒，必能乾水

1　復生散：此下錯簡，文樞堂本同。今據抄本予以調整，下接原“鄙續”後之“補氣益榮湯”“止渴飲”等内容。

2　立：此位置或爲“君”“臣”，或爲劑量，但“立”字與之均無關聯，待考。

結痂，妙不可言也。

治小兒已出未出痘疹仙方。

硃砂好明淨者四兩[1]，以細絹袋盛之，用線緊縛　川歸去頭蘆　升麻　川芎不油[2]者　甘草各六兩

切爲咀片，取東流水七大碗入新砂鍋，將前藥煎至三碗，去渣。用一小竹横鍋弦上，懸砂袋，離鍋底指許，傾前藥，水浸袋即止，陸續添煮，水盡爲度。開袋取砂，仍淨擦鍋底，隔紙焙乾，研爲細末。瓷器盛貯，封固聽用。

引經散

用好糯米半升淘淨令乾，鹽泥包裹，入炭火内煆煉通紅，取起冷定，剖開，揀出黄色存性者，研羅爲細末，謹密收藏，臨時取用。

右藥合時須淨室焚香，齋戒沐浴，勿令雞、犬、婦女聞見。每小兒一歲，用復生、引經散各一分，蜜一茶匙，米湯半杯，好酒三匙，入淨器調匀，徐徐喂服。凡小兒才覺發熱，服則不出，出則必輕。若見痘苗及取早者，咸服有效，萬無一失也。是方出自異人，得齋居士獲之，屢驗，欲廣其傳，遂書貼南臨穎郵壁間。適武昌舉人吴君見而錄之，歸即修合家用，并施諸親鄰，神效果然。誠保命之良方也，因而重梓。宣友得之，授予，亦試有驗，不敢私昧，故記此以博施之，願嬰孩同壽域耳。

鄙續

筠亭張子曰：痘瘡之症，源於胎毒所致，或遇天時而發，或三觸之而致，皆從於足太陽[3]膀胱壬水之經，傳出五臟六腑。大抵毒輕者則少，毒重者則多。輕則燒熱三日，徐徐而出，其燒即退；重則壹起而發，或燒一日二日，或燒不退。先放標之時，紅點或從手足，或地閣，其痘定稀，所出之所亦不必大拘心上。無者爲最，次以手足心、眉心無者爲佳，臍當中并涌泉穴出者多凶，乃是足少陰腎經也。如期出，美也。因内傷起者，惡心，腹痛作瀉，有此類症，亦不爲害。外感起者，潮熱不退，譫言妄語，亦無事耳。若甚者，咬牙弄舌聲蒼，犯此數事，亦不爲凶耶。先驚搐而放標者，十得十全。又等或燒一日，或往來

1 兩：原作“五”，據文樞堂本改。
2 油：原作“泊”，不通，據文樞堂本改。
3 陽：原作“陰”，據文義改。

潮熱，或不燒，出一二粒大痘，此名樣豆，遇一二日或四五日復燒而出，此乃大不必驚疑。又一等先出一黑痘，諸豆隱於皮膚之間不出，必用瓷鋒打破黑豆，出血水盡，諸痘自出。其症有輕變重、重變輕，必要臨症斟酌，不可執一耳。治法：用升麻葛根湯，以疏其慮。次繼之以補氣補血之藥，以培其源。隨症加減調之，百發百中矣。

卷之十二

目　録

外科

五善七惡辨　諸毒形證逆順説　不治症　水銀膏　飛龍奪命丹　蠟礬丸　神應散　稀[1]薟膏　七味柏油丸　殺蟲祛風膏[2]　和血生肌散　黑神散　丹豆散　三蟲散　治瘍五毒方　散血愈瘡方　鐵箍散　奇蓮解毒飲　地骨通聖膏　治凍瘡方　瀝清膏

癰疽

脉法　隔皮取膿膏　内托千金散　神仙活命飲　祛毒無比酒神方　治楊梅癬及梅瘡方　乳香護心散　槐花酒　四寶丸　神功散　内消散

腸乳二癰

脉法　蒲公散　散血消癰散

廉瘡

黄蠟膏　治廉散　藥葉方　台玉膏　乳香膏　隔紙膏　桐油膏　一葉金　瀝油方　旣濟膏

痔漏

槐角丸　止血方　洗痔方　黑丸子　止痛丸　翻痔藥　十神膏　白姜散

疥瘡

皮硝沐浴湯　愈疥方　搜風飲　檳硫膏

瘰癧

辯　和氣飲　潰堅錠子　生肌散　搜風散　膏藥方　木香膏　金銀湯　又方　洗藥方

1 稀：原作“希”，據正文改。

2 祛風膏：原作“法風酒”，據正文改。

外　科

五善七惡辯

五善者，動息自寧，飲食知味，一善也；便利調匀，二善也；膿潰腫消，色鮮不臭，三善也；形彩清明，語聲清朗，四善也；體氣和平，五善也。七惡者，聲如燥，頻時嗽，腹滿渴甚，泄痢無度，小便如淋，一惡也；膿血大泄，而焮[1]腫尤甚，膿血敗臭，痛不可忍，二惡也；喘粗氣短，惚惚嗜臥，三惡也；目視不正，黑睛緊小，白睛青腫，背上青色，四惡也；肩項不便，四肢沉重，五惡也；飲食不下，服藥嘔吐，食不知味，六惡也；聲嘶色脱，唇鼻赤黑，面白，四肢浮腫，七惡也。

諸毒形症逆順

眼白睛黑，一逆也；不能下食，納藥而嘔，食不知味，二逆也；傷痛渴甚，三逆也；膊項中不便，四肢沉重，四逆也；聲嘶色脱，唇鼻青黑，面目四肢浮腫，五逆也；煩燥時咳，腹痛渴甚，瀉泄無度，小便如淋，六逆也；膿血大泄，焮痛尤甚，膿大臭不可近，七逆也；喘粗氣短，恍惚嗜臥，八逆也；未[2]潰先黑陷下，面青唇黑便污，九逆也；其氣噫，痞塞，咳嗽，身冷自汗，瞪目耳聾，恍惚驚恐，語言錯亂，皆是惡症，十逆也。若動息自寧，飲食知味，一順也；便利調匀，二順也；神采精光，語言清白，三順也；膿出腫消，色鮮不臭，四順也；體氣和平，五順也。五順見三則吉也，逆見四則危也，俱至則惡之劇也。

不治症

發背腎俞空處，肝俞上透膜者，死；未潰内陷而青黑，唇黑便污者，死；潰純膿，内外相通者，死；陰入腹者，不治；入囊者，死；髭深及數寸者，不治；數謂深一寸有餘，胸上諸陽所聚，穴入胸出者，在頤後一寸三分，毒入唇者，死。

水銀膏　治一切瘡疥。

大楓子肉，二兩　水銀用茶研末，一錢　樟腦　礬生熟各二錢半

先將楓肉爲膏，次入餘藥和匀，臘豬油同入絹布囊内，任意用。

---

1 焮：原作“掀”，據字形與文義改。

2 未：原作“沫”，不通，據字形及文義改。

飛龍奪命

治疔瘡、發背、癰疽、吹乳、無名腫毒、惡瘡。

蟾蜍乾者，酒化　雄黄　乳没制　蜈蚣一條，酒浸，炙黄色，去頭足　銅綠各二錢　膽礬一錢　寒水石一錢　血竭錢半　輕粉　麝香各五分　蝸牛連殼二十一個　硃砂二錢，爲衣。以上各研爲末。

先將蝸牛研如泥，和藥丸如菉豆大。如丸不就，用好酒杵五千下。每服二三丸。先用葱白三寸，令病者嚼爛吐之，男左女右，手心裹藥，用無灰酒三四杯溫服。於避風處臥，以衣蓋之，約人行五七里許，用燒酒數杯催助藥力，發熱大汗爲度，其疾立愈，大重不過三服。瘡無頭者服之有頭，不痛者服之知痛，已成形者服之卽愈，危急者服之無失。屢驗。

蠟礬丸

治諸瘡毒、粉瘤、痰核三五年者，半料卽消。不問惡瘡新起者，亦當服此護心。凡一切毒，皆可常服。未破者卽潰，已破者卽合。

明礬生用一兩爲末　黄蠟七錢，四川者佳，色白者是也

右以蠟熔化，出火毒，候九分冷，將礬末入内和勻，丸如梧子大。每服十五丸，加至二十丸，米湯或滚白湯，隨毒上下服之。

神應散　治脚趾丫濕爛。

枯礬六錢　黄丹五分，飛過

爲末，乾摻患處，經夕自愈。

稀[1]薟膏　治諸瘡毒初起。

用稀薟草連根搗爛，入酒出汗，渣敷患處，愈。昔一人中牛肉毒，害疔瘡將危，將此[2]灌下卽活。

七味柏油丸　治疥瘡極效。

大楓子去殼　杏仁去皮尖，各四十九粒　水銀　花椒　輕粉　潮腦[3]　枯礬各二錢

共爲末，柏油[4]搗勻一處，爲丸彈子大，任用。

---

1 稀：原省寫作“希”，據該藥正名改。下同，分目錄亦同改。

2 此：原誤作“虵”，據字形及文義改。

3 潮脑：原作“朝脑”，亦卽樟脑。本書“潮”字常省作“朝”，下同徑改。

4 柏油：爲大戟科喬木烏桕的種子榨出的油，有毒，可治瘡毒。

殺蟲祛風膏　治諸癬與鵝掌風。

樟腦二錢　水銀三錢　黑鉛一錢三分　大風子去殼　杏仁各十五個　川椒五錢，淨炒

先化鉛，次入水銀，取起入藥，同爲末，柏油調搽。余治鵝掌風，先用嫩槐皮同蘄艾煎湯熏洗方搽，仍以火灸入内，效。

和血生肌散

治金刀所傷最效，及湯火、杖瘡，跌打傷破。

大黄　當歸瓦焙焦，各一兩　杏仁去皮尖，五錢

共研末摻患處，莫若以醋調塗，忍一刻之痛，其愈尤速。或水調塗，亦必以酒醋潤瘡四圍則良。

黑神散　治諸毒乳癰，敷之神效。

乳没　血竭各一錢，制　五倍子炒半生半熟，一兩

四味爲末，醋調敷患處。未成卽消，已成卽潰。

丹豆散　治耳疳，腎囊風癢，抓破出水，神效。

黄丹炒紫色　豆粉各一兩　枯礬五錢

爲末，同入鍋炒紫，取出，搽二三次卽安。

三蟲散　治梅毒并瘡毒初起者，神效。

大黄五錢　蜈蚣一條　姜蠶炒，三錢　全蝎全不制用，一錢五分

爲末，每服三錢，雞未鳴時用淡溫蜜水送下，量人虛實增減，服一次卽安。

治瘍五毒方

石膽　丹砂　雄黄　礬石　磁石　黄堥[1]卽黄流離瓦器也

置石膽等五味石於其中，燒之三日三夜，其烟上灼，以雞翎掃取之，以注瘠惡，肉破骨盡出。

散血愈傷方　治湯火金瘡傷。

黄葵花[2]不拘多少，用香油浸半月聽用。如值患處，將鵝翎蘸油搽上卽安。

鐵箍散　治諸般瘡毒、癰腫、杖瘡等症

用芙蓉花及葉曬乾，以好醋調敷貼患處。如杖瘡赤腫，用雞蛋清調敷。

1　黄堥：卽黄土制的瓦器，用來盛装煉制毒藥，非作藥用。

2　黄葵花：卽錦葵科植物黄蜀葵的花，非菊科向日葵也。

冷水加皂角少許亦妙。

奇蓮解毒飲 治土虺蛇傷及一切諸蛇所傷。

用半邊蓮,酒搗取汁飲之,將渣敷患處,取汗愈。

地骨通聖膏 治天疱瘡。

用防風通聖散及蚯蚓泥,略炒蜜調敷。

治凍瘡方

用茄根濃煎湯,并以雀兒腦髓塗之。

瀝清膏 治手足破裂。

瀝清二兩 黄蠟一兩

同熬攪匀,瓦罐盛貯。先以熱湯洗,令拭乾,將於慢火上略炙,擦傅。

癰疽

《脉經》云:癰疽浮數,惡寒發熱。若有痛處,癰疽所發也,脉數發熱而疼。不數不熱不痛,是爲陰瘡。發癰之脉,弦洪相搏,細沉而滑,肺肝俱數。

隔皮取膿膏

白鹽半兩 草烏四錢,去皮 驢蹄切細 蕎麥面各一兩

爲末,調作餅子,慢火炙黄色,出火毒,用醋調成膏,白紙攤貼患處,水從毛孔出,其腫自退。

内托千金散 治腦背癰疽、乳癰、便毒等惡瘡。

人參八分,去蘆 當歸一錢,酒洗 黄芪錢半 芍藥八分 川芎六分 甘草三分 瓜蔞七分 白芷五分 官桂三分 桔梗五分,去蘆 防風七分半,去蘆 金銀一錢

水二鍾,煎一鍾,入酒半鍾,溫服。痛甚者,倍加當歸、芍藥或乳香二錢,日進三服。二服之後,瘡口之内有黑水血出者,或遍身汗出,皆藥之功。如病勢猛惡,酒稱藥一兩、水一大碗煎服。未成膿者自散,已成膿者,不用鍼砭自透。此藥屢驗。

神仙活命飲 治一切腫毒未發者,一服卽安。

天花粉一錢五分 皂角刺醋炒,一錢五分 甘草節七分 金銀花一錢五分 廣陳皮一錢去白 乳香制,一錢 川當歸一錢 没藥制,一錢 赤芍藥六分 防風去蘆,六分 貝母去心,一錢 川山甲八分,蛤粉炒

右㕮咀,用水鍾半,煎八分,不拘時服。

祛毒無比酒　治楊梅瘡毒。

川牛膝酒洗，去蘆　威靈仙　白鮮[1]皮　白蒺藜[2]炒　五加皮　蒼[3]耳子各四兩　蟬[4]退二兩　天丁[5]四兩　金銀花　土茯苓五斤

又細藥：

麝香一分　銀珠一錢　大黄一錢，共爲細末

用黑鉛一兩，箣包，懸入內，同煮。生白酒二十斤。未下水白酒二十斤，同前藥入壜者，上用糯米七粒于箬封頭上，米熟取出，任用。

治楊梅癬及梅瘡方

土茯苓四兩　防風去蘆　苦參　黄連炒　白鮮皮　金銀花　薏苡仁　當歸酒洗

姜五片，葱一根，水煎服。

豬牙龜板湯　治輕粉楊梅，每神效。

防風去蘆　龜板酥炙　木通去皮　木瓜　荆芥穗　川牛膝去蘆　當歸尾酒洗　薏苡仁　青藤　牙皂各等分　土茯苓每劑二兩

右㕮咀，水二鍾，煎一鍾。甚者二十服，可以除根。

腦癰千槌膏

黄蠟一兩　草麻肉五錢　松香五錢　雄黄一錢

生槌成膏，用布攤貼患處。其初難粘，粘則不落，直待患愈髮生，則膏藥自落。不拘遠年近日，只用一枚，其效如神。

治諸毒已破未破者神效。

川牛膝去蘆，五錢　赤芍藥五錢

右㕮咀，水一鍾，酒一鍾，煎一鍾。一服卽效。

治發背神方

黄犬下爪[6]連皮肉骨煆成灰　彎豆[7]十粒

---

1 鮮：原誤作“癬”，此非該名命名原意，故按正名改。下同徑改。
2 蒺藜：原省作“疾梨”，取其音，今按該藥正名改。
3 蒼：原作“倉”，今按該藥正名改。
4 蟬：原作“蟾”，蟾蜍不用“蜕（退）”用“酥”，故當作“蟬”，因改。
5 天丁：皂角刺也。
6 爪：原作“抓”，據文義改。
7 彎豆：據其音義，當指豌豆。但發背用豌豆，頗爲罕見。

右爲末，用醋調搽患處，纔發，周圍開大孔塗搽，破者滿搽，二日一遍，次日又換，見效如神。

治癬及頑瘡方

黃柏一兩　苦參三錢　五倍子一錢一，炙微黃　雄黃一錢　枯礬一錢二分　潮腦八分　蛇床子一錢　輕粉一錢　靈蓋粉一錢五分，析謂粉者，燒灰存性也

用雄豬膽調搽患處，效。

治火瘡方

用生蜜調蛋清，共攪成膏，以鵝羽掃患處，效。

又方

用烏柏樹土內根，不拘多少，去粗皮骨，煅焦爲末，溫則乾擸[1]，乾則真香油調搽患處。

治禿瘡肥瘡方

用白酒、香油各一盞，將肥皂內穰[2]一兩入內，煎數沸，取出搗爛。復入油內再熬，取起。入土內埋三日，出火毒。搽患處，一二遍卽好。

治火丹之患并諸毒初起

用石灰不拘多少，入清水內攪勻溷，將清者半杯入真香油半杯，攪成膏。搽上一二次卽好。

乳香護心散

治癰疽發背疔瘡，預防毒氣攻心。

乳香一兩　硃砂一錢　菉豆粉四兩

共爲末，每服二錢，濃煎甘草湯下。

槐花酒　治發背。

凡人中熱毒，眼花頭運，口乾舌苦，心驚，四肢麻木，覺有紅暈在背，卽取槐花子一大抄，揀淨，杓内炒茶褐色。用好酒一碗澄過，逼去渣，乘熱吃酒，一汗卽愈。如若不退，再揀一抄，如前炒煮服之自效。縱成膿者，亦無不愈。

四寶丸　治諸腫毒并疔癰等症。

麝香五分　蟾酥　冰片　硃砂爲衣各一錢

---

1 擸：方言，義爲撒佈。

2 穰：原作“釀”，“肥皂”乃“肥皂莢”簡稱，用時去莢内種子等物（“内穰”），故改。

右末，乳食丸如黄米大。每服三五十丸。

惡瘡腫者，涼水下；小便不通，鼠糞湯下；吹乳，用莌鈴湯下；傷寒，葱湯下；乳癰，水下。

神功散

治發背癰疽，一切疔毒、瘰癧等。瘡已、未成患者，皆有奇效，難以備述。

川烏火炮，以裂爲度　黄柏去粗皮，炙各等分

右爲末，用小兒或大人唾津調成膏。如唾少，嗽口水亦可。發背、癰疽等瘡初起者，敷於患處，留頭候藥乾，用淘米[1]水時常潤濕，每日换藥敷一次。如瘡已成，重患潰爛者，先煎槐枝艾葉湯，頓溫洗淨，用絹帛拭去膿血，以香油潤患處，仍用綿紙照患處剪成圓錢，留頭貼之，後將藥塗於紙上。如乾，依前水潤，日换一次。聽[2]其自然流膿，不可手擠。敷藥之後，病人覺瘡住痛，取熱即愈。

内消散

凡患癰疽發背、對口惡疔、乳花百種、無名無頭歹瘡，此藥能[3]消去毒，化爲黑水，從小便出，萬不失一。是方不可秘藏，猶不可輕視，宜寶之。

乳香制　白及　知母忌鐵　川山甲炙　貝母去心　半夏湯泡　皂角　金銀花　天花粉各一錢

右㕮咀，用無灰酒一碗，煎至半碗，去渣熱服。將渣搗爛，加過秋芙蓉葉末一兩，同和新汲[4]井水，敷於瘡上。乾亦水潤，過一宿自消，不必用第二服。忌食發物。

腸乳二癰

《脉經》云：腸癰難知，脉滑可推。數而不熱，腸癰何疑？遲緊未膿，下以平之。洪數膿成，不下爲宜。

乳癰乃熱氣所吹，遂生結核。於初起時，便就忍痛揉令消軟，咂令汁透，自可消散，失此不治，必成癰瘤。治法：疏厥陰之滯，以青皮清陽明之熱，細

1 淘米：原作“淘冰”，據字形及文義改。

2 聽：原作“所”，與“聽”之簡體“听”形似，據字形及文義改。

3 能：此下原有“令能”二字，據文義，當爲衍文，删之。

4 汲：原作“波”，據字形及文義改。

研石膏行污濁之血，以甘草之節消腫導毒，以瓜蔞子或加没藥、青橘葉、皂角刺、金銀淨花、當歸，或湯或散，加減任意。消毒自然須以好酒佐之。若加艾火兩三壯於腫處，其效尤捷[1]。不可輒用鍼刀，必致危殆以困。若得於月，不得於日，皆因憂愁鬱悶，昕[2]夕積累，脾氣消阻，肝氣横逆，遂成隱核如大棋子，不痛不痒，數十年後方爲瘡陷，名曰乳岩，如棋子，瘡形嵌凹似岩穴也，不可不知矣。若於胎生之際，消釋病根，使心清神安，然後施之治法，亦有可安之理。

蒲公散　治一切吹乳、乳癰。

蒲公英一大撮　金銀[3]錢半　柴胡八分　青皮一錢，去穰

水鍾半，酒半鍾，煎服，取汗[4]即安。

又方

用柑子樹葉，不拘多少，入蠟糟些須同擂，敷患處，取汗即效。

散血消癰散　治吹乳神效。

白芷　貝母等分

爲末，好酒調服。無乳，用漏蘆煎湯服即安。

黄蠟膏　治一切臁瘡毒。

防風　荆芥　苦參　木鱉子　花椒　川芎　當歸　金銀花　黄連　黄柏　白芷各七錢

右爲咀片，入油熬褐色，入後細藥，濾去前渣。

乳香　没藥各一錢　血竭七分　海螵蛸　輕粉各八錢　龍骨　兒茶各五錢，共爲細末。

將前十一味外加血餘二分半，出過雞子白皮二個，同香油三兩煎，去渣。後將油下鍋，入黄蠟一兩五錢同熬，滴水成珠，取出火，半冷，入細末和匀聽用。再入桐油一兩尤妙。

臁瘡散

乳香　没藥各制　龍骨煆　密陀僧各一兩　輕粉　熊膽　硼砂　水龍骨各

1　健：原作“徤”，據《丹溪心法》卷五《癰疽》義改。

2　昕：見《丹溪心法》卷五《癰疽》。《説文解字》：“昕，旦明，日将出也。”故後世醫書或引作“朝”。

3　金银：此“金银花”之簡省。

4　汗：原作“汁”，義晦，據字形及下方用藥法改。

五錢 黄丹 血竭 硃砂 赤石脂各一兩 白礬八錢 冰片 麝香各一錢 海螵蛸二兩

右爲末，先將患處洗淨方搽。

箬葉方 治頑臁久不收口。

輕粉 黄丹各二錢 箬葉 凍青葉不拘多少

用好米醋一碗，入藥葉煮滚十數沸。先洗淨瘡口，先用凍青葉貼，後用箬葉貼，一日换二次。

又搽藥

枯礬 皂角焙 銅緑焙 黄丹水飛過，各二錢 兒茶煨，二錢 鹽焙，三分

共爲細末。亦治楊梅，更效。

白玉膏 治遠年、近日風臁。

用生豆腐成片敷上，其腐黑去之，再敷，不黑卽好。

乳没膏 治臁瘡及杖瘡。

血竭 輕粉各一錢 乳没 樟腦各五錢，爲末

將黄蠟七錢化開成膏，入末拌勻，油紙攤貼，效。合時忌婦人、雞、犬見。

五靈隔紙膏 治臁瘡。

五靈脂 乳没 桑葉等分搗末 潮腦少許 鱉甲醋炙，研末 鄉間人家百草霜冬天少許

右末，將桐油或香油調，用油單紙夾藥在内，用鍼刺眼，貼患處。

輕粉桐油膏 治遠年、近日臁瘡。

黄蠟五錢 血竭 輕粉各一錢，爲末 桐油四兩

先將油化蠟，以末投入，一沸爲度，用油紙攤貼。

一葉金 治血風及臁瘡。

用茶簍上箬葉，將酸糟糟一七取出。先以艾鹽椒茶湯洗淨，後以箬葉貼上，用布包住。先痒後疼，效。

瀝油方 用綿花子二升，除在外鋪頭蓋底。

黄連炒 蒼术 細辛 皂角 明礬 皂礬 鹽 花椒 芝麻一升 蓖[1]麻子

1 蓖：原作“草”，據字形及文義改。

十味爲末,在綿子中間燒瀝油。

製綿花子油法[1]:

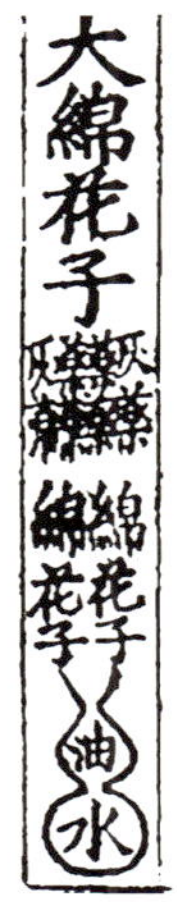

圖11 制綿花子油法

既濟膏 治年久不愈臁瘡。

臁瘡,脾腎二臟之病也。用多年石灰爲末,雞蛋黄調成丸。泥封作團,陰乾,火煆透,冷取出,研末,桐油調作夾紙膏貼上。三日一換,冷茶洗去臭氣,不過三換,結痂即愈。紙挨瘡處,以鍼穿小孔,使藥透過。

痔漏

槐角丸 治腸風下血及痔漏,通用。

槐角炒 生苄忌鐵 黄連炒去鬚 條芩各二兩 歸身無灰酒洗 黄芪 枳殼麸炒 秦艽 防風去蘆 連翹去心 地榆去稍 升麻各一兩 川芎 阿膠蛤粉炒 白芷各五錢,爲末

煉蜜丸如梧子大,每服五七十丸,空心,米飲送下,滚白湯亦可。

愈痔止血方 治痔漏出血不止,便紅者亦驗。

地榆 連翹去仁 生地酒洗 黄柏去粗皮炒 厚朴 梔子各一錢,炒 白茯

1 製綿花子油法:此方未用文字描述製法過程,僅出圖示(見圖11)。該圖示意上下都是"綿花子",中間有4排小字"灰藥/藥藥/藥藥/灰藥",此示意將方中的10味藥製成粉末狀,包裹在綿花子裡,然後加熱烘烤,下有盛器(用葫蘆狀物示意),令混雜有藥物成分的油及水滴在盛器中。油比水輕,水在下、油在上,可以集取。

去皮　赤芍　川芎　蒼术各五分　防風八分，去蘆　甘草三分　薄荷　荊芥各七分

用水一鍾半，煎八分，空心服。

洗痔方

馬齒莧　風茄子[1]　如無風茄，加瓦松尤妙。

將藥入沙鍋内，熬十數沸，去渣熏洗。

又方　洗諸痔神效。

馬齒莧一把　五倍子六個　瓦松一把[2]　明礬少許

同前煎洗。

黑丸子　治久痔下血不止。

百草霜　木饅頭[3]　敗棕灰　烏梅　柏枝葉　油頭髮各五錢，俱燒灰　桂心　白芷各五錢

右俱研末，酒糊爲丸，每服三十丸，空心米飲下。

冰鉛止痛丸　治痔腫痛不可忍。

黑鉛二錢，化開，入水銀二錢研末，入冰片一分，徐徐搽上卽消。

翻[4]痔藥

用草烏爲末，津液調敷肛門内，其痔卽翻出，屢驗。

十神膏爛藥　治痔漏、七瘻五瘤等症，爛去敗肉。

荊芥　蓼子　白竹　棘柴　杉柴　喬麥楷　芝麻楷　菉豆楷　楓柴各燒灰存性　爐底[5]　石灰各二兩

用稻籮一隻，將紙鋪籮内，藥灰放紙上，煎滚水淋之取汁，仍安鍋内。將石灰炒黄色，調前藥汁成膏。放於瓷罐内。臨用之時，用竹刀調塗患處。不拘痔漏、瘰癧、瘻瘤，俱以爛下，敗肉去盡後用

洗藥：

白礬　雞冠花　五倍子等分煉炒

---

1 風茄子：卽茄科植物白花曼陀羅、毛曼陀羅的果實、種子。

2 一把：此後有“一”字，衍文，删之。

3 木饅頭：卽桑科植物薜荔的果實。

4 翻：原作“番”，據本方下有“其痔卽番出”，知乃“翻”字，故改。下同徑改。

5 爐底：卽密陀僧。

右三味爲末，每用煎湯洗之，去前藥，卻用後制

生肌散：

龍骨　赤石脂　海螵蛸各五錢　乳香　白及　血竭　枯礬少許　密陀僧用黃煮過　木香有熱甚者不用

右爲末，搽瘡口上，待肉生滿爲妙。

敷四圍好肉藥：

大黃　草烏　甘草　黃丹　白芷　海螵蛸等分爲末

用蜜調塗瘡四圍，方用前膏。

白姜散　治痔堅硬難落，此敷藥催之自落。

白姜　百草霜各二錢　川烏一錢

右爲末，調敷患處，妙。

疥瘡

皮硝沐浴湯

皮硝半斤、清水一桶，煎洗三四次，愈。

祛蟲愈疥方

硫黃九錢　枯礬七錢　人言一錢　焰硝三錢

右爲末，香油調搽。

祛熱搜風飲　治疥及膿疱瘡。

柴胡臣，去蘆　生地臣，酒洗　甘草使，蜜炙　連翹佐，去仁　片芩臣，炒　荆芥臣　苦參君　薄荷佐　獨活佐　黃柏臣，炒　枳殼佐，麸炒　防風佐，去蘆　黃連臣，炒　金銀花君

用水一鍾半，煎八分，食遠熱服。

檳硫膏　治疥膿皰血風瘡。

硫黃九錢　檳榔五錢　人言一錢，共爲細末

用香油二兩，將雞蛋黃入油熬黃色，去蛋不用，卻以前藥調搽。

治疥方

枯礬四錢　輕粉　水銀　大風子肉，各一錢　杏仁五個　柏油九錢

先將大楓、杏仁肉搗爛，入柏油調搽。

瘰癧

丹溪云：必起于少陽一經，不守禁忌，延及陽明。大抵氣鬱之疾，曰毒、曰風、曰熱，皆此二端招引變換。須分虛實，實者宜治，虛者可慮。以其屬膽經，主決斷，有火，宜氣多血少。婦人見此，若月經不調，作寒熱，變生稍久，轉爲漸熱，危矣。自非斷欲、節飲食、去痰，神仙不治。

清惡和氣飲　治瘰癧等症。

桔梗六分　羌活六分　赤芍七分　烏藥七分　香附七分　紫蘇四分　厚朴四分　枳殼四分　白芷五分　茯苓五分，去皮　防風八分，去蘆　柴胡八分，去蘆　甘草二分，炙　半夏一錢，湯泡　青皮一錢

用水鍾半，姜三片，棗一枚，煎八分，不拘時服。

潰堅錠子

此錠不拘癭瘤、結核、瘰癧、痔漏，皆治。

用好白砒錢半、黃丹炒紫五分、枯礬少許，研末，糯米糊爲丸，搓成錠子，如麻線狀，長五六分許。每用此入漏孔内，或水磨化搽之。預將瘤核鍼一孔，仍用豬棕以絲綿纏之，清油蘸濕，入孔中透，令有空竅，卻納錠藥在内，外以紙貼之。如此一日一換，半月方落。後用生肌藥敷之，卽生肌收口而愈。如粉瘤、血瘤，前枯礬加作三分，其瘤卽乾裂而落。

生肌散

用五倍子燒存性一錢、好杭粉[1]炒錢半，爲末。先將清茶洗患處，卻以此藥摻之，不可太厚，厚則氣不泄，恐壅膿血。此攙[2]三日，則生肌滿肉矣。

祛痰搜風丹　治瘰癧。

南星姜汁浸　半夏各二兩　川烏　草烏各一兩

右四味煎水，淋後汁。

藥汁方：

桑柴灰半升　硇砂一錢　蘆灰半升　硬炭灰　栗柴灰　芝麻灰各半升

共爲一處，用前藥水淋汁入鍋内，煎乾聽用。點在瘡上二三次，後用竹鍼刺孔，用潰堅錠子藥線插之孔内。如瘡大，用二條，後服丸藥。

---

1 杭粉：卽鉛粉，又名胡粉、水粉等。

2 攙：方言，義爲撒佈。

丸藥方：

海粉[1]　海帶　海石各二兩　海螵蛸　赤芍　升麻　白芷　川山甲　大黄煨　龍腦　防風去蘆　金銀花各一兩　連翹　當歸各三兩　甘草一兩　錫丹五錢，共爲末

用酒打糊爲丸，如梧子大。每服六七十丸，食後酒下。

一人以夏枯草煎湯代茶，一年瘰癧愈。

膏藥方

白芷　防風去蘆　苦參　黄芩炒　青藤　金銀花　羌活　僵蠶　黄柏炒　甘草　獨活　川山甲　赤芍　歸尾等分　蜈蚣二條

將香油一斤，浸七日，入鍋同煎黑色，去渣，後下細藥。黄丹、水粉[2]各四兩爲末，細下之，收油爲膏，下後藥：

孩兒茶　龍骨煅　血竭　輕粉等分，一錢　冰片一分

入膏内攪勻聽用。

木香膏　治老鼠、栗子瘡。

沉香　乳香　黄香　丁香　廣木香　青木香　黄蠟　黄丹　銀珠　降真　萆麻子　定風草　硃砂少許，餘等分

共爲末，將桐油、黄蠟、松香同入罐内熬膏，取出，涼水濕丸如指頭大。先用鍼刺去瘡血，米泔水洗淨上藥。若老鼠蘆姑瘡，黄丹少許，栗子瘡宜用多。

金銀湯　治瘰癧，已成者自破，未成者自散。

皂角　當歸　苦參　生地酒洗　川山甲　金銀[3]花　防風去蘆　白芷　大黄　赤芍各三錢　瓜蔞仁　鬱金各三錢　升麻八分　僵蠶　桔梗　連翹各八錢

用水鍾半，姜三片，葱一莖，煎八分，熱服。

又方

荆芥　當歸　防風去蘆　白芷各六分　黄芪七分　貝母具心　苦參　連翹去仁　漏蘆　昆布　金銀花　海藻　海帶[4]各一錢　乳香　甘草各三分　乾葛　川山甲　桔梗各五分　木通去皮　片芩各八分

1　海粉：乃海兔科動物海兔的卵裙帶，細索狀如掛麵。

2　水粉：即鉛粉，又名胡粉、錫粉等。

3　銀：原作“艮”，乃民間常見“銀”字俗寫法，今用正名。

4　帶：原作“黛”，據字音及文義改。

用酒、水各一鍾，煎一鍾。熱服。忌生冷、炙焨之物。

洗方

防風去蘆 白芷 苦參 甘草 蒼耳草 荆芥 艾葉 羌活 獨活 皂角 荷葉蒂 歸尾 蜂房 赤芍 防己 金銀花等分

用水濃熬，洗患處。已破者尤妙。

卷之十三

目　錄

雜方

霞天膏　救自縊法　救凍死法　孫真人救落水法　又法　玉樞丹　固本丸　太極丸　四壽丹　班龍宴　班龍峻　不老丹　張三峰膏藥　杖瘡膏　人參造化糕　女真丹　金櫻煎　松梅丸　四和湯　蘇梅丸　神效藥酒方　烏鬚方　臟連丸

雜　方

霞天膏

此方即倒倉古法，傳自西域異人，指余投煎劑治疾，遂推廣之。

用二陳湯加防風、荆芥、薄荷等分，熬汁煮膏。膏成，隨飲食拌服之，服盡自有功矣。

黄牯牛一具，選純黄無病者

洗淨，取四腿項脊，去筋膜，將肉切成塊子，大如栗。稱三十斤或四五十斤，於静室以大銅鍋或鐵鍋，用二陳、防風、荆芥、薄荷熬水煮之，不時攪動。另以一新鍋煮沸水，旋加，常使水淹肉至五六寸，掠去浮沫，只煮至肉爛如泥，淨，去渣，卻將肉汁以粗布漉入銅鍋，仍用一色桑柴文武火熬，候[1]，不住手攪，不加熟水，只以汁漸加，如稀湯滴下，水不散，色如琥珀，其膏成矣。此節火候最要用心，否則壞矣。大段每肉十二斤，可爛膏一斤爲度，瓷器盛之，是名霞天膏。用調藥劑，初少漸多，沸熱自然溶化。和丸劑則每三分摻白麵一分，煮成糊，或用煉蜜。寒天久收，若生黴，重湯煮過，熱天冷水映[2]之，可留三日。

救自縊法

凡自縊高懸者，徐徐抱住解繩，不可解斷，其下安被臥之。用一人脚踏兩肩，手挽其髮，常令強急，勿使緩縱。一人以手按據[3]胸上，數摩動之。一人摩

---

1 候：此下似有脱文。《丹溪心法》“論倒倉法”作“候水耗少再添湯”。

2 映：原作“應”，據字音及文義改。“映”，此處有遮蔽、遮護之意。

3 按據：原作“挽处”。據《醫學綱目》卷十七“五絶”改。

捋臂[1]脛，屈伸之。若已[2]強直，但漸屈之，并按其腹，如此一時頃，雖得氣從口出，呼吸眼開，仍引按不住。須臾以小桂湯及粥清灌，令喉間漸漸能嚥乃止。再令兩人用竹管吹其耳。此法最好，無不活者。自旦至暮，雖冷亦可救。自暮至旦，陰氣盛，救至難耳。

救凍死法

四肢直，口噤，只有微氣者，用大釜灰暖，以囊盛，熨[3]心上，冷卽換之，自開氣出。然後以粥清稍進之。若不先溫其心，便將火灸，則冷氣與火爭，必死。

孫真人救落水法

急解去死人衣[4]，用艾灸臍中卽活。

又法

凡溺水者救上岸，卽將牛一頭，以溺水之人肚橫于牛背，兩邊用人扶束，徐徐牽行，倒出腹中之水。如醒，以蘇[5]合香丸之類或老姜擦牙。若無牛，用二人於長板凳上臥，將溺人如前法，以肚相抵身上，水出卽愈。

玉樞丹 一名紫金錠，一名萬病解毒丹。

療諸瘡，利關竅，通治百病，神效，不可具述。凡居家出入，不可無此藥。

山茨菰[6] 俗名金燈籠，葉似韭，花似燈籠，色白，上有黑點，結子三棱，二月開花，三月結子，四月初苗枯卽挖地得之，過[7]則腐爛難尋矣。另有獨老鴉蒜相類，但蒜無毛，茨菰上有毛包裹，宜分瓣[8]去毛皮淨，焙，二兩。 千金子一名續隨子，去殼，研去油，取淨霜一兩 麝香研二錢淨 文蛤一名五倍子，槌碎洗淨，乾稱一兩，末 紅芽大戟[9]一名紫大戟，洗淨焙乾，兩半。江南產者佳，形如甘草而堅實，切不可誤用綿大戟。江南有土大戟，紅色者可用。

---

1 捋臂：原作“將背”，據改同上。
2 已：原作“以”，據改同上。
3 熨：原作“慰”，據字形及文義改。
4 衣：原脱，據《太平聖惠方》卷五十七《治溺水諸方》補。
5 蘇：原作“酥”，據字音及文義改。
6 山茨菰：此下形態描述，有毛包裹、鱗莖分瓣者當爲百合科植物老鴉瓣。根莖無毛的獨老鴉蒜當爲石蒜科植物石蒜，不作山茨菰用。
7 過：原作“遏”，據字形及文義改。
8 瓣：原作簡體“办”，據字音及文義改。
9 紅芽大戟：據其色紫，産江南等，此爲茜草科植物紅大戟，與峻下逐水的大戟科植物大戟不同來源。

共爲末，和匀，用糯米糊于石臼中槌千下，每料分作四十錠。每服半錠，病重者全服一錠，量病輕重，各依後開湯服。合宜端午、七夕、重陽。如欲急用，取辰日，或天德月德日亦可。勿令婦人、孝服人、雞、犬等類相見，要靜室焚香修制，否則不效。

凡中蠱毒、狐狸、鼠莽、惡菌[1]、河豚毒、死牛馬豬肉毒、山嵐瘴氣、諸藥毒、飲食草木禽獸一切諸毒，俱用薄荷湯下，或水磨亦可。

癰疽發背、無名疔毒、對口、天蛇頭、一切惡瘡，及諸風瘡疹赤腫、諸瘤未破等病，俱以淡酒磨服，仍用涼水調塗瘡上，日夜各數次，良久覺愈，漸消。已潰出膿血者，不可服。

陰陽二毒，傷寒心悶，狂言亂語，胸膈壅滯，邪毒未發，及四時瘟疫，用薄荷磨涼水下。

瀉泄肚痛、霍亂、絞腸沙，用薄荷磨湯服。赤痢，冷水磨下；白痢，姜湯下。

急中顛邪、鬼氣狂亂、喝叫奔走，無灰酒磨下。自縊落水死、鬼迷驚死，未經隔宿，心頭溫者，并用冷水磨灌，良久即甦。

蛇、犬、蜈蚣，一應惡蟲所傷，冷水磨塗患處，另用淡酒磨服。

心氣痛，淡酒或姜湯磨下。瘧疾，不問新久，臨發時東流水煎桃柳枝湯磨下。

小兒急慢驚風、五疳、五痢、癮疹、瘡瘤，并用蜜水薄荷小葉同磨下。牙緊急，磨塗。一錠分作三服，如小，分作二服，量大小與之。

諸痔，空心，冷水磨服，并敷患處。濕則爲末摻上，乾則用水敷搽。

諸牙疼，酒磨及含藥少許吞下。如湯火傷，東流水磨塗傷處。打撲傷損，炒松節、無灰酒下。

年深日近頭疼、太陽痛，入酒與薄荷研爛，敷太陽穴上。

失心、羊兒、豬顛風，并中風中氣口眼喎邪掣顫、夜多睡涎、言語蹇澀，或口禁、牙關緊急、筋脉攣縮、骨節風腫、手足疼痛、行止艱難、手足偏枯、風氣疼痛，并用酒磨下。

嶺南、兩廣，毒蟲最多，若從宦於此，纔覺意思不快，即服一錠，或吐或瀉，

1　菌：原誤作“茵”，據字形及文義改。

隨手便瘥。如牛馬六畜中毒，亦以此藥救之。

婦人腹内硬塊，多日不消，又月經過期不至，腹内作痛，熱酒服之。如有孕，忌不可服。

婦人苦頭風，作運吐痰，酒磨下，效。婦人隔氣及男子轉食，服之并愈。

男子便毒堅硬，又患痔未成膿者，苦痛，大小便俱難，各進一錠，後去二次，痛即止，不日而消。

男子患發背，頭如粟米，硬如負石，内服外塗，後去三四次，每去，肛門如火炙，不日而瘳。

三人剝死牛，即日遍身患紫泡，不計其數，已而懼潰，各灌一錠，吐泄而蘇。

小兒昏憒，六日不醒，諸藥不效，用乞灌服此藥，即時甦醒。

女子被邪所交，腹作痞，服之隨下惡物。其邪仍至，又服半錠，每夜更燒二三錠，使藥氣盈屋，遂不再來。

家患屍勞，兄弟五人，已死三人。有方士令服此藥，遂各進一錠，隨下惡物如膿狀，一下死蟲如蛾形，俱獲生。其人遂以此藥廣濟屍症，無不效。

人患痢，純血垂死，用涼水磨一錠服之即愈。

女子久患癆瘵，爲蟲所噬，磨一錠服之，一時吐下小蟲千餘條，後只服蘇合香丸，半月遂如常。

凡一切雜病及瘡疽等毒，未成膿者甚效，已成膿者亦能殺大勢。考其藥品，雖不言補，令羸瘦之人服之效，誠濟世衛生之寶也。然以價計之，用銀不過三錢，制藥四十錠，可救四十人。有力之家，當合以濟人。古方照依修制，果有神驗，濟世衛身，實不可無。他制雄黄等味者，爲效差緩耳。

余先君憨仙翁得傳於異人，每料加硃砂三錢、雄黄三錢。合時切忌婦女、雞、犬相見。每搗一下，念“太一救苦天尊”一遍，如是千搗，口念千遍。用之屢有奇驗。

固本丸

凡服此丸者，只説無福無禍，不知其妙全在制法。熟地黄、天門冬，性緩味黏，多滯泥於所經；生地黄、麥門冬，性疾味輕，每不候於所佐；人參主元氣，任引而後入三焦。予感異人之授受，願表而出之。

熟地黄、天門冬生姜汁浸二日，酒浸一日

生地黄、麥門冬米泔水浸一日,酒浸一日

總搗如泥,將杏仁湯化開,溶漉淨渣。又磨盡如澄小粉之法,摘去上面水,取藥粉曬,或重湯煮乾,研細末等分,加人參末煉蜜丸,如常法服之。

太極丸

人之五臟,配天之五行,一有不和,是以爲疾。藥有五味,各主五臟,可便調和,故曰太極。

胡桃仁 屬木,主潤血養血。血屬陰,陰惡燥,故油以潤之。佐破故紙,有木火相生之妙。古書云:"黄柏無知母,故紙無胡桃,猶[1]水母之無蝦也。"去黄皮,待各藥末,將此三兩二錢研爲泥,和入衆末[2]。

破故紙 屬火,主收斂神明,能使心包之火與命門相通,固元陽,堅骨髓充實,澀以治脱。用新瓦炒香爲末,二兩八錢。

砂仁 屬土,主醒脾開胃,引諸藥歸宿丹田,香竄,和合五臟冲和氣。天地以土爲冲氣也。去殼,先將五錢用好椒一兩同炒,去椒。又用五錢不炒者,共爲末一兩。

知母 屬金,主清理肺金,苦以降火,佐黄柏,爲金水相生之理。去毛酒洗,浸一宿,略炒,二兩四錢。

黄柏 屬水,主滋腎水,苦以堅精。去皮毛,忌鐵器,鹽酒浸三日,炒褐色,爲極細末,三兩六錢淨。

右末和匀,煉蜜丸如梧子大。每夜白湯或茶酒送下五七十丸,服至三年,效不可言。苟久服之,終能成地行仙矣。

四壽丹

此四味藥性溫和,俱世間有壽之物。松脂、茯苓者,松樹千百年之精華也。柏子仁者,柏樹一年一發之秀而凝結成實者也。菊花者,開於霜雪之際,承萬物既斂而自開之兑[3]氣也。人能終身服之,自然醖釀臟腑,薰蒸四肢,堅固筋骨,不比一切補藥,若附子、蓯蓉之藥,燥熱助陽,只遂淫欲。殊不知腎經怕燥,日久水被火煎,自取損命。此方茯苓補清水道,健脾利痰。柏子仁清心火,利濁氣,補心養神。松脂澀精不漏,其香能行血利氣,又厚腸胃。菊花

---

1 猶:原作"尤",據字音及文義改。

2 入衆末:原作"虫末",本方無蟲類藥。據《養生類要》前集"太極丸"改。

3 兑:疑此爲"鋭"之簡省。

清肝血明目，能助胃氣之上升，能降心火之妄動，又能助筋強骨，補胸祛風，妙難盡述。

白茯苓去皮筋淨，五兩　柏子仁敲碎，鍼取[1]五兩淨　甘菊花生溪澗中小朵黄花，洗淨，五兩　松脂明淨者，斤半，入沙鍋内，每用無灰酒一碗、井水二碗，文武火煮三沸，三寸香久，傾冷水内，又煮共二十七次，次定爲末，取淨極細者二十五兩

右四味各研，共足三十兩，水火煉蜜丸如梧桐子大。每服五七十丸，空心并睡時鹽湯或酒送下。乾醃内押之。

斑龍宴

斑龍者，鹿也。氣稟純陽，活血補血，非金石草木之比，乃仙家服食丹法二十四品。予賦孱病瘵，賴此載告，欲起於人，奈何術多天禁，訣待口傳，知音者依此餵養，廣延方士，未必無相值也。

馴牝鹿一隻，每日以好人參五兩六錢煎水吃，藥渣拌米、豆、麥，同各色土產藥材，餵養以時，勿犯雜水草，百日之外筋露，可用矣。

宴法：夜前減食，次早鹿後二足用布索懸起，前二足用有力者抱定，有角用木囊頭拘之，握其兩耳，使頭不掉側。先用三棱鐵鍼刺開天地穴，次用銀筒如一頭斜鋭入穴。主者坐定，咂其血十數口，飲藥酒數杯，復咂復飲，醉爲度。鼻中流出者，亦可和酒飲。畢卽避風行升降工夫，坐臥至醒，是爲一宴也。用生肌藥敷鹿穴，又養又宴，漸隨人意。一年可宴十二度，一鹿可用五七年，不拘男女老壯，能用之，終身無疾而亦有壽矣。

人參去蘆　白术土炒　茯苓去皮　當歸酒洗　芍藥煨　地黄酒洗　川芎　甘草各一兩　沉香　木香各五錢

右十味，預煮無灰酒一樽，窨久，用時少加椒、姜、葱，仍乾肉[2]取之，牛羊肉尤妙。

斑龍峻

養小牝鹿數隻，亦如斑龍宴法，但不取血，不群。牝鹿養至三五年，漸加硫黄入料，久則毛脱血白。置於高大圈欄内，别以牡鹿在外誘之，欲交不得，必高躍長鳴，日夜守定。待其身顫不堪，必至洩精，是爲峻也。急用銀瓷器接

1 鍼取：義不明。考柏子仁有蒸曬去殼法，疑“鍼”爲“蒸”之誤。

2 仍乾肉：“肉”原作“内”，下之“牛羊肉”同。据文樞堂本改。

收，香遠十舍。煉藥入服食丹藥。有火候銖兩口訣，仙家所禁，竹帛不傳，謾此類言，未必無相值者。

不老丹　四制何首烏

《本草》云：何首烏　味苦，微溫，無毒。久服益氣血，悦顏色，身體輕健，鬚髮反黑，齒落更生，助陽益陰，生精添液，補髓填津，固濟丹田，令人有子，反老還童，延年益壽，大有神功。

又云：五十年者，如拳大，號山奴，服之一年，鬢髮清黑。一百年者，如碗大，號山哥，服之一年，顏色紅光。一百五十年者，如盤大，號山伯，服之一年，齒落重生[1]。二百年者，如斗大，號山翁，服之一年，顏如童子形狀，走如奔馬。百年者，如栲栳大，服之一年，延壽，結陰地仙矣。

取法：五月五日或二月八日，採取新鮮赤白雌雄二種數十斤，勿犯鐵器。以竹刀刮去皮，切片，米泔浸一宿，蒸熟曬乾，臼中搗爲末。稱四斤，以人乳九蒸九曬，分作四分聽用。

一斤入鉛[2]盆内，用桑椹取汁二斤，陸續拌勾，日曬夜露，取日精月華之意，以汁浸爲度。

一斤入鉛盆内，取旱蓮草自然汁二斤，同煎拌勾，曬露法。

一斤入鉛盆内，取生地汁二斤，照前拌曬露。

一斤入鉛盆内，以當歸煮酒二斤，亦如前曬露。

右制畢，和合一處，研細，以配後末。

配合藥品：

人參半斤　黄精一斤　秋石半斤用乳汁拌勾，入鉛盆内，日曬夜露　粉草二兩　白茯苓去皮，半斤爲末，入鉛盆内乳拌勾，日曬夜露，以乾爲度　黄柏半斤　鹿角霜半斤　枸杞子半斤　血餘灰一兩　生地半斤　熟地黄半斤，用酒浸洗

右爲末，和勾，煉蜜丸如梧桐子大。每服八九十丸，空心吞下。

張三峰膏藥方

治五勞七傷，左癱右瘓，半身不遂，寒濕脚氣，癰疽發背，瘰癧疔瘡、瘋癬疥癩，無名腫毒，膿血等症，遺精白濁、赤白帶下，胎氣不定，月信不通，蠱脹

1　生：原誤作“主”，據《證類本草》卷十一“何首烏”改。

2　鉛：原誤作“鉛”，據字形及下文均爲“鉛盆”改。

腰疼，轉食痞塊，醉後嘔吐，諸毒蟲犬咬害，跌打損傷，傷寒發狂，赤白痢疾，偏墜疝氣，并治。

諸瘡雜症不難醫，此藥無非用莫疑。

萬病方敷皆立效，分明活法任伊爲。

白芷各半兩 歸没各三錢。五片川山甲，雙加木鱉全。

巴豆一百二粒，八兩末黄丹。萆麻加入去，醫痞似神仙。

赤白芍藥根，生熟地黄新。當歸并白芷，四季莫錯尋。

加上五靈脂，萬病必須寧，乳香加在内，地府又敷歸。丹末要飛過。

粗藥：

白芷 兩頭尖 歸尾各二錢半 木鱉子二十個 赤芍 生地黄 熟地各五錢 槐柳條各廿節 川山甲五片，酥炙 香油一斤 桃仁七十個 巴豆 萆麻子各一百二十粒

俱成片，入油内浸，春五、夏三、秋七、冬十日足，取出，入鍋内，用文武火熬。將槐柳各一枝，一順攪，煎至巴豆黑色，以油滴水内不散取起，濾去渣。再入鍋煎，方可陸續下黄丹，煎至沫[1]起，攪之不起烟，然後全下細藥，攪匀，收入瓷器内，用水浸一宿，去火毒，照貼法攤用。

細藥：

乳香焙乾 没藥焙乾，各二錢 白芷 五靈脂 歸尾各二錢半

共爲細末，入前膏藥内攪匀。

詩曰

熬時務要用心機，平稱兩鍋槐柳枝。

順攪丹油渣濾去，成珠爲度少人知。

五勞七傷，貼膏肓二穴、肺腧一穴、陶道一穴、涌[2]泉、三里、曲池各二穴、中腕一穴，烘一百餘手。

半身不遂，寒濕脚氣，左癱右瘓，俱貼患處，烘一百餘手。

癰疽發背、瘰癧疔瘡起處者，烘雙手一上一下，務要内熱，以散爲度。若見膿血，不用烘手便貼。

---

1 沫：原作“漠”，據字音及文義改。

2 涌：原作“甬”，據字形及穴位正名改。

咳嗽吐膿血，貼肺腧二穴，烘八十手。如不止，貼膏肓、三里、曲池，烘一百五十手。

男子遺精白濁，下元虚損，加木鱉子一個貼臍，烘八十手。

女人赤白帶下，胎氣不定，月經不通，加木鱉子一個貼臍，烘八十手。

腰疼并各處痛，加木鱉子一個貼痛處，烘手，以内熱爲度。

痞塊，先用麵圈痞内，加皮硝一兩，用紙蓋頭，將熨斗熨紙，務要内熱。去硝、麵，然後貼膏藥，加木鱉子一個，烘一百五十手爲度。輕痞，不用硝、麵熨，烘手内熱止。

偏墜，貼痛處。犬蛇咬傷，貼上便好，出膿亦好。俱不烘手。

蠱脹，貼心上臍下，加木鱉子一個，烘一百手。

晏風醉後嘔吐，貼肺腧及心口下三寸，烘一百手。

轉食，貼肺腧及心口下二寸，烘六十手。

過傷生冷，貼心口下，用雙手共烘八十手。

瘧疾，貼起處，烘手出汗。

打折傷損，貼痛處，加木鱉子一個，不烘手。

傷寒發狂，貼心膻中，用二兩，烘八十手。

傷暑及赤白痢，貼臍中，用三兩，烘八十手。

冬三月，傷寒及赤白痢疾，貼臍中，用三兩，烘一百手，出汗爲妙。

詩曰

内外諸醫識症真，全憑診脉問原因。

將來神藥攤敷貼，立地從交病患輕。

肺腧二穴，在第三椎骨節下間，俯而取之。

膏肓二穴，在第四椎微少、五椎上二分微多，以脊骨中横紋開兩傍各三寸半，離髆一指許，上角摸索[1]下角四筋。

三關重按中指痠[2]處是穴，治百病。

肺腑穴，心口下三寸兩旁各二寸是穴。

---

1 離髆……四筋：原作“離髀一指許，上角膜捺，下角四筋”。考《乾坤生意》云：“膏肓……離髆骨一指許，上角摸索至下角，四筋三間，重按酸應中指是穴。”據此改“髀”爲“髆”，改“膜捺”爲“摸索”，且加注以暢其義。

2 痠：原作“浚”，不通，據字形及文義改。

曲池穴，手節大橫[1]紋尺處是穴。

三里穴，在足膝下三寸陷[2]者是穴。

中脘穴，上平鳩尾，下平臍中折是也。

詩曰

此方妙用最通仙，除是賢人學道傳。

萬病無憂皆應驗，命歸地府又敷還。

杖瘡膏

黄柏　黄芩　黄連　梔子各炒　歸尾　松香　血餘　乳没各二錢　黄蠟三錢　赤芍八分

右爲細末，用淨犍豬油四兩熬化，入前末藥攪匀，離火，方入乳没攤[3]貼。

人參造化糕　能補氣血，養脾胃，服水土。

人參去蘆　茯苓去皮，各四兩　白术土炒　山藥　芡實　蓮肉[4]去皮心，各三兩，共爲末

用粳米一斗磨粉，將前藥和匀，又加糖或蜜蒸糕，火焙之。

女真丹

冬青子，《本草》中謂之女貞[5]子，去梗、葉，酒浸一宿，粗布袋擦去皮，曬乾爲末。待有旱蓮草出，多取數擔，搗汁熬濃，和前末如梧桐子大丸，少則煉蜜加添。每夜用酒送下，百日見效。初服後便能使老者無夜起之勞，旬日便覺膂力加倍，久能變白髮爲黑，其功甚大，莫可盡述。

金櫻煎

經霜後以竹夾子摘取，於木臼中轉杵卻刺，勿損之。劈爲兩片，去其子。以水掬洗過，爛搗入鍋内，以水煎，不絶火，約水耗半，取出，澄濾過，仍重煎似稀餳。每服取一匙，用暖酒一盞調服。

又云：即棠梨，止久泄，取其溫且澀。世之用者，待紅熟取汁熬膏，大誤也。紅熟則失卻本性，今取半黄時采爲佳，十一月、十二月采佳。《本草》云：

---

1 横：原作“紅”，不通。《千金要方》卷十四談曲池，云“尺澤橫紋外頭接白肉際”，據改。

2 陷：原作“滔”，不通，據字形及文義改。

3 攤：原作“推”，據文義改。

4 肉：原作“内”，據字形及文義改。下同徑改。

5 貞：原作“真”，據該藥正名改。

療脾泄，止下痢，利小便，澀精氣，久服令人耐寒輕身，方術多用。

松梅丸　肥腸健體之驗，益壽延年之功。

松脂一斤，煉熟　烏梅淨肉，六兩　地黄一兩酒蒸，懷慶者佳

如後法制煉，丸如梧桐子大。每服五十丸，空心淡白湯下。此藥最能加飲食，致身肥健，小便清，大便潤及精神不倦。

余考諸《本草》：松脂味苦甘，溫，無毒。安五臟，除熱，去胃中伏火，咽乾消渴。久服輕身不老，延年聰耳，明目固齒，潤肺辟邪氣，去曆節風、厲風酸痛不可忍。仙家多煉服，可以辟穀。煉之須得明淨者十餘斤，先以長流水，用鍋淋葉榮天僕[1]，煮拔三次，再淋桑灰汁，仍煮七八次，扯拔。又用好酒煮二次，完則以長流水煮過一次，扯拔白，味不苦澀爲度，陰乾，入石臼內，木杵搗取淨末，依方配合，再搗一日作丸，酒曬乾。

熟地黄，味甘，無毒。填骨髓，補五臟不足及男女勞傷，通血脉，益氣力，利耳目。一名地髓。久服輕身不老，黑髮增壽。服此味須忌三白，禁鐵器。取沉水者佳，曬乾稱用，以酒洗浸，柳甑、砂鍋蒸半日，入臼搗用。

烏梅肉：味酸，平，無毒。能下氣除熱，安心神，療肢體，生津液，利經脉，去痞消痰。治骨蒸羸瘦，解煩毒，久服令人不思睡。故東垣有言“凡酸味最補元氣”，謂其有收斂之義耳。取潤澤肥大者三五斤，以無灰溫酒洗浸，甑内蒸熟，去核取肉搗，和前二味成丸，任意服。

四和湯

四兩白鹽四兩姜，五斤好蜜二茴香。

半斤杏仁麥麸炒，四兩甘草蜜炙黄。

枸杞四兩核桃四，芝麻一升最爲良。

能和血脉增延壽，此藥神仙第一方。

蘇梅丸

烏梅肉四兩　蘇葉末二兩　乾葛末一兩二錢　白檀香二兩　薄荷末一兩　青鹽煆，三錢

用白沙糖一斤研細，入前藥末和勻，用米飲和成丸，外四兩白檀爲衣。每服三四十丸，白湯送下。

---

1 用鍋淋葉榮天僕：此七字義晦，存疑待考。明代《本草綱目》等書皆作“用桑柴”。

神效藥酒方

治諸風及跌打損傷住氣一切病症。

牛膝去蘆 木瓜 白芷 厚朴 川芎 黄芩炒 陳皮去白 官桂 白芍煨 杜仲酥油，炒 紫荆藤 防風去蘆 人參 桔梗 獨活各去蘆 荆芥去梗 半夏湯泡 甘草各二錢 青藤 蒼术 五加皮 羌活上下各四錢 姜蠶 前胡 天麻各三錢五分 乾姜煨 菊花各二錢 烏藥 石南藤各五錢 當歸酒洗，四錢

右用絹袋盛之，無灰好酒十五斤，加黑豆一合，謹封，坐釜中煮百沸爲度。埋土中一七。每服量虚實飲，每日三次。中風癱瘓，半身不遂，手足頑痹麻木，渾身損痛，頭風等疾，并皆治之，一醉則效速。加燒酒三斤，渣可再煮。家傳屢驗之方也。

烏鬚方

用水蛭二條，放瓷碗中，餓一七，將水蛭洗淨，用白烏骨雞一隻，取血。用好京墨血内磨濃，將水蛭入血内。蛭飽，用鍼刺蛭血搽髪鬚，留白髪二分，自然血汁透入鬚髪，一年茂黑不退，且不硬。

臟連丸

用豬大臟極厚者三四寸，宣黄連四兩爲極細末，入臟内，用線紥定兩頭，放入飯甑内蒸一炷香，臟熟爲度，取出杵爲泥。加山藥末一兩、木香末三錢。如乾難丸，加米糊丸如梧桐子大。每服六七十丸，空心，用側柏葉煎湯送下。專治大便下血，脾瀉，腸風，痔漏，神效。亦治痢疾，神驗。

卷之十四

目　録

危病十方

〔雜方續〕

追蟲打積丸　螽斯丸　烏須固齒散　延齡益壽丹　鎖陽丹　化骨散　烏須方　三子養親湯　灸雞爪風法　少陽丹　神仙奪命丹　剪紅丸　搜風順氣丸　取牙方　長春不老湯　治骨鯁方　青黛雄黄丸　班貓散　彭祖小接命序并藥方　鐵刷末　烏須黑髪丹　汗班方　膏藥方　散熱祛毒方　愈癬殺蟲方　養脾膏　枇杷散　治肝班方　治牛諸症方　乳没枯礬散　寶珍成發靈膏　冰梅丸　千金百補丹　遇仙散　烏金散　鉛汞膏　香粉散　烏須方　四聖散　春傳雀橋方　治風痰方　治走氣方　治秃瘡方　變酸酒成好方　治馬諸症　百益丹　烏雞丸　内府秘傳方　治狐臭方　治風大傷方　廣嗣丸　如神百點膏　龍骨丸　玉餅子　飲食所忌附解毒條　神農煮鍼法　散被區班痕方　龍虎丹　萆薢分清飲　敷藥　太平丸　消化丸　香雄丸　長春不老湯　治臭蟲方　治鵝掌風方　祛痰氣方　返魂漿方　治咽喉方　救荒濟生方　治大人小兒腹内有蟲方　二仙散　螽斯種子丸　補精益腎丸　靈蓋散　解酒散　玉容散

危 病 十 方

漢神醫華陀，字元化。嘗云：人有危病，急如風雨，命醫不及，須臾不救。觀其横夭，實可哀憐。余因暇日，選十件危病，處妙方以救之，詳録於後，不可不知也。

一[1]、**霍亂吐瀉**。其症始因飲食，或冒風寒，或失飢，或大怒，或乘舡車，傷動胃氣，令人上吐。吐不止，令人下泄。吐泄并作，遂成霍亂。頭旋眼暈，手脚轉筋，四肢逆冷。用藥遲緩，須臾不救。

吴茱萸　木瓜　食鹽各五錢

1　一：原書華佗十病之前，均以“一”爲標志，今爲配合“十方”，更以序數，以便閲覽。

右三味同炒焦，用瓷罐盛水三升，煮令百沸。入前藥同煎至一二升已下。傾一盞，隨病人任意冷熱服之卽甦。如倉促無藥，用枯礬[1]末，每服一錢，白沸湯點服，效。如無白礬，只用鹽一撮，醋一盞，同煎八分，溫服。或醃梅鹹酸，皆可煮服。

二、纏喉風閉。其症先兩日胸膈氣緊，出氣短促，驀然咽喉腫痛，手足厥冷，氣閉不通，頃刻不治。

巴[2]豆七粒，三生四熟。生者去殼，熟者去殼，炒去油，存性用　雄黃皂角子大，明者佳　鬱金一個，研爲細末，蟬肚者佳

右爲末，每服半字，茶調細呷。如口禁，用小竹管納藥吹喉中，須臾吐利卽醒。如無前藥，用川升麻四兩剉碎，水四碗，煎一碗灌服。如無升麻，用皂角三梃[3]研碎，投水一碗，灌服，或吐不吐，卽安。

三、吐血下血。其症皆因內損，或酒色勞傷，或心肺脈破，血氣妄行，血如涌泉，口鼻俱出，須臾不救。

側柏葉蒸乾　人參焙乾，各一兩

右爲末，每服二錢，入飛羅麵二錢，新水調和，稀則似糊，服。如無前藥，用荆芥一握燒過，蓋地上，出火毒，研碎，陳米飲調下三錢，不過二服愈。如無荆芥，用鍋底墨研爲末，每服三錢，米飲送下，連進三服。

四、中信毒[4]。其症煩躁如狂，心腹攪痛，頭旋，欲吐不吐，面口青黑，四肢厥冷，命在須臾。

黑鉛四兩，磨水一碗灌之。如無前藥，青藍靛兩握，研井水調一碗服之。如無藍靛，用清油二升許灌服，其毒卽解。如無油，掘地，用水作漿，濃吃一二碗愈。土要黃色者佳。

五、尸厥。其症偃臥似死，四肢逆冷，不省人事，腹中氣出如雷鳴。

焰硝五錢　硫黃二兩

共爲末，作三服。每服用好舊酒一大盞，煎覺焰硝起，傾於盞內，蓋着。服如人行五里，又一服，不過三服卽醒。兼灸百會穴四十五壯，臍下氣海、丹

---

1 枯礬：原作“祐凡”，乃“枯礬”筆誤，據文義改。

2 巴：原作“巳”，據《丹溪心法附余》卷二十四《十危病方》改。

3 梃：原作“錠”，據文義改。

4 信毒：卽砒霜（信石）中毒。

田三百壯，身溫止。如無前藥，用附子七錢，重包煨熱，去皮臍，爲末，作二服，用酒三盞，煎一盞服。如無附子，生姜自然汁半盞，酒一盞，同煎令百沸，并灌二[1]服，仍照前灸。

六、中忤、中惡鬼。其症暮夜或登廁，或出郊野，或遊冷屋，或行人所不至之地，忽然眼見鬼神，鼻口吸着惡氣，猛然倒地，四肢厥冷，兩手握拳，口[2]吐血腥，性命逡巡，須臾不救[3]。此症與屍厥同，但腹不鳴，心腹俱暖。凡中惡，驀然倒地，切勿移動其屍，即令親戚衆人圍繞，打鼓燒火，或燒麝香、安息香、蘇合香、樟木之類，直候醒，知事，方可移歸。

犀角末鎊，五錢　麝香　硃砂各二錢半

右爲末，每服二錢，井水調下。如無前藥，用雄黄末服一錢，煎桃枝湯調灌。如無雄黄，故汗衣或觸[4]衣。汗衣着在身，久遭汗者佳。觸衣，久着肉衣，襯衣也。婦用男衣，男用女衣，燒存性二錢，用百沸湯送下。

七、脱陽。其症多因大吐大泄之後，四肢逆冷，元氣不接，不省人事。或傷寒新瘥，誤與婦人交合。此症小腹緊痛，外腎搐縮，面黑氣喘，冷汗自出，亦是脱陽，須臾不救。先用葱白數莖，炒令熱，熨臍下。次用白术、乾姜各五錢、木香二錢半、附子一枚重一兩，剉大片。四味爲末，水二鍾，煎八分，放冷灌服，須臾又進，合渣并服。如無前藥，用桂皮二兩、好酒二升，煎一升，二次灌之。如無桂皮，用葱白連鬚三七根細切，沙盆内研細，用酒五升，煮至二升，分作二服灌之，陽氣即回。先用炒鹽熨臍下氣海，勿令氣冷。如無葱白，用生姜二七片亦好，依前法服治之。

八、鬼魘、鬼打。其症或初到客舍、館驛，及久無人居冷房，睡中覺鬼物魘打。但其人吃吃作聲，便令人叫唤，如不醒，是乃鬼魘也，不救即死。

牛黄一錢　雄黄一錢　硃砂五分

右爲末和勻，每挑[5]一錢床下燒，次挑一錢調之。如無前藥，用桃、柳枝東邊各折，煎湯灌下。如無桃、柳枝，用竈心土末服二錢，井水調灌。更挑中指

1　二：原作“工”，據字形及文義改。《丹溪心法附余》亦作“二”。

2　兩手握拳口：原只有“握”字，餘字皆脱，故語氣不連貫，據《丹溪心法附余》補脱字。

3　性命逡巡須臾不救：原簡作“命逡須臾”，據補正同上。

4　觸：原作“融”，不通。《丹溪心法附餘》作“觸”。“觸衣”即内衣，與文義合，因改。

5　挑：原作“桃”，據字形及文義改，與下一個“挑”字合。

内離甲一韭葉，各灸柒壯。

九、孕婦逆生。其症因孕婦欲産時，遇腹痛不得舒伸，行動多屈腰忍疼，其兒在腹中不得轉動，故脚先出，謂之逆生，須臾不救，子母俱亡。

烏蛇退一條　蟬退十四個　血餘胎髮一毬以上，俱燒灰

每服二錢，酒調下，并進二服，仰臥，霎時兒即順生。如無前藥，用槐子二七粒，并井花水吞[1]下。如無槐子，用小絹鍼于兒脚心，刺三四鍼，鹽少許塗脚心刺處即生，子母俱全。

十、胎衣不下，惡血冲心。其症心頭迷悶，胎衣上逆冲心，須臾不救，其[2]母俱亡。

乾漆五錢　大附子一個，炮其皮臍，各爲末

大黄五錢，用酒、醋熬乾，即入前藥爲丸，如梧桐子大。每服三十丸，淡醋湯下。少頃又進二服，胎衣立下。此藥可預先合下尤妙。如無前藥，用赤小豆一升炒過，用水三升，煮一升，去豆，取汁溫服即下。如無豆，用婦人自己手足指甲燒灰，酒調下，少頃又進一服。更用有力婦人抱起，將竹筒於[3]心上趕下，尤速。

〔雜　方　續[4]〕

追蟲打積丸　治諸蟲積塊。

大黄八兩　檳榔五兩　黑牽牛四兩，各爲末　皂角十隻七個子者[5]　苦練根皮一斤，朝東行者佳

右先以皂角、練皮二味，用水一大碗，熬成膏子，和前三味丸如梧子大。後用雷丸、沉香、木[6]香各一兩，碾細爲衣。先用沉香衣，後用雷丸、木香衣。每服三丸，四更時分，用砂糖水下。

1 吞：原作“吐”，義正相反。據《丹溪心法附餘》改。
2 其：原作“子”，據改同上。
3 於：原脱，據補同上。
4 雜方續：新擬標題，以免將以下諸方視爲“危病十方”範圍。
5 十隻七個子者：原作“十度七個吐者”，今據長皂莢之形改。
6 木：原作“水”，據字形及文義改，與後文“木香爲衣”合。

螽斯丸 用壬子日修合。

枸杞八錢 生地四兩 熟地二兩 當歸二兩 白芍一兩 黄柏四兩，酒炒 鎖陽一兩，酥炙 天門冬 麥門冬各二兩，去心

爲末，酒糊丸如梧子大，每服七十丸，鹽湯下。

烏鬚固齒散

没石子六錢，雌雄 青鹽二錢，火煆 地骨皮二兩 破故紙兩半，炒黄 熟地二兩，酒洗 細辛一兩五錢

爲末，每早擦牙，嚥下尤妙。

延齡益壽丹

治諸虚百損，一切不足之症。

當歸身酒洗 人參去蘆 青鹽酒炒 破故紙酒浸，蒸 熟地黄酒洗 茯神去皮 牛膝酒浸 川巴戟酒浸洗 生地黄酒洗 天門去心 麥門去心 小茴香鹽水炒 滴乳香 白茯 川芎 石菖蒲鹽水炒 知母鹽酒浸 遠志去心 硃砂 杜仲姜汁炒，各一兩 核桃肉炒黄，四兩 姜汁二兩 旱蓮草汁一碗，煎熟 川黄柏酒浸，二兩，日曬夜露三日三夜 川椒燒地紅，酒烹，鋪椒在上，用盆蓋一日聽用，六錢 何首烏三兩，黑豆拌蒸七次 蒼术五斤竹刀刮搗，水五碗，煎三碗，去渣，熬至一碗，入藥

右爲末，煉蜜丸如梧子。每服五六十丸，溫酒、鹽湯送下。

鎖陽丹 強陰固精補腎。

巴戟酒洗，四兩 韭子炒香，四錢 山茱萸去核，一兩 白龍骨煅，一錢

爲末，酒糊丸如梧子大。每早服五十丸，鹽湯下。午飯前酒下三十丸，晚飯前五十丸。其效如神。

化骨散 治骨刺喉中，服此而愈。

用燈草燒灰，不拘多少，調水傾入喉中，少頃卽安。

烏鬚方

銅花二分半 明礬一分三釐 皂礬半分 五倍子二錢，制過 白及半分 硇砂一分，無斗子鹽[1]炒過代用，青鹽亦可

右末，藥入酒杯内，用濃茶調，火上涸[2]起顔色，乘[3]熱搽鬚上，不用包裹，

---

1 無斗子鹽：不明爲何種鹽，疑爲海鹽或井鹽。

2 涸：據字音及文義，似爲“燉”字。

3 乘：原字類“乖”，據字形及文義改。

待乾洗淨。其鬚先要洗去油，無垢方肯上，不脆。

三子養親湯

凡人年老，痰氣喘嗽胸滿，治法妄投蕩滌燥利之藥，反耗真氣。余因三人求治其親，靜中精思，以成此方，隨試隨效。孝哉！人子不可不知也。

紫蘇子主氣喘咳，用紫色真正者　芥菜子主痰寬中，用白者佳　蘿蔔子主濕痞，兼理痰氣，用白種者，俱炒

共擊碎，須看何症多作，則以所主爲君，餘次之。每劑不過三錢，用稀布袋盛之煮湯，可隨甘旨飲啜[1]，亦不拘時。勿煎太過，令味苦辣口。若大便素實，入熟蜜一匙。如冬，加姜服尤良。

灸雞爪風法

婦人得此，不時發手足攣拳，束如雞爪，然疼痛，於左右膝骨兩旁各有一小窩，共四穴，俗謂之鬼眼，各灸[2]三壯，登時愈。

少陽丹

西海亭公路行，見一少女將翁處分。亭公怪問曰："爲何?"女答曰："處分家子，何怪問?"亭公遂喜，乃知異人，叩拜於女。曰："要知吾年千歲矣。吾是西王母之妹。這老翁年一百七歲，是吾七代玄孫。吾所服少陽丹，乃太陽老君留傳，此方[3]爲不信吾教，不服此藥，以致面皺頭白，所以責之。"亭公曰："余家住在西海，東至扶桑，遍采諸藥，尋真訪道，未聞此藥。今既遭遇，願説此方。"少女曰："此藥用四般龍牙，虚名一百三味。吾家世服之，皆羽化。田夫俗輩，未嘗見聞此藥。久服羽化登仙，及療諸病，服之延年萬歲，病皆痊矣。"

第一名烏嘉龍牙凡有四：采春苗、夏花、秋實、冬皮，是爲枸杞，合用一斤爲末。

第二名天所龍牙是蒼术，用一斤擇淨，米泔水換浸一宿，爲末。

第三名錦繡龍牙是桑椹[4]子，用一稱，制爲汁[5]，合前藥。

第四名百花龍牙是蜜，一斤，乃是一百三味。

右前藥石臼内搗爲細末，用新瓷盆一口，將桑椹子汁同藥末一處調匀，用

1 啜：原字僅有"啜"字右邊。據字形及文義改。
2 灸：原作"炎"，據字形及文義改。
3 方：據文義，疑當作"子"或"兒"。
4 椹：原省作"甚"，據文樞堂本改。
5 汁：原作"深"，不通，據本方下文"桑椹子汁"改。

細絹蒙蓋盆口，放在浮棚上淨處，積受日精月華之氣，煎乾。復爲末，煉蜜丸如梧子大。每服三十丸，漸至五十丸，空心鹽湯下，或酒服。一年返老還童，耳目聰明，顔如幼年。冬暖夏涼，百病不生，第一效也。

神仙奪命丹

五鄉老羅巫師用此治乳蛾、喉閉，每用數釐，雖極危病，隨手而愈。

專治疔瘡發背，蓮子蜂巢發，腎腧發，左右搭背發，前後對心發，耳後發，腎陰發，頰翅瘟，瘟瘰脹腮，乳蛾對口，婦人乳發，一切無名腫毒惡瘡，愈。

蟬肚鬱金　雄黄　巴豆去殼，各五錢

先將鬱金一味爲末，後將巴豆、雄黄二味各研，共一處，綿紙卷藥捍紙黄。一切瘡毒，醋潤頂，以紙量大小貼瘡頂，水潤，效。藥糊丸菉豆大，三五丸涼水下。

剪紅丸

專治諸氣痞塞，關格不通，腹脹如鼓，大便虛閉，及腎氣、小腸氣、水腫等症，功效尤速。

莪术　三棱　檳榔雞心者佳　青皮　黑牽牛取頭末　木通去皮　滑石　大黄各一兩　甘遂　雷丸各五錢　史君子三錢

共爲末，米糊丸如梧子大。每服五十丸，空心白湯下，日進三次。忌鹽及油膩之物。

搜風順氣丸

專治三十六種風，七十二般氣，去上熱下冷，腰脚疼痛，四肢無力，多睡少食，漸漸羸瘦懶動，顔色不光，赤黄惡瘡，口苦無味，憎寒毛聳，積年癖鬼，男子傷虛，女人無嗣。久患寒熱瘧疾，吐逆瀉痢，變成癆瘵，百節酸疼。初生小兒、百歲老人，皆可服之。搜風順氣，和血駐[1]顔①。

車前子水淘洗淨，二兩五錢　山藥研末二兩　鬱李仁湯泡去皮，淨仁二兩，另研　火麻子微炒，去殼取仁，二兩　獨活去蘆，一兩　川牛膝酒浸三日，曬乾爲末，二兩，去蘆　大黄五錢，一半麵包，灰火内煨熟去麵；一半生用，同研末　防風酒浸去蘆，一兩　枳實去穰，麩炒末，一兩　檳榔二兩　菟絲子酒浸三宿，搗蒸成餅，曬乾微炒，研末二兩

右藥依法修制爲末，和勻，煉蜜丸如梧子大。每服二十丸，好酒送下，或

1 駐：原作"注"，據字音及文義改。

茶清、米飲、滚白湯亦可。服之一月消食，二月去腸内宿滯，三月無倦少睡，四月精神強勝，五月耳聰，六月腰脚輕健，一年百病皆除，老者返少。孕婦勿服。如人覺臟腑微動，以羊肚肺煮羹而補之。久患腸風便血，此藥亦治，久服大有效驗。

取牙方

人言潔白者佳　江子去殼，各五錢　苦竹一截

油紙謹封，埋于白馬糞内，春五、夏三、秋七、冬十日足，抹擦乾淨，將紙盛放在乾淨去處，待出，掃下紙包。如牙疼，點患處，口含冷水，手在頸上一拍，疼牙即落。

長春不老湯　冬月避山風瘴氣。

烏梅去核　大棗去核　甘草各一斤　蜂蜜半斤　川椒去子　橘紅各四兩

先將甘草着水三十二碗，煮爛撈渣。後下五味煮熟爛，以瓷罐裝之，上下加椒末。每日清晨用米湯半碗，入藥二匙，和勻服之。能開胃理脾，益氣清心，諸病不作，最好。

治骨鯁方

以野苧根洗淨，搗爛如泥，每用龍眼打。如被雞骨所傷，以雞羹化下；如被魚骨所傷，以魚汁湯化下。

青黛雄黄丸

凡中毒及蛇蟲咬傷，即服此藥，能令毒氣不得聚。

用上好青黛、雄黄各等分爲末，新汲水調服二錢。

斑貓散

治風狗咬傷，此患雖爲小可，九死一生之症。可急用斑貓七個，去翅足，爲末，酒調服。於小便盆内見衣沫似狗形者，爲效。無則再服七次，無形亦不再發。此方屢試屢驗。

彭祖小接命序

夫人稟陰陽而生，全賴父精母血，十月茄完，以成人也。始居母腹之中，感二氣相交結，胎胞混沌一氣，猶如太極未判之先怡，纔得候杳然之氣而生，兩腎由儀焉。内分赤白二脉，命腎互關而立四竅，四相表里，絲絡生枝而産衆穴，乃生五臟六腑、質髮、皮膚。凡在其中，性體俱有，四門皆閉，八竅不開，惟有臍蒂與母之真氣相連，譬如果生枝上，乃繫一身之根本也。往來呼吸，與

母竅接連，母吸則吸，母呼則呼，十月胎完，真氣既周而降生矣。剪臍[1]落地，方感天地之氣，虢調一聲，命來復往。由恐臍門不閉，有傷嬰兒之氣，便用艾火薰蒸，使外固臍蒂堅牢，内保精神無漏。漸長成人，四門俱開，七竅皆通，隨因七情六欲，五味五音，萬壯塵俗，誘引真精，完遍[2]復散。人生幼年，血氣方剛，精神茂盛，不覺有其疾病。及至長年，日傾月喪，或貪嗜味，酷好淫色，漸滋蔓，血氣衰弱，精神羸敗，喜怒勞役，積滯成疾，患厄而待死者有之。一切藥味草木之類，皆稟陰陽而生，根壯葉茂，根朽枝凋，以致頹敗。見此惜之，土培水灌，樹木復生，似此異哉！

余思世人，但有疾病，志意求醫，救衰回殘。殊不知疾有奇怪，傳變不一。况醫之未明而難以治療，徒有妙藥，豈能愈哉？良久歎息，人反不如物耳！嬰兒落草之時，尚用艾火薰蒸臍蒂，使外邪不侵，保育真氣，獲養成人，安享天年。不知避忌，調理失宜，肆縱情欲，薄有元，耗損真氣，戕賊於内，藥之所醫。今將熏臍固蒂之，法遺世濟人，有志君子，依法制之，豈不美哉？豈不妙哉？法雖小乘，有益尤大。凡人四十之後，亦可蒸制。一年之有四日之分，春分[3]、夏至、秋分、冬至，精緻熏臍，如此一次，增壽一紀。熏臍數次，壽享過百。熏之於外，攻之於内。服藥於内，發之于外。賴使内外符合，節續表里，内水而外火，以按陰陽。内鎮心神，以按君位；外除風邪，以補民庶，有斯理乎。薰蒸之後，遍體通達，血脉流暢。逐[4]寒邪而卽時遠遁，潤肌膚而頃刻和平。先積自此消除去，百年安逸好將來。

固蒂歸根法，延生活命丹。薰服三次後，不老世間人。

熏藥：

兩頭尖　雄鼠糞　五靈脂各五錢　廣木香　白檀香　白豆蔻　香白芷　蓽澄笳　大茴香　麝香　沉香　官桂　阿魏　胡椒　龍骨煨　虎骨各七錢　胡鹽一兩　乳没各二錢

共爲末。先用麵劑圈其臍，臍内先放生麝一錢，麵圈上，用槐皮蓋之。槐皮上再用麵圈，圈内放群藥末，末上放艾團燒之。一歲一丸，每丸重二分，燒

1 臍：原作“蹐”，據字音形及文義改。

2 遍：原作“扁”，據字形及文義改。

3 春分：原脱，據上下文義補。

4 逐：原作“遂”，據字形及文義改。下同徑改。

十數丸，卻換末藥，艾盡爲度。熏後忌鹽、醬十日。

如癱瘓，加阿魏、小茴香、胡椒；如下元虚冷，加小茴香、陳皮、乳没；如下淋，加五靈脂、硫黄、燒酒；如胎前産後，加陳皮、乳香。

服藥：

硫黄制去油，二錢　赤石脂　飛礬　白龍骨煨　五味子　蒼术各一兩，制大茴香　丁香　小茴香　蓽澄茄　沉香各半兩　白豆蔻三錢　木香　没藥各五錢

右爲末，煉蜜丸如梧子大，每服三十丸，空心臨卧各一服。忌生冷之物。

鐵刷末

治腹内諸痛，血氣惡心，一切腸風、臟毒、滑泄。

蒼术米泔浸，炒半斤　小茴香炒，六兩　良姜香油炒，六兩　甘草四兩，微炒

右爲末。每服一錢，姜湯下，蘿白[1]、醋湯俱可。

烏鬚黑髮丹

烏鬚髮，助元陽，補血氣，添精液，久服大有神效。

生熟地酒洗　天麥門各七錢　川椒去目　胡蘆巴酒洗　杜仲酥炒　白茯苓去皮　木香　石菖蒲　小茴香各一兩，鹽酒浸　青鹽　胡桃仁　川練酒浸炒　川山甲去皮膜　紅棗去核皮，各五錢　山梔二錢

除桃、棗肉，另搗各藥爲末，入酒糊。將桃、棗二味搗一處，丸如梧子大，每服七八十丸，或酒送下。乾，壓之。如固陽，加菟絲子、肉蓯蓉，俱酒浸，各一兩。欲明目，加枸杞子、菊花各一兩。久久神驗方。

羊蹄根上　烏梅中　明礬下

各搗爲細末，和勻，用米[2]泔洗淨，搽四五次即愈。

膏藥方

治血風臁瘡及一切諸毒，并皆貼之。

荆芥　防風去蘆　赤芍　獨活尾　歸尾酒洗　白芷　青藤　金銀花各一錢

香油四兩，同前咀，熬去渣，入黄蠟一兩，入細藥：

雄黄　乳没　血竭　輕粉　兒茶　黄連炒　黄柏炒　苦參各一錢

---

1 羅白：即蘿蔔俗稱。

2 米：原誤作“未”，據字形及文義改。

此末入内成膏，攤爲隔紙膏，貼患，三日一換一洗。

散熱祛毒方　治漆瘡神效。

無名子[1]不拘多少，爲末。用井花水調搽，少頃又搽，不過三次即愈。

愈癬殺蟲方　治頭上風癬及諸癬，一切疥癩等症。

用膽礬、潮腦各等分爲末。每用豬膽調搽即愈。

養脾膏　治脾胃不健，元氣不充。嚴閣下方。

芡實　湅米炒熟　蓮肉去皮心　茯苓制過，去筋　山藥等分　白糖少許

右爲末。每服二三匙，滚水調下。

枇[2]杷散　治鼻準紅色或面赤如火。

枇杷炙，一兩　片芩炒，五錢　梔子炒，五錢

右末。每服二錢半或三錢，臨臥，酒調下二三服。

治汗斑方

白礬　羊蹄根各一兩　砒一錢

將礬、砒爲末，蹄搗爛，布包醋蘸，不計遍數搽之。疤[3]紅，可將密陀僧末，仍用羊蹄根復沾[4]搽之，可以斷根。

治牛諸疾方

常山君　芝麻二合　防風去蘆　荊芥　皂角

生姜一碗共搗爛，入酒一大壺，摻水灌之，其小便即通，吃草依舊。如耳角根冷，此乃閉汗，加麻黄爲君，酒煎入藥内，灌進，其汗即出而立安。

乳没枯礬散　治聤耳出膿，神功。

乳没　陳皮炒存性　枯礬等分

爲細末，去膿吹入，效。

寶真萬靈膏　一名比天膏

治腰胯疼痛，脚膝酸軟，五勞七傷，中風半身不遂，小腸疝氣，筋骨疼痛，二三十年痼疾。女子赤白帶下，男子遺精白濁，陰精虚寒，久無嗣息。此膏補虚添精，强鎮玉池，存精不泄，通導血脉，能令强健身體，返老還童。可助陽

---

1 無名子：即無名異。

2 枇：原誤作“批”，據藥物正名改。下同徑改。

3 疤：原作“巴”，據字音及文義改。

4 沾：原作“占”，據字音及文義改。

道，最暖子宫，其效如神。

粉草二兩　虎脛骨一兩，酥炙　杜仲一兩，酥炙　天門冬一兩，去心曬乾　白芷一兩　肉豆蔻一兩，炮　玄參一兩，去蘆　麥門冬一兩，去心曬乾　牛膝酒洗　五味一兩，去枝梗　遠志一兩，去心　蛇床子一兩，水洗曬乾　歸身酒洗　防風一兩，去蘆水洗　厚朴一兩，姜炒　肉蓯蓉一兩，去心酒洗　人參一兩，去蘆　鹿茸一兩，酥炒　續斷一兩，水洗　穀精草一兩，水洗淨　蛇退三錢水洗　桑螵蛸一兩　礞石一兩，紙包，稻草灰和黄泥包裹在内，入炭火中煅　地龍一兩，水養去土，瓦焙乾，作細末，與後藥一起入　生地一兩，切片，酒洗，曬乾　菟絲子一兩，酒洗，去土曬乾　赤石脂一兩置瓦上，炭火烜過，爲末　蟬退三錢，去翅足　姜蠶三錢，切片，姜汁浸洗，炒　桑槐枝各七條

用真麻油二斤四兩，入銅鍋内火煎熱，春秋浸五日，夏三，冬七。文武火熬滚，慢慢煎渣色焦，放冷，濾去渣，澄清油，下杏仁壹百粒溫水泡去皮尖、大麻子仁一兩、大附子一個重一兩，切片，木鱉子廿四個，去殻，切

文火慢熬渣焦色，放冷，濾去渣油乾淨，擦淨鍋，投油在内，武火熬油大滚，文火慢慢投飛過好黄丹一斤，細細下，不可太急。桑、槐、柳條攪，滴水成珠不散，方投：

姜蠶蛾末三錢、紅蜻蜓末四錢、母丁香末二錢、雄黄末四錢、乳香末五錢、没藥末五錢，乳没俱切細，陳壁土牆窖[1] 内過一宿，先用紙包[2]，取出爲末，陽起石末三錢制法如礞石、血竭末三錢、硫黄末二錢、黄蠟八錢，細細慢攪成膏，大熱，投麝香末二錢，就收瓷罐内，三七後已出火毒，放用每膏七錢，或絹緞[3]表紙一層，攤貼。尤用生羊豬油、生姜煎汁，熱搽腰膝患處，方貼上熱鞋底，熨百餘下。固精暖子宫，赤白帶下，遺精白濁。貼臍，連丹田、氣海，一個貼六七日一换。貼臍，不搽也要熨。

冰梅丸

此藥鎮陰火浮行，理上焦元氣，極能空清利竅，潤燥生精，聰耳目、健精神，春夏袪濕暑之傷，秋冬斂耗散之氣。每日一丸，進口噙化，精唾嚥下。

---

1 窖：原作“吉”，土墻内是無法容納如此多量之藥，據文義試改。

2 包：原作“色”，該書多處誤“包”爲“色”，據文義改。

3 緞：原作“段”，據字形與文義改。

龍腦香即冰片。用五分入乳鉢内擂細，入粉草末同擂，和諸藥。此藥味辛溫無毒，通神明，逐邪穢，祛風濕，明耳目，清空利竅，開鬱倒痰，和解積熱。

五味子曬乾，取細末五錢。此藥味酸平無毒，生精益氣，清肅肺金，得麥門冬，同斂耗散之氣，而添津液之能也。

麥門冬去心烘乾，末，七錢。此藥味甘平無毒，寧心膽，解煩熱，益元氣，和血脉，健精神，得五味子，同收暑濕毒，解熱淫疾。

烏梅肉洗去沙塵，烘乾，去核，取肉末一兩七錢。此藥味酸平無毒，生精潤燥，安神養氣，調和臟腑之功甚妙。

葛粉要雪白者，取粉五錢。此藥味甘平無毒，能解天行時氣之毒，利水除濕之功，又能解酒毒。

硼砂用二錢，入瓜蔞霜内同碾末，味苦，性溫，無毒。

瓜蔞霜末，七錢。此藥清下焦炎熱，味苦辛，無毒。

柿霜去沙草，重碾細末，七錢。此藥味甘平，無毒。能令心[1]肺皆潤，痰火可降，除人熱回涼。

粉草去皮爲咀片，炒取[2]爲末，二錢。此藥味甘平無毒，能清神養氣，助諸藥之力也。

孩兒茶取真者刮去黑皮，爲末，七錢。此藥味苦，氣涼，無毒。能治口舌皮瘡熱燥。

白砂糖取雪白者碾細篩末，六兩，聽如合誠用。此藥味甘平無毒，理脾胃，消積熱。

紫蘇葉味辛，溫，無毒。取細末七錢，功能下氣調中。

右前項，各取完藥末，和合重籮，將糖拌匀篩和，煉蜜搗成膏，每丸約重二分，入瓷罐内收藏聽用。

千益百補丸

治諸虚百損，五勞七傷。長服延年，效難具述。

何首烏鮮者，竹刀開去皮，如乾者，泔水浸軟切片。用砂鍋熬，先下烏豆[3]各一斤，烏豆三合。量若水上加竹欞，將藥覆蓋煮熟時。生地酒浸一宿　熟地酒洗　天門冬　麥門冬俱去心　人參各三兩　白茯去皮酒洗，五兩　地骨皮以上俱曬乾，爲末三兩

煉蜜丸如梧子大。每服五十丸，好酒送下，空心服。

---

1 心：原作“人”，據“皆潤”，知還應有他臟，參本草所載，改作“心”字。

2 取：底本原字残缺，抄本类“看”，或疑作“香”字。据文樞堂本改。

3 烏豆：與下“烏豆三合”重複。考方義，至此尚無藥量，則當爲“赤白首烏各一斤”。

遇仙散 治風痰壅滯氣急，語言蹇症。

大黄一兩 白芷 貝母去[1]心 五靈脂各五錢

右爲末。每服貳錢，好酒送下。

烏金散 治天疱瘡神效。

用徽州傘紙燒灰存性，乾，用香油調搽；濕則攙上一二次卽愈。

鉛汞膏 治八脚蟲神方，又醫頭虱。

用鉛一錢，火熔化開，入水銀三錢，取起研細，搽上一二次卽愈。

香粉散 治膿濕疥瘡，神效。

鉛粉 松香各等分

右爲細末，真香油調搽，一二次卽愈。

烏髮方

用蝌蚪不拘[2]多少，入新瓷罐内封固，埋地内四十九日，取出。後將桑椹子熟時，將蝦蟆所化之水取出，用稱一兩或二兩，將椹子照兩數同入罐内。仍將好金墨一定[3]在内。如墨内有麝香，不用麝；如無，加麝香一分，復埋土内四十九日完，取出染鬚髮，黑只到根，可管一月，神效。

四聖散 烏鬚黑髮，神效。

黄丹飛七次，炒紫[4]色，二錢 礦灰風化者，三錢炒 鉛粉絶好者，一錢 海螵蛸去皮[5]，五分

共爲細末。將好揀[6]，煎濃調末藥搽鬚髮上，待稍乾，卽用涼水洗去卽黑。不可粘皮，恐傷故耳。一次可四十日，神妙。

春傳鵲橋方

鴉片 蟾酥各錢半 白附子乳拌，炒一錢 姜粉三分，姜汁曬乾爲粉 麝香三分

右爲極細末。每用三釐，午後用口液調塗龜頭上，臨臥洗淨行之。

---

1 去：原作“六”，據本書貝母常用炮制法改。

2 拘：原作“俱”，據字音及文義改。下同徑改。

3 定：通“錠”，按例通假字不改。

4 紫：原作“索”，不通，據文樞堂本改。本書黄丹炮制法有兩處亦作炒紫色。

5 皮：原作“骨”。海螵蛸卽是“骨”，如何能去？考《太平聖惠方》等書有“去皮”之説，因改。

6 好揀：義晦，疑作“好醋”。

治風痰神方

天麻　南星　半夏湯泡　乾葛　防風去蘆　川烏　白茯苓各等分，去皮

右爲末，姜汁爲丸，硃砂爲衣，每丸重一錢。姜汁嚼下一丸，神效。

治走氣方

枳殼炒，三錢　川芎三錢　甘草二錢

用水一鍾半，煎八分，不拘時服。

治禿瘡方

用團魚[1]煮汁，洗頭，令蟲出。將遠年塵石灰、明淨松香等分爲末，香油調搽。

變酸酒成好酒方

黄柏三兩，炒　甘草兩半，爲末　好石灰二升

將前末五錢入缸内，不住手攪起白沫，入灰，神效。

治馬諸症[2]

均姜半分　麝香釐半　焰硝三釐　雄黄半分

爲末，騸馬點左眼，騍馬點右眼，雖將死，點上亦起。如大小便不通，用烏柏樹根一把，用溫水洗淨，杵似泥，用滚水五碗泡去渣，壺盛，灌進馬腹，牽慢行，數轉拴定，陰陽自分。如若點眼之後，亦要牽行數步，屢驗。

百益丹　葉太府公屢驗。

補精黑髮，強腰活血補腎。

何首烏赤白各共八兩，米泔洗，黑豆攪蒸七次　牛膝酒洗，五兩　山茱萸去核，五兩　天門去心　麥門冬去心　生地[3]　熟地酒洗　黄柏炒　當歸酒洗　白茯苓去皮，各五兩　山藥去皮，二兩半　枸杞子二兩　人參二兩，或一兩　菟絲子酒洗，二兩

右爲末，煉蜜爲丸梧子大。每服八九十丸，空心淡鹽湯下，臨臥酒下。

烏雞丸

治婦人諸疾神效，并不孕育者。

---

1 團魚：即“鱉”。

2 馬諸症：本方涉及的馬病，其文字均不見於字書，義不明。

3 生地：原紙破字殘，據文樞堂本補。

烏骨雞一隻重三斤半，悶殺，乾去毛，割去腸肚

香附一斤，分爲四制：童便、酒、米泔、醋浸制。春冬三日，秋夏二日　艾四兩　苦蒿四兩，無葉亦可　童便、酒各半，共一鍋，將淨雞、附、艾、蒿[1]共煮一夜，天明將雞去骨，連三味共杵成膏，爲薄餅。紙隔微火焙乾雞骨爲末，外加：

人參二兩　當歸二兩　川芎　生地　熟地各二兩　白术兩半　羌活二兩　五味子三錢　黄芪二兩七錢　牡丹皮二兩　阿膠兩半，粉炒　鱉甲一兩半，醋炙

爲末，醋糊爲丸，如梧子大。每服八九十丸，空心淡醋湯調下。

内府秘傳方　治瘿氣神驗。

海藻熱水洗淨　昆布洗淨　海帶　海螵蛸[2]　海粉飛過[3]　海螺醋[4]　甘草少許

如頸下搖者用長螺，頸不搖者用圓螺。右各等分爲末，煉蜜爲丸，如圓眼大。每夜臨臥，口中噙化一丸，功效不可言也。

治狐臭方

麝香　巴豆去殼　木通去皮

右爲末，每服一錢重，浮子酒[5]熬膏爲丸，金箔爲衣[6]，空心水酒調化一丸服之。以淨桶盛腹内打下穢物，急蓋，拿開勿聞。神效。

治風犬傷方

用斑貓二十枚去翅足，糯米一合，同炒焦黄色，去斑貓，將糯米同乾蝦蟆後腿一隻爲末，水調服之。如小腹痛脹，用益元散、燈心湯調下，其物從小便而出[7]。其瘡用便洗淨。若紫黑，可挑破出血水，外用黑桃殼填滿犬[8]屎，合在[9]瘡上，用艾灸七壯卽安。

---

1 蒿：原作“槁”，據本方有“苦蒿”改。

2 螵蛸：原作“漂消”，據該藥正名改。

3 海粉飛過：海粉乃是海兔之肉，何能飛過？疑此爲海蛤殼之粉，卽蛤粉。

4 醋：此下似有脱文，或有“炙”字。

5 浮子酒：卽醉酒，家釀帶糟未摻水之米酒。

6 衣：原作“大”，據文義改。“衣”指丸衣。

7 出：原誤作“山”，據文義改。

8 犬：原作“大”，據字形及文義，似當作“犬”，犬屎用於解毒。

9 在：原誤作“再”，據字音及文義改。

廣嗣丸

枸杞二兩　山藥　山茱萸　吳茱萸各一兩　枇杷葉一兩，先用帽刷刷去毛，炙蜜金炙黄色[1]

爲末，煉蜜爲丸，如梧子大。每服八九十丸，酒下。女人服此，一料即生。

如神百點膏

蕎麥楷灰三升　芝麻楷灰三升　石灰少許

用防風通聖散藥三斤，并水八九碗，卻將楷灰淋水三次，熬成膏子，量入石灰和匀，取之點瘡，須臾自破，出血立消，功效如神。

龍骨丸　治夢泄遺精，滑泄不止者。

黄柏　蛤粉炒，二兩　珍珠　龍骨煅　牡蠣煅，各一兩

右爲末，丸[2]如梧子大，每服六七十丸，空心淡鹽湯送下。或加樗皮即椿樹皮，去粗皮、滑石、青黛、黄柏，用新瓦煅半斤。加各一兩。

玉餅子

治小兒吐泄驚疳，乳食不消，肚脹，潮熱，嗽，急慢驚風，痢疾諸症。

半夏大者十二個　巴豆五十粒去殼，另研去油　滑石一兩水飛過　寒食麵一兩

右爲末，滴水爲丸[3]如菉豆大，捏作餅。每服五七個或十一個，姜湯送下，自宜加減。

飲食所忌　并解毒

豬肉忌羊肝。牛腸忌犬肉。雄雞生葱。麥醋茯苓。鯉魚忌天門冬。青魚忌胡荽。鱉忌莧。孕婦忌鴨子、桑椹、羊肉、細辛、桔梗、半夏。

酒醉不醒，急用豆粉，冷水灌下。

魚骨刺喉，急搗苧麻根，丸如龍眼大，魚刺魚湯，雞骨雞湯吞下。馬肝毒，取鼠糞十四枚，冷水服。六畜、鳥獸毒，飲豆豉汁數盞，或水調竈心土。牛肉毒，飲甘草汁一二盞。羊肉毒亦同。各物毒，急吐，頭垢一棗核大，或清油多服。鵝鴨毒，糯米油水多服。河豚毒，清油灌，吐盡方可，或灌藍汁。狗肉毒，杏仁三兩搗爛，分三分，每次熱湯調下。自死六畜毒，黄柏末服一二錢，未解再服。

---

1 炙蜜金炙黄色：疑當作“蜜炙金黄色”。

2 丸：據文義當脱，補之。

3 丸：據文義當脱，故補。

解藥毒

藜蘆毒，煮葱汁服。斑貓毒，擣澤蘭汁服。合口椒毒，飲新汲水。雄黄毒，煎防己湯服。大戟毒，擣菖蒲汁服。鉤吻毒，煮桂汁服。天雄、烏頭、附子毒，煮黑豆濃汁服。巴豆毒，煮黄連汁服。砒毒，麻油灌，或糞清灌，或釅醋飲之。百蟲，白雞、鴨血灌良。或煮連翹汁服。諸毒，濃煎升麻汁服。或水調生葛粉，或水調菉豆粉服。

神農煮鍼法

乳香一錢　没藥一錢　當歸酒洗　木通各四錢去皮[1]　三棱四錢　莪术醋炒　細辛　石菖蒲七分　川烏　草烏　蒼术米泔浸　川山甲酥炙　白芷　龍骨煅　虎骨酥炙　黑牽牛　黄連炒　黄芩炒　硫黄　白牽牛　麝香制　陳皮去白　芍藥煨　羊骨髓酥油炙　酥油五錢

水五碗，無灰酒一桶，酒煮乾爲度。又將藥各爲粗末，骨髓酒同煮乾爲度。埋在土中，三宿取出，擦磨光滑，用油單紙包，加些麝香。

散被毆斑痕方

熟麻油　黄酒各二碗

同煎數沸，服畢臥火燒熱地上，一夜疼止，消腫無膿。有打傷人者，仇家陰令術士以此治之，次日驗，即無一毫傷痕。

治肺風方　服後丸藥除根。

白芷　流黄[2]　輕粉各等分

再入大楓子，俱爲細末，擦患神效。

丸藥：梔子十兩　大黄五兩，蒸　杏仁二兩，去皮

右爲末，水丸粟米大。每服五六分，食遠滚白湯下。

龍虎丹　治走注疼，或麻木不遂，或半身痛。

草烏　蒼术制　白芷各一兩，研粗末，拌發熱盒過人[3]後藥　乳香　没藥各二錢，另研　牛膝去蘆　當歸各五錢，酒洗

右爲末，酒糊丸如彈子大，每服一丸，温酒化下。

---

1 各四錢去皮：原文“錢”字置於“皮”字之後。

2 流黄：即硫黄，又名石硫黄。

3 拌發熱盒過人：“人”，抄本作“入”。整句話意思不明，存疑待考。

萆薢分清飲

治真元不足，下焦虚寒，白濁頻數無度，凝面如油，光彩不定，脚澄下漩如膏糊。

益智　川萆薢　石菖蒲　烏藥各等分

右咀，水鍾半，鹽一撚，煎服。一方加茯苓、甘草。

敷藥膏　治痞塊癥瘕，屢驗。

黑芝麻半升　血竭二錢　大黄二錢　吴茱萸二兩　乳香二錢　五倍子四兩　萆麻半斤　孩兒茶二錢

生桐油半斤，調煎藥末，作隔紙膏，用鍼鍼眼，貼塊上，外用熨斗熨之。

太[1]平丸　治勞症咳嗽，日久肺痿癰，并宜噙服。

天門　麥門各去心　知母去毛皮　貝母去心　款花　杏仁各二兩　當歸酒浸洗　阿膠蛤粉炒　生地酒洗　黄連炒，兩半　蒲黄炒　京墨煆　桔梗去蘆　薄荷去根一兩[2]　麝香少許

右爲末，煉蜜丸如彈子大。臨卧服，用一丸噙於舌上仰卧，其藥流入肺竅。

消化丸

白茯　枯礬　牙皂炙　陳皮　半夏　礞[3]石煆金色，二兩　枳實　枳殻各兩半　南星　薄荷各二兩

右爲末，神麯糊丸如桐子大。每[4]服一百丸，上床時飴糖拌吞，次噙太平丸，二藥相功，痰嗽卽除根。

香雄散　治瘋犬咬傷。

麝香當門子三錢　雄黄三錢

右爲末，好酒調下，其毒從小便出，立愈。

長春不老神效湯　開胃理脾，益氣清心之藥。

1　太：原字缺，據本卷分目錄及抄本、文樞堂本補。
2　兩：原作“目”，乃俗寫“刃”（兩）之形誤。據文樞堂本改。
3　礞：原省作“蒙”，今據藥物正名改。下同徑改。
4　每：原作“缶”，據文樞堂本改。

烏梅去核，一斤　甘草一斤　陳皮四兩　川椒[1]去子，四兩　蜂蜜半斤　大棗去核，一斤

先將甘草用水三十二碗煮爛，去渣，下前五味煮爛，以瓷罐裝之，上下用椒末於上。每日清晨用米湯半碗，入藥二三匙，和匀服之，神驗。

治臭蟲方

用蕎麥楷熬水澆淋，其蟲卽死。

治鵝掌風方

黄連　黄柏各炒　防風　荆芥穗等分

右爲粗末[2]，煎滚水，先將圍桶洗淨，次將藥湯入圍桶内熏洗。如此二次卽好，甚者三次，神效。

袪氣痰方

治男子、婦人一切氣急，理脾胃，進飲食，服此藥補矣，常服扶元。必先於此服之：

南星一斤　半夏一斤　生姜一斤　明礬一斤　大皂角一斤

右用藥水浸一七，水高二寸，文武火寅時煮到申時，水乾，揀去皂角、生姜，同搗如泥，捏作薄餅，曬乾，天陰火烘乾，四兩餘，乾留。

山查四兩　神麯四兩，炒　白芥子四兩　杏仁去皮尖　蘿白子　紫蘇子　大麥芽炒　青皮去穰　陳皮去白　香附子　白茯苓去皮　黄芩炒，各四兩　白术炒　枳實各五兩　人參去蘆　沉香各一兩

右爲末，同藥和匀，滚水泡，蒸餅爲丸如梧子大。每服五十丸，湯下，不拘男婦服之。痰喘甚者，加檳[3]榔、牽牛尤妙。

返魂漿方　治經回乳，神效。

霹靂子乾者，一分，卽蟻子　紫礦一錢，卽血竭[4]

右爲末，用麻黄濃煎汁，少拌酒鍾，將阿膠一小片，用下酒内，頃一面旋磨，令枯爲度，以此汁調藥末爲丸，如菉豆大。每服七丸，先一日服，次日再服。

---

1 川椒：原文下有“楝”字，據炮制有“去子”，則當爲川椒而非川楝（楝），故删“楝”字。

2 末：原誤作“米”，據字形及文義改。

3 檳：原誤作“兵”，據字音及藥物正名改。下同徑改。

4 卽血竭：非也。紫礦乃蟲膠，與樹膠血竭非一物。

治咽喉方

治喉内生肉，重重起，不痛，日久有竅，出臭氣不可聞者，并飲食不進。

用臭橙葉煎濃湯服，先噙後咽，連進數服，效驗如神。

救荒濟生方

蒼术一斤，米泔水浸七日　芝麻一斤，去皮　白茯苓酒浸三日，去皮　晉棗[1]一斤，去核焙乾[2]

共爲細末，煉蜜和成一塊，預防年荒或遠行。如渴飲水，忌食熱物。若要吃飯，先吃熱米湯一二碗，解散前藥，方可通行，甚效。

治大人、小兒腹内有蟲

用使君子一錢　檳榔一錢　雄黄五分

右爲末，每服一錢。大人一錢，俱用練樹根煎調服，其蟲從大便出，神效。

消瘦奇方

用豬掩子[3]七個　南水酒麯一錢

右爲末，三錢入壺内，水一碗，煮一炷香取出，露一宿，掩子食之，重煮。

神效二仙散　治小兒頭面脚手生瘡。

官粉一兩　雄黄

爲末，香酒調攤碗内，搽此藥。用艾水熏洗，搽藥。

螽期種子丸

巴戟　何首烏米泔浸　菟絲子酒浸，焙　黄柏各二兩，炒　知母去皮毛　肉蓯蓉去心　枸杞子　當歸各一兩　茯神去皮心　山茱萸各兩半　生地黄二兩，酒洗　牛膝去蘆　芡實　麥門冬各一兩，去心　破故紙七錢，炒　益智去皮　人參去[4]蘆各五錢

右爲末，煉蜜爲丸如梧子大，每服八九十丸，空心淡鹽湯送下。

補精益腎丸

昔辰州府同知李南崗眷[5]婦常服之，一丙丁年連生三子。後傳施於衆，皆

1　棗：原作“束”，據字形及救荒方，此當爲“棗”之缺省，故改。

2　乾：原作“甘”，據字音及文義改。

3　豬掩子：據“掩”字音及該方主治，此當爲豬靨（音掩），《本草綱目》又名“豬氣子”，主項下癭氣。

4　去：原作“大”，據人参淨選法改。

5　眷：原字類“眷”而缺數筆，故據文義臆測試改。文樞堂本作“夫”，與原字相差甚大。

真有奇效，雖一世不生者，服此亦驗。

白芍煨，一兩　菟絲子酒浸焙，一兩　陳皮去白，一兩　厚朴姜炒，去粗皮，五錢[1]　白茯去皮，一兩　枸杞子一兩　黄柏炒，一兩　當歸身酒浸，一兩　白术土[2]炒去土　山茱萸去核，各兩　人參少用　甘草去皮，二錢　牛膝一兩　肉蓯蓉一兩，酒洗去心　續斷一兩　杜仲炒去絲　熟地黄一兩　爲細末。

隨藥加減，以一兩爲率，煉蜜爲丸，如梧桐子大。每服八九十丸，空心淡鹽湯送下。

如肺熱者，不用人參，或入二三錢。

此方得之異人，屢試果有奇驗。

靈蓋散

治諸頑瘡不收口，并癬瘡，用諸藥不效，搽上此藥，立愈。

黄柏炒，壹兩　輕粉一錢二分　靈蓋煅爲細末，二錢　血竭六分　片腦半分

右爲細末，用豬膽調搽患處，神效。

解酒散

如人不能飲酒，用此藥服一二匙，可飲千杯不醉，效驗如神。

赤小豆　葛花如無葛花，葛根粉代　菉豆粉各等分

右爲末，每未飲酒，先服一二匙，神驗。

玉容散　治諸風酒刺雀瘢黖[3]之症

鷹條[4]一兩，用野鷹者佳　白及一兩，去頭者佳　檳榔雞心者佳，各一兩　潮腦一錢　三柰三錢　甘松五錢　北細辛四錢　川白芷五錢　鉛粉五錢　皂角五錢　蘇合香五錢　菉豆粉三兩

右爲末散洗之。或用紅棗肉爲丸，如彈子大。每日清晨於手内握之洗面，至一二月，其面一白，光彩如玉。一法：加去一弦肥皂蒸過，一丸九妙。

又方　**玉容粉法**

治女人面生粉刺及雀斑，冬月面不凍，每日抹面，光彩如紅玉。

1 五錢：原字殘缺，据文樞堂本补。
2 土：原作“去”。此下有“去土”，則當爲“土炒”，據補。
3 黖：下有“一”字，無意義。刪之。
4 鷹條：據其功用，當爲本草所載“鷹屎白”，卽鷹屎、鷹糞。

真鉛粉一兩　以[1]石細嫩者，去土皮，一兩，爲細末　好官胭脂二片，用酒浸透，扭汁聽用　人乳汁半杯　陳皮不[2]拘多少，浸酒二杯，去陳皮，用酒　白附子五錢，去皮爲末

右將鉛粉、活石、附子末，和乳蜜、胭脂、陳皮酒，一處擂亂和匀，每日抹面，極妙。

---

1 以石：此石“細嫩”。據方後云“活石”，則知此石乃“滑石”。《閔産錄異》“活石”亦是滑石，軟滑石其質細膩，與本方“以石”同。

2 不：原字不成字，似在“不”字上再加數筆撇捺。據文義改。

卷之十五

目　錄

煆煉門

秋石賦　陽煉秋石　陰煉秋石　陽煉紫河車　陰煉紫河車　陽煉蜂蜜　陰煉蜂蜜　煉陽起石　煉蒙石　煉蘆甘石　煉鐘乳粉　煉玄明粉

製造門

製半夏法　製香附法　製當歸法　藥性制中有制法歌　造神麯法　造鹿角膠霜　造紫霞杯法　造硃砂杯法　造玉露霜法　造百藥煎法　造聖蠟燭法

炮炙門并炮炙制諸藥法

藥性拾遺

蘆甘石　孩兒茶　三七草　千年矮　靈山柴　一枝箭　牛荆條　半邊蓮　箭頭草　翻白草

煆　煉　門

秋石賦

秋者自白而稱禾矣，石者曰剛以名之也。遊自九萬之里，生當一斤之期。金水既分，鉛銀以彰於有像；子母乍見，黑白以成於混儀。原其爲物，自精化魄。遇陰火而始飛，到金鄉而變白。初離銀礦，隨黃雀入于天河；才返蟾宮，逐清風流於地脉。諒以欲乾清，汞全仗白金。子欲親而戀母，陽要純而去陰。貫滿則盈，仙傳制伏之法；精至必就，孰憂損益之心？異哉！半夜方中，一陽初起。赤白而相照運，真水而清泄。回從尾穴，少若黑鉛之形；流至中央，已成紫金之體。豈不以完氣之母，五味之精，取司馬牙之寶，期立刀圭之名。若嫁阿郎，要在子孫而相見；如婚姹女，須假翁婆而曲成。是以欲保于金生，先精於養素。汞遇鉛兮不起，土得水而相輔。色瑩如玉，自淮南而強名；性急如龍，因神農而假喻。美哉！至精至淨，純柔純剛。龍虎并分於卯酉，陰陽盛滿于中秋。輕清上徹於泥丸，形如朱鳳；重濁下降於華蓋，體若素流。所以修養於還丹，貴自于金石。枉將内寶以輕棄，卻取外珍而貴惜。可憐天地之全身，返作三屍之屋宅矣。

陽煉秋石

側柏葉數枝，皂角一二片，童便一擔，加水一桶，順攪去沫，去濁留清。不計多少，用鍋熬乾，將刀斫起。先用黄泥包固罐一個，入熬黑物於内，封口，打火三柱香，先文後武，取出冷定爲末。將滚水泡化，入厚綿紙六七層濾過，熬乾，曬一七聽用。再入泥固罐打過，文武二柱香，可以久收。

陰煉秋石

用皂角煎水一二碗，入童便缸内攪，停少時加清水攪。如此攪一次，去濁沫，再加水攪，又去。如此數番，徐徐去上面清水，底下凝結如粉冰[1]，用地灰將纸[2]鋪上，凝結者傾於紙上，少頃乾收聽用。

陽煉紫河車

用初生男子胎衣一具，先用長流水洗淨，又用米泔水洗淨，再用無灰酒洗淨。放新瓦上，徐徐用火煆乾，將竹筯翻調。忌鐵器，不可焦，焦則入藥不效。重一兩或九錢方是首生，如多不是首生。

陰煉紫河車

用首生胎衣一具，照前洗淨。先酒、乳炒川黄柏、豆末，將胎衣入石臼内搗爛，徐徐添黄柏末[3]，以乾爲度，研末聽用。忌鐵器。

陽煉蜂蜜

用生蜂蜜一斤，以水四兩同入銅鍋内，先文後武煉之。蜜内泡黄色，以筯蘸蜜，滴水成珠，不散爲度。

陰煉蜂蜜

用好蜜不拘多少，入碗内，不用水，入重湯，頃將火徐徐燒水，碗内蜜沸，滴水成珠爲度。

---

1 冰：原作“水”，水何能凝？當爲“氷”字缺點，據改。
2 紙：原字爲“柔”，義不明。文樞堂本作“帋”（紙），与下文“傾于紙上”呼應，據改。
3 末：原作“太”，義不明。文樞堂本作“末”，義長，據改。

煉陽起石

用真陽起石煆紅，研爲細末，入固濟罐内，上用鐵燈盞蓋頭封口，盞内用水。如乾，搽盞打火，先文後武，三炷香盡，取出升起者入藥用。此[1]醫家多不知制法，故不驗也。

青礞石

用青礞石四兩，内有自然銅者真。先將礞[2]石打碎，放鍋鐵上煆紅，陸續下焰硝，久煉取出，以手碾細爲度。如不碎，用硝再煆。硝不可太多，多多則傷藥。

煉蘆甘石

用羊腦蘆甘石不拘多少，去石入火煆紅。先將黄連、黄柏、黄芩、防風、荆芥、薄荷等分，煎濃湯去渣，入紅蘆甘淬數次，俱碎在藥汁内爲度，去夾石，同藥汁煆乾聽用。

煉鍾乳粉

用石鍾乳不拘多少，煉紅，入瓷盆内，以童便淬之。如不碎，再煉再燒。如此三次，研爲末，乃鍾乳粉也。

煉玄明粉

冬月極寒時，用朴硝一百斤、大皂角三五十[3]根，蘿蔔十斤切片，同入鍋内，以水滿鍋，熬數十沸，攪入木盆内過夜，生出牙硝。取起，又入鍋，約有五十斤。加白蘿白五六斤切片，同入鍋，以水滿，熬數沸，入桶過夜，取起，約有三四十斤。用豆腐三四斤，成片入鍋内，水煮數沸，取出，入盆過夜，取起爲粉，入固濟罐。打火三炷香，配甘草則爲玄明粉也。

---

1 此：原作“比”，據文義當爲“此”之形誤，因改、

2 礞：原作“家”，據文義乃“蒙”之形誤，因改。

3 十：原作“士”，據文義乃“十”之音誤，因改。

製造門

製半夏法

半夏一斤　白礬四兩　皮硝四兩

用水十大碗煮滚，入瓷盆内，候前三味入内，攪匀，曬數日，一日攪數次，待嘗半夏心中不麻爲度。去前水，换新水清浸之，如前法日攪數次，待半夏心中不白爲度。一日常换水二三次，如法取起，㮚，每一斤入薄荷三兩、甘草二兩或三兩，任用。

製香附法

香附，主氣分之藥，香能竄，苦能降，推陳致新，諸書皆云益氣，而俗有耗氣之訛，女科之專藥也。治本病略炒，兼血以酒煮，痰以姜汁，虚以童便浸，實以鹽水煮，積以醋浸、水煮。

婦人血用事，氣行則無疾。老人精枯血閉，惟氣是資。小兒氣充形乃[1]曰嬰。大凡有病，則氣滯而餒。故香附於[2]氣分爲君藥，世所罕知。佐以木香，散滯洩肺。以沉香無不降，以小茴香可行經絡；而鹽炒則補腎間元氣。香附爲君，黄芪爲臣，甘草爲佐，治虚怯甚速，佐以厚朴之類決壅，用三棱之類攻其甚者。予嘗避諸藥之熱，而用檀香佐附，流動諸氣，極妙。

製當歸

當歸主血分之病，川産力剛可攻，秦産力柔可補。凡用本病酒製，而痰獨以姜汁浸透，導血歸源之理，熟地黄亦然。血虚以人參、石脂爲佐，血熱以生地、條芩，不絶生化之源。血積配以大黄。婦人形肥，血化爲痰。二味姜汁浸，佐以利水道藥。要知血藥不能舍當歸，故古方四物湯以爲君，芍[3]藥則爲臣，地黄分生、熟爲佐，芎爲使，可與要云。

---

1 乃：據文義，“形乃”與“氣充”對文，則“乃”字當誤，或爲“嫩”“弱”等字。

2 於：原作“余”，據字音與文義改。

3 芍：原脱，無此字則四物湯缺一味藥。

藥性製中有制歌

芫花本利水，無醋不能通。菉豆本解毒，帶殼不見功。
豆蔻大止瀉，有油反又通。住瀉用白术，還當一去油。
草果消膨脹，連殼反脹胸。黑丑生利水，遠志苗有毒。
蒲黄生通血，熟補血運周。地榆醫血藥，連梢不住紅。
陳皮專理氣，連白補脾中。附子救陽[1]藥，生用走皮風。
草烏解嵐瘴，生用使人蒙。人言燒過用，赭石火煉紅。
入醋能爲末，制度必須工。川烏炒去汗，生用去痹風。
後學要精理，藥靈莫妄攻。

造神麯法

六月六日乃諸神聚會日也，非此日不爲神麯。用灰麵十斤、赤小豆四合、杏仁三合去皮尖，共爲細末，同麵拌匀，入小蓼汁二碗、蒼耳草、青蒿汁各一碗，和匀爲粑，於缸内似合麯一般，待黄毫生，十月取出，曬乾聽用。

造鹿角膠霜法

用鹿角剉爲一寸，不拘多少，於長流水浸五七日，刮去粗皮，入砂鍋，桑柴火煮水乾，再添熟水，内用桑柴攪，不絶火，以角手捻如粉爲度。其角名霜。其汁再熬乾，卽鹿角膏也。

造紫霞杯法

用浮萍煎湯五六碗，將硫黄四兩入内，熬一炷香，覺硫氣稍除爲度。先用做杯木模，將制過硫黄傾入，以潮腦搽於杯，外面用紙包之。臨用以酒傾入，過夜服之，固陽久戰，有驗。

造硃砂杯法

用硃砂四兩爲細末，入白蠟生化開，入砂末，卽入木模内成杯。以酒於内，服之安神清心，屢驗。

---

1 陽：原作“陰”，與附子之性用不同，故改。

造玉露霜法

用豆粉一斤、龍腦薄荷半斤去梗，用烏梅水洗淨，鋪於蒸籠槅上，上用粉鋪之，粉一層，薄荷一層，如此粉盡葉完爲度，蒸一炷香，去薄荷不用，如粉一斤，入柿霜半斤，或毛糖亦可，共一處和匀，卽玉霜。

造百藥煎法

用五倍子二三斤打碎，去枝梗蟲淨，如豆大小塊，入瓦罐内。卻用大瓦罐煎十分滚水，入茶葉一大把，再滚，不必濃煎，要清些，卽傾入倍子内，淹過一指。其滚水要一起傾入，不可陸續下。先作一草窩，放磚[1]在内，又將草厚蓋，一夜取出，將磚相合，倒翻轉按平。如前煎茶一罐傾入，不必淹過，只要浸透。又放草窩内，單蓋一夜取出，捏作鵝蛋大丸。又用白酒麴爲末，摻上爲衣，用新稻草厚鋪底，將丸匀擺草上，厚草蓋之，仍將草薦蓋之，要大熱。過三日以手探之，四邊大熱，翻轉再遏四日，共七日足取出，吊陰處，三四日卻曬大乾，聽用。

造聖蠟燭法

槐角二斤八月收　白膠香一斤　硫黄四兩

先將槐角子搗碎，用砂鍋化開膠香，次入槐角末，次下硫黄末，用槐枝攪匀，以竹筒長七八寸、粗如大指者，澆香汁於内，待凝結則去筒。每一枝可點六十日。

炮炙門

諸藥煆煉炮炙，其中有爲伏性者，有爲去毒者，有爲引經絡者。其法不同，其理不一，各有所説，不可一例而拘之耳。且如騰經絡者，則用酒浸、酒洗、酒炒之屬。伏性者，則火煆、火炮、火煨之類。潤燥者，則用蜜炙、酥炙法。袪毒者，則用便煮、醋煮。引經者，則用鹽水、香湯。補益者，則用人乳、羊澇[2]。疏通者，油炒，佐長流之水。開導者，姜汁，繼萊菔之湯醯之味也。若

1 磚：原作"塼"，乃動詞。參下文有"將墫相合倒翻"，知"塼"乃"墫"（磚）之誤，故改。

2 澇：疑爲"酪"之誤。

斯之概，各從其黨，當審詳之。

炮炙法

川黄柏：去粗皮，乳拌炒一分，鹽水浸炒一分，酒浸炒一分，童便浸炒一分，分爲四制。下部補藥。

肥知母：去皮毛。鹽水浸炒，鹽酒浸炒。補藥内用。忌鐵器。

天南星：用土挖一窩，火燒紅，用米醋澆上，將南星片入内，蒸半時取出聽用。

真磁石：火煅紅，好醋淬。不碎，又煅又淬，如此七次。又法：用稻草灰和泥包之，外用紙包，入火煅，火去泥用。

蒸熟地：用懷慶生地，不拘多少，以酒浸洗，入柳甑内，蒸一次，曬一次，如此九蒸九曬，心黑爲度。忌鐵器。

大黄：蒸，用酒浸一遍，蒸一遍，曬一遍，如此九次，以黑爲度。忌鐵器。生者用入行藥。

何首烏：用米泔水浸去皮，要赤白雌雄，九蒸九曬。忌鐵。

女真實：用無灰酒浸[1]一次，蒸一次，如此九次聽用。

大附子：用童便浸煮，以殺其毒。

石決明：用鹽調水煮數沸，研粉用。

兔絲子：用酒浸蒸，曬乾聽用。

廣陳皮：去白，鹽水浸，曬乾。痰藥多用。

敗龜板：用童便浸，酥炙，去筋膜。

松香：不拘多少，用長流水淋桑柴灰汁，煮拔三次，甚則七八次。又用無灰好酒煮拔二次，完則用長流水煮拔一次，白，味不苦澀爲度，陰乾聽用。

黄連：去鬚毛，炒。上騰酒炒，餘生炒褐色爲度。

半夏：姜水泡七次聽用。

蒲黄：炒黑止血，生用破血。

蒼术：米泔浸一宿，焙乾。

阿膠：剉片，用蛤粉炒成珠。

---

1 浸：原脱。據文義補。

枳殼：麸炒七次，俱去穰。

莪术：一味用紙包，醋浸煨透。

杜仲：酥炙，炒斷絲爲度。

遠志：去骨，用甘草煎湯煮過。

肉蓯蓉：酒浸、酒拌，炒去心。

瓜蔞仁：用紙層層包裹，細槌去油盡，成霜[1]聽用。

蕤仁：如瓜蔞仁制法。

巴豆：亦如前制法。

枳實：麸炒七次。

厚朴：姜汁拌炒。

姜蠶：炒去絲用。

白术：土炒去油。

鱉甲：醋浸酥炙。

珍珠：用白豆腐挖一孔，入珠在内，上以腐蓋，煮數沸，用珠。

琥珀：制法同上。

黄芪：蜜炙。

川山甲：酥炙。

五加皮：酒炒。

三**棱**：去皮毛，醋濕紙包煨。

杏仁：去皮尖，雙者殺人。

桃仁：各去皮尖用。

槐角、槐花、黄芩、牽牛、神麯、破故紙、郁李仁、白蒺藜：以上俱炒。

牡蠣、龍骨、石蟹、海石、石燕：俱火煅。

陽制白茯：堅白者不拘多少，去皮膜，切片，入乳，曬乾再浸。每曬每斤重二兩爲度。

陰制白茯：潔白者不拘多少，去皮膜，切片，爲末，將井花水澄過五七次，必將筋膜撈淨，取澄水陰乾。

1　霜：原作簡體“双”，據字音及文義改。

藥性拾遺

蘆甘石:味甘辛,氣平、性溫,陽中之陰,無毒。去翳瘴,袪爛眩,明目生肌,斂口散血,驅風熱,收冷淚藥。

孩兒茶:出烏定國,乃烏定海之細泥[1]也。味苦甘,氣溫平,性良無毒,解酒熱,止煩渴,涼肌表,散客熱,行污濁之血,散瘡結之熱,生肌斂口散火之藥。

三七草[2]:其本出廣西,七葉三枝,故此爲名。用根,類香白芷,味甘,氣辛溫,性微涼,陽中之陰。散血涼血。治金瘡刀斧傷,立效,又治吐衄崩漏之疾。邊上將官寶之爲珍,如有傷處,口嚼吞水,渣敷患處即安,血症之奇藥也。

千年矮[3]:其本不過尺,其梗似銀皮包,八月開小花,白色五瓣,葉對丫,如小杏葉樣,生深山幽僻之處。味辛苦,氣寒平性涼,陰中之陽,無毒,辛能散火,苦能涼血。治瘀血,止吐衄,愈血崩疾。人服之屢有神驗,乃血疾中聖藥也。長者爲滿天星,其形相類,不可入藥也。根治癥瘕,久服下完塊。

靈山柴[4]:即新生小兒臍帶已落下者。味甘,氣香,性溫無毒。行滯氣,破惡血,去胎毒,盈元氣,長精髓。如此柴一錢,焙乾存性,加辰砂五分,同研細末,甘草汁調搽乳上,徐徐令月内之兒服之,出痘極稀,可保無他患也。

一枝箭[5]:一名雞翅苗,其梗紫色,葉對節生,七八月間果紅如椒狀,内有黑目,嫩葉極紅,如秋葉、經霜楓葉樣,山上處處有之。味辛,氣微溫,性平無毒,陽中之陰。行氣血,散污濁,走經絡,除邪氣,解毒熱,攻腫毒,袪疔瘡,散初起發背并無名腫毒,其效如鼓應桴。先用葉一大撮、葱五根、姜五片,入酒搗爛,用滚白酒沖入,去渣服。將渣敷患處,取汗出即安。一周友誤食牛肉,

---

1 烏定海細泥:此傳聞之説。孩兒茶首見《飲膳正要》,《本草綱目》名"烏爹泥",乃元明間一味外來新藥。其來源爲豆科植物兒茶,其木質枝幹煎制而成的乾燥浸膏。

2 三七草:即明後期始見醫藥書記載之止血活血新藥,爲五加科植物三七的根莖。本草中最早著錄於《本草綱目》。該書所載要早於《本草綱目》。

3 千年矮:據其形態,此當爲茜草科植物白馬骨或六月雪。本品始載唐《本草拾遺》。明《本草綱目》歸入"有名未用"。本書對該藥頗爲推崇,現代民間亦多用作草藥。

4 靈山柴:此即人臍帶,首見唐《本草拾遺》,名"初生臍"。後世又名"坎炁"。此書所載諸效,及預防痘疹,在明代諸書中屬於較早者。

5 一枝箭:其果實、種子、辛味類似芸香科植物花椒,然枝葉又非椒類,來源待考。

生疔於嘴上，立時腫起，緩則不可救，服此卽消，是其驗也。

牛荊條[1]：其梗多直，色灰，葉似柳葉梢長，大山中處處有之。又一種短木大條，俗[2]名曰黄荊，燒瀝入藥，治痰。味甘苦，氣微寒，性涼無毒，陰中之陽。能散火、涼血熱，瀉肺火，散腫毒。初起小瘡癤，爲末，涼茶調敷卽散，退皮毛之邪熱。

半邊蓮[3]：味苦辛，氣甘平性涼，陽中之陰。解瘡毒，治蛇傷，療疔瘡、發背、無名腫毒。先用酒搗，次用滚酒沖入，去渣，渣敷患處，服酒取汗卽效。傍田埂生，開銀紅花，似蓮半邊，故名之。

箭頭草[4]：味苦氣寒，性涼無毒，陰中之陰。解瘡毒，行濁血，走經絡，入煎劑則能治癘[5]風，田塍邊多生，其葉如披頭箭[6]樣。

翻白草[7]：氣辛味辣，性溫無毒，陽中之陰也。其葉上半白，梗方，類小樹，傍水澗多有之，端午取者良。辛以散之，治諸瘡，用熱酒佐以發汗，溫以和之，祛吐血。用涼藥佐之，以愈紅。治一切無名腫毒、疔瘡、渾身疥癩瘙痒、寒熱瘧疾、吐血衄血之症，及濕熱脚氣之疾而立愈。

---

1 牛荊：所載形态極簡，據其功效與同類的黄荊，此卽馬鞭草科植物牡荊與黄荊，民間多用。

2 俗：原作“倡”，據文義改。

3 半邊蓮：此亦爲明代始出的草藥，爲桔梗科植物。本草以《本草綱目》首載此藥，醫方書則以《延壽神方》及本書記載爲早。

4 箭頭草：據所載“其葉如披頭箭”及其解瘡毒之功，則本品爲堇菜科植物堇菜類，民間多用的紫花地丁卽此類藥品。

5 癘：原作“勵”，據字形及文義改。

6 箭：原作“煎”，不通，據字形及文義改。

7 翻白草：據描述，此種植物味辛辣、梗方，類小樹，與尋常薔薇科植物翻白草并非同類，具體來源待考。

《醫門秘旨》後序

《醫門秘旨》，古皖筠亭張先生所集也。盛哉之廣仁術矣！嘗稽《靈樞》《素問》《青囊》《金匱》，可謂醫家之六經，别集若無容於其間也。然古今異時，南北殊氣，雖合宜用方，或不免於執一。間有藥效活法，而心私獨功，秘其旨而弗傳焉者多矣。噫！無怪夫古今人之不相及也。筠亭以儒而醫，醫且甚精，無俟三九之折而獨擅名家，卓爲醫流之絶響。且無論貴賤，無論貧富，無論遠邇，凡以疾而求劑，罔不劑之，劑無不愈者矣，江東民咸以安危托公焉。公嘗云："藥之活人，僅一鄉、一邑、一時之惠而已，求其博施久遠，未能也。"乃集所見聞之秘旨，彙以成帙，題曰《醫門秘旨》，以廣傳焉。俾窮鄉遠世，悉得撿方投劑，以收回春之功。筠亭之仁，其溥矣。則斯集也，寧不與聖醫之六經并垂永哉？若公殆岐、黄、盧、扁之忠臣也耶。吁嘻！古人活鵲活蟻，福受上報。是集之行，不特鵲、蟻之活而已，其報有不大過宋、王二子者乎？書就梓，委山人跋之。山人豈徒跋也，蓋欲覽斯集者，當知筠亭之行仁，猶當知筠亭日積歲累之苦心云爾。

時萬曆戊寅歲菊月望日楚桃源竹墟山人唐詩書

同安張氏恆德堂刊

校 後 記

《醫門秘旨》爲綜合性臨床醫書，十五卷，〔明〕張四維輯錄于明萬曆四年（1576）。校點底本爲明張氏恆德堂刊本，約刻成於萬曆壬午年（1582）年。

一、該書作者与内容特点

據該書自序及署名，輯錄者爲醫家張四維，字國本，别號筠亭，古皖懷寧（今屬安徽）人。其父憨仙君本爲郡弟子員，因母病而棄儒業醫，頗有醫名。張四維也曾習儒，但自敘“心弗敏也，故多愚且病”，遂從其父習醫，廣讀醫書，潛心臨床診治，醫名日盛，“四方迎至，及不遠數百里，就而瘳者無虛日。醫案積如山，將百千種”，人稱儒醫。張氏晚年將其父子兩代經驗及其所學，輯爲《醫門秘旨》一書。

該書前除作者自敘（1576）外，還有顔素序（1577）、任可容敘言（1580）及唐詩跋（1578）。另卷首有各官題寫的匾額9份，各宦及友人詩文22份。以上匾額詩文的題寫者或爲張四維診治患者，其詩文多頌揚張氏的醫術醫德。詩文中稱張氏爲“筠翁張老先生”“社長”等，可知到萬曆初期，張氏年事已高，其主要活動時間在嘉靖至萬曆初期，相當於16世紀上半期。張氏晚年得子，也被視爲其保生救人之天報。書前有張四維官帽朝服的畫像，但據載張氏只是“聽選官”，并未入仕，其職業仍是醫生。

張氏認爲，以藥活人，未能博施久遠，故集所見聞，及其父子生平治療經驗，彙成帙，題曰《醫門秘旨》。該書15卷，前三卷輯錄前人之五運六氣、標本經絡、藥性病機等論，以示“醫貴明於經，病貴明於論”。卷四至卷十二論病，以六氣（風寒暑濕燥火）、常見雜病（瘧痢痰驚、血氣諸痛等）爲門，又或按病位（頭眼耳鼻等），或按婦、兒、外科分卷，類列諸病。卷十三、十四羅列常用雜方，卷十五爲炮煉製造，并錄罕見於本草之藥10種。

該書之精華主要見於論病九卷。每病先出短論，輯錄前人脉論、病因病機精要之言，其中尤以〔元〕朱丹溪、〔明〕王節齋等元明醫家之論爲多。張氏論病“必辨其因，正其名，審其虛實，察其形狀，若有相類則分别之，庶便條分縷析，俾後學知所趨向耳”。此後則出示該病常用經驗之方，并常在每病之末的“鄙論”下闡述作者個人歸納的診治要點與臨證心得，其中不乏原創之説與經驗之談。若干病證之後，間或列舉其父子經治之醫案，以證其説。例如小兒痘瘡，張氏所論簡潔明瞭，強調先明確診斷，確診之後注重護理得當，令痘自然發出。已發之痘宜辨輕重，谓“輕者不必服藥，重者須要斟酌”，并列述不爲害、不爲凶之徵兆，以解病家之驚疑恐懼。讀張氏沉着自信之論，卽知其治病歷練之深。

張氏處方用藥亦頗簡要，注重安全有效，很少使用大寒大熱大毒之藥，且特别關注簡驗便廉之方及本草未載經驗有效之藥。例如“咽喉”病下，張氏云：“余凡遇喉中腫痛，單用川牛膝根研爛，取汁和涼水服之，有效。土牛膝亦可。”在末卷“藥性拾遺”中，張氏早於李時珍《本草綱目》，記載了著名止血活血藥三七草之産地、形态、效用，謂此藥“邊上將官寶之爲珍”“血症之奇藥也”。又記載“靈山柴”，卽新生兒臍帶，謂有“行滯氣，破惡血，去胎毒，盈元氣，長精髓”之功。這些源於實踐經驗的文字，才是該書最有價值的“秘旨”。

二、底本流傳及校本選定

（一）初刊本：

該書不見於中國古代書目記載。日本多紀元胤《醫籍考》首載此書[1]，僅摘錄其中原書卷首“各宦詩文”前的一句話：“古皖張子，諱四維，字國本，别號筠亭，乃聽選官也，醫名於世。諸上司獎之以扁額，士大夫贈之以詩文。”

此後日本宫内廳書陵部收藏此書，其書目著錄該書爲明萬曆間同安張氏恒德堂刊本，4 册。書號：404-10。版框高 18.6 釐米，寬 12.5 釐米。每半葉 10 行，行 21 字。白口，上黑魚尾，四周雙邊。書口題書名“醫門秘旨”。此卽今校點底本，共 15 卷。該本首爲萬曆丁丑顏素“題筠亭張先生《醫門秘旨》序一卷”，次爲萬曆庚辰任可容“《醫門秘旨》敘言”。此後又題“《醫門秘旨》一卷 / 古皖筠亭張四維輯錄”。此“一卷”實爲卷首，次第羅列 9 位古代名醫簡介、“各官匾額”“各宦詩文”，筠亭像贊等。又次爲萬曆四年張四維“醫門秘旨自叙”，次爲“醫門秘旨總目”。至此又出“醫門秘旨卷之一 / 凡例”，其下有手書“蘿谿方大奇誌”，當爲收藏者所書。此下則爲全書卷一實際内容。書末有萬曆戊寅竹墟山人唐詩“醫門秘旨後序”。序後有牌記“同安張氏恆德堂刊”。該本卷首有“何繼冲印”“帝室圖書之章”二枚藏書印。前印所示何繼冲來歷不明。後印爲日本宫内廳書陵部藏書印。

---

1 見於日本丹波元胤所著《中國醫籍考》，由人民衛生出版社 1983 年出版。

此本爲《醫門秘旨》的初刊本,此版舉世僅有孤本。該本在肖永芝首次校點時發現三處裝訂書頁錯簡、二處缺葉[1]。《醫典重光•珍版海外中醫古籍善本叢書》整理底本時又發現印刷時錯簡兩處,裝訂錯簡一處;影印時將已發現的裝訂、印刷錯簡予以調整,并補齊初刊本原缺之書頁,使該書得成完帙。本次校點卽以調整後的萬曆初刊本爲底本,另採用在初刊本基礎上的江户重抄本、更改書名及作者名的明末文樞堂翻刻本作對校本。

(二)明末文樞堂更名翻刻本

該本見於日本國立公文書館内閣文庫書目著錄:"醫門正宗,一五卷,明王肯堂撰,李中梓校,明刊,楓 6 子 27-12"。今藏日本國立公文書館内閣文庫,六册。書號:子 27-12。扉頁題"王宇泰先生原輯 / 雲間李仕材先生重定 / 醫學綱目正宗 / 金陵文樞堂藏板",鈐"金陵書鋪廊文樞堂溫建侯發兑"大方朱印,"弘厚軒"橢圓朱印。正文版框高 19.5 釐米,寬 13.6 釐米。每半葉十行,行二十字,部分卷帙爲行二十二字。白口,上黑魚尾,四周雙邊。上書口題書名"醫門正宗"。框内另有木刻印"金陵書鋪廊文樞堂溫建侯發兑"。李中梓爲明末清初之人,故此書翻刻之年亦當在明末。此本今惟日本内閣文庫有藏,其館藏書目著錄爲楓山文庫(卽紅葉山文庫)舊藏。

該書之首爲年代不明、托名李中梓撰"醫門正宗叙",次列總目(將初刊本各卷分目錄集中於此),次爲首卷(實卽卷一)。該卷卷首題署爲"醫門秘旨首卷 / 吴郡立齋薛己輯錄"。此後次第羅列 9 位聖賢及名醫。"醫門正宗卷之一•凡例",此後則爲卷一正文。此本雖更換書名及作者名,然作僞手法拙劣,其首卷甚至還殘留《醫門秘旨》之名。

《海外中醫珍善本叢刊提要》首次指出此書爲《醫門秘旨》之更改托名僞書[2],且將該書與《醫門秘旨》比勘,得知該書已删除張四維原書序跋及卷首匾額題詞等。僞托之李中梓序通篇言薛己之事,與王肯堂無關。其正文用初刊本複刻,故文字版式非常近似,但卻并非用原版剜改,乃新刻之書。各卷分目錄均集中在"總目"之中。

---

1 見於人民衛生出版社 2002 年出版的《海外回歸中醫善本古籍叢書》(第二册)中〔明〕張四維撰,肖永芝點校的《醫門秘旨》。

2 見於鄭金生、張志斌所著《海外中醫珍善本叢刊提要》,由中華書局 2017 年出版。

本次校點再將此文樞堂本與初刊本比較，發現凡屬裝訂導致的錯簡，該翻刻本多已更正，但原刻板造成的錯簡仍保持原樣。宫内廳所藏初刊本的兩處脱葉，文樞堂本均不缺，故可使原書成爲完帙。初刊本若干錯字、殘字，該本亦酌情予以更改，故此本可作對校之用。

（三）日本江户抄本

該本亦見於日本國立公文書館内閣文庫書目著録："醫門秘旨，一五卷，明张四维，江户写，6，301-38。[1]"該抄本高 23.6 釐米，寛 13.4 釐米。書前有藏書印六枚："醫學圖書""躋壽殿書籍記""圖書局文庫""内閣文庫""多紀氏藏書印""丹波元胤"。據此可知該抄本爲多紀氏躋壽館原藏書，後歸圖書局文庫、内閣文庫。故此抄本的時代約在十八世紀後半期。該本六册，每册後有抄者署名，依次爲小倉西仲潛（一册）、宇津宫木村由賢（二、三册）、東都岡本椿年（四册）、岩城緒方遵程（五、六册）。

該本明顯是以日本藏《醫門秘旨》初刊本爲底本，故此抄本雖然無邊框行線，但其每半葉的行數字數等一遵初刻本，連該本裝訂錯簡也未加更正，更遑論改正原書錯字，甚至還有抄錯之字。但此本字畫清晰，有助于補正初刊本之殘缺或漫漶之處。

三、校點中所遇問題與處理法

《醫門秘旨》的作者張四維熟諳醫學理論，又多治療經驗，是一位出色的臨床醫家。但他與明代，尤其是明嘉靖、萬曆間多數臨床醫家一樣，受時代與職業的局限，在編寫醫學著作時不夠老練，給後世校點整理造成了一些困難。

（一）引文及出處標記

該書初刊本爲孤本，後世又缺少經過校勘整理的翻刻本，因此在校勘時主要依靠他校。然該書引文及標記出處又欠嚴謹，又爲他校增添困難。

明人好删前人書，這是明代許多編書者的通病。本書爲醫家所撰，因此不像儒士注經那樣嚴謹。表現在引用前人之言時，不大注意忠實於原文，并準确標記引文出處。故而引用前人論説（如病證之下常見的《脉经》或其他醫

1 見於日本國立公文書館内閣文庫《（改訂）内閣文庫漢籍分類目録》，由日本國立公文書館内閣文庫於 1956 年出版。

經）時，或僅取大意，或化裁糅合數章、甚至數家之説，拼湊成文。此時若詞句不通，欲核對原文，則非常困難。所標引文出處，或僅標人名，若此醫家有數種書，所花功夫就更大。

古籍校勘採用他校法時，多須追溯其所引原文，或後人轉引該書之文。但《醫門秘旨》在古代罕有人知，所標出處既不規範，引文又不嚴謹，因此要追溯引文原文，勢必事倍功半，甚至毫無所獲。對此難點，只有另辟蹊徑。本書在校勘時發現，明代後期醫書頗爲興盛，其中引用文獻多爲二手、三手資料。其時有些醫學精論或篇章，會被多種醫書摘引或化裁運用。這些知識點如同七巧板的板塊，被組合進不同的書里。因此充分利用其他書（未必皆有引文出處）所引的相似"板塊"來進行校勘，是解決某些文句難以卒讀、字詞難以理解的途徑之一。

經過摸索，筆者發現張四維的許多理論論説，多見於宋元或明前中期某些影響甚大的醫書，其中《丹溪心法》《丹溪心法附餘》《格致餘論》《醫經小學》《玉機微義》《明醫雜著》《醫學正傳》的許多論説經常見於《醫門秘旨》，卻并非都標明了文獻出處。有時從《醫門秘旨》同時代或更晚的醫書（如《古今醫統大全》《萬病回春》《本草綱目》等）中也能發現相似的論説。這些論説并非原出《醫門秘旨》，可能是同引更早的某部醫書而已。僅用於校勘某些字詞文句的意義，而非追溯完整學説來源，則大凡相似的文句，不拘早晚，都能有一定的參考作用。所以本書校勘時，對他校用書的使用比較寬泛，目的是幫助讀者讀懂該書。

（二）本書的結構與目錄

據今所知，張四維畢生僅有《醫門秘旨》一書，可見其忙於診務，編書卻無經驗。乍看起來，該書序跋俱全，發凡起例，總目分目皆有，中規中矩。其書總體先論醫理，重在論病，兼顧方藥，也有模有様。但再深入該書，就會發現很多結構欠嚴密，層次不明的問題，嚴重影響到校點整理。

例如該書從首序開始就標明卷一，到諸家匾額題詞又標卷一，甚至作者自敘、總目、凡例等也都在卷一。殊不知這些内容在古籍中皆屬"卷首"，并不作爲正文卷一。此書如此龐雜的開頭，令讀者難以迅速了解全書的結構體例。

該書結構體例的混亂，直接影響到目錄的編製。該書前三卷爲總論，宏觀看來，卷一重在運氣，卷二重在醫理，卷三重在藥物，也還清晰。但到各卷行文，則再無层次，直接以各種論説碎片爲同级標題，甚至將“東坡先生説”“宋景濂先生論”也與理論標題并列，造成目錄冗長，主次不分，使讀者不得要領。

目錄最爲混亂的是卷四至十二（共 9 卷）的論病。既是論病，自然應以病爲知識單元，病種若多則再加分門别類，此爲“經目”，可作綱領。該書卷四尚能按病因（風寒暑濕燥火）分門，但門下缺乏子病；卷五以後則子病衆多，門類不清。如“痰門”與相關疾病卻各自獨立并列，不知分門有何作用。

各卷病“門”之下，往往只有一級目錄，不是以子病爲目，而是將脉論、病論、治法、方名，甚至“鄙續”（相當於作者“按語”）均作爲同一級的標題，這些標題在正文中大多没有單獨列出，其名稱或僅在某段之首而已，讓讀者如何查找？其實每病之下，本來層次并不混亂，基本上都是先論、後方，再“鄙續”，此屬各病下的通例，無須都進目錄。尤其是“鄙續”（按語）進目錄，更爲罕見。故該書論病九卷的目錄經緯不分，是最大的弊病，直接影響到校點整理。當正文與目錄不合時，以誰爲主？倘若以目錄爲主，則必定要在正文中補入大量的標題。若以正文爲主，没有单独标题都不能進入目錄。

本書在以往整理古籍時也遇到過此類問題。古人對目錄編制并無一定之規，常把目錄作爲内容大提要，而不管書中是否有相應的標題。對此，我們的做法是：校點古籍出示頁碼的目錄，一定按現代標準編製，即目錄所示都應該在原文找到相應層次的單獨標題。將原書的目錄作爲資料保留，其後不出示頁碼，除個别文字錯誤之外，無須與原文保持一致。這樣做既符合現代出版物的目錄要求，方便讀者，同時也未損害原書舊貌，整舊如舊。

（三）文字校勘

《醫門秘旨》初刊本乃民間坊刻本，“同安張氏恆德堂”名不見經傳。若無“同安”（今屬福建廈門）二字，則“張氏恆德堂”會被認爲是張四維的家刻本。此本刻工在明後期坊刻本中還不算太差，但其中刻字則令人不敢恭維。元代以後的書籍刻本中，簡體字日多。《醫門秘旨》初刊本的簡體字、異體字也非常多，尤其是隨意自造的簡體、異體、俗字，成爲校勘中最多見的問題。

本書對繁簡體、異體的處理，總體遵循 2021 年版《古籍印刷通用字規範字形表》（以下簡稱《古範字表》）。因此，俗字、異體字若無特殊原因，都改爲正字。如“陰陽”，本書多見用“阥阦”，今均改爲正字。古今醫藥行業特殊的劑量寫法（如“錢”寫作“ㄋ”），本爲臨床處方快速手寫需要産生的，在印本中都需要統一改正。但如果涉及學術觀點，則另當别論。例如“痓”本是“痙”的俗寫異體，今繁體字表無“痓”字，按理應該統改，但本書作者以此字爲正字，且有解釋：“痓，痙也。”若統改則屬於改變作者原意，此校勘之大忌也。故此等特例，則網開一面，加注説明。

最難處理的是古代本屬不同的字，現代卻與繁簡體聯繫起來。例如“个箇個”，在古代作爲計量單位可以互通，但其本字并不相同，現代都簡化爲“个”。對於整理醫書的繁體本來説，此三字都出現在繁體字表，并無繁簡、正異關係，統一成哪個字？又如“菉”“綠”，發音字形均不一樣，現代也不屬於繁簡體關係，繁體字表兩者都有，強行按現代常用的“綠”字統一，就喪失了古籍的時代痕迹，這樣的統一，宛如把破洞牛仔褲重新縫補起來。

對於文物、古籍，修舊不如舊，則屬破壞性修複。因此，整理古籍固然應該遵守國家已有的文字規定，但卻不能隨意按現代通行用法或《藥典》規定去硬性統一。只要符合《古範字表》，又不影響中醫藥實際運用，就可以保留某些文字。例如本書多見的“姜”字，它本與“薑”是兩個不同的字，但“姜”在元代以後逐漸成爲“薑”的俗字或簡化字，至今已經成爲“薑”的法定簡體字。那麽校勘是全部改回“薑”字，還是保持原來的用法？假如整理古籍全部將古代簡化字統一爲繁體，那無異於截斷了現代簡體字的歷史依據。因此，本書對這類簡體字的處理，不採取一刀切的方法，而根據其對現代的影響分別對待，故本書没有把“姜”強行全部改爲“薑”字。

校後記中無法全部羅列上述文字的處理法，但每一字如需特殊處理，都會在首次遇見時加校記予以説明。

（四）校勘與校注

校點的責任是保證古籍文字的真形，或曰存真。具體來説就是處理文字的錯、脱、衍、倒，并出校記，出示校正的理由。一般古籍中向來有某些字極容易混淆，例如“已、己、巳”“瓜、爪”等字，即便在精良的宋刻本中也常需要根據上下文才能確定其爲何字。

《醫門秘旨》屬於明後期的坊刻本，此類文字的錯訛非常多，幾乎校不勝校。爲此本書在校點凡例里列舉了最常見的某些形似易誤、可以徑改的文字，在書中就不再出校記。但還有大量的其他形誤或音誤的字（如“麝”作“射”等），則在首次出現時加校注予以説明，其餘則徑改不注，以節省校注的篇幅。

校點古醫籍僅注意文字的錯脱衍倒还不够，還應該對涉及醫學的某些疑難予以簡注，才更能方便讀者理解作者原意。例如本書有若干藥名，或用少見的簡稱、别名、隱名、草藥名等，甚至奇怪名稱，若不加校注，必然出現訛誤。例如本書卷六“衄血”下的“榴花散”，有一句“用千層葉石榴花燒存性”，這涉及標點與藥物考證。“千層葉石榴花”是兩個藥還是一個藥？如果是兩味藥，那麼“千層葉”是何藥？筆者認爲這只是“千葉石榴花”一藥。所謂“千葉”“百葉”，是古代重瓣花的表述法。可以作爲旁證的是，《醫方考》卷三《血證門》的“榴花散”，用的就是“百葉榴花”，同樣是重瓣石榴花。

無獨有偶的是，本書卷七“翻胃”下有“槿花散”，原方使用了 3 味藥：“苡干葉、韭菜汁、白槿花”。問題是，“苡干葉”是什麼藥？一般的藥物考證無法解決這味藥的來源，但校勘法可以。考《古今醫統大全》卷二十七“嗝噎門•槿花散”記載了“用千葉白槿花陰乾爲末”，翻胃、嗝噎爲同類疾病，“白槿花”也相同，區别是後者爲“千葉白槿花”，前者是“苡干葉……白槿花”。經比較可知，所謂“苡干葉”乃“以千葉”之誤，其間又插入了“韭菜汁”，這就把“以千葉白槿花”一句話，變成了兩味藥。千葉白槿花就是重瓣白槿花。

以上舉例，其實也是用校勘法來解決由此引發的藥名錯誤。類似的考證不再贅舉。本次校點還遺留了一些待考的文字問題，期待後來者予以批評指正。